新版

生活健康科学（第２版）

小田切陽一　編著
小山勝弘　東　賢一　城戸口親史
山北満哉　望月宗一郎　共著

三共出版

新版（第２版）にあたって

2019 年末に始まった新型コロナウイルス感染症（COVID-19）のパンデミックを受けて，社会における感染拡大防止を目的として私たちの生活様式にも様々な変化が求められています。また自粛生活の長期化によって，高齢者の行動抑制や経済困窮による貧困の拡大など，健康への影響も懸念されています。今般の改版では，新型コロナウイルス感染症の情報を中心に据えて「感染予防と生活」の章を新たに設けました。

本書は 2004 年の初版発行から 17 年，新版への改版からも 11 年が経過する中，この間にも健康科学に関する諸分野の新たな科学的知見の蓄積があり，またグローバル化の進展等により私たちの社会と生活を取り巻く環境は変化し，健康課題に対する政策的取り組みの重要性や，生活習慣のみならず健康の決定要因としての社会要因の意義についても注目されています。

「新版 生活健康科学（第 2 版）」では，旧版をベースとしながらも，生活と健康を考える上での新たな分野として，「感染予防と生活」，「社会要因と健康」の各章を加え，また既存の内容についても，最新の科学的知見を加筆，整理する中で内容の充実を図りました。健康科学を学修するみなさんにとってわかりやすいテキストを目指しましたが，まだまだ不足の点もあろうかと思います。ご利用の先生方，学生のみなさんからの忌憚のないご意見を頂きながらさらに充実させてゆきたいと考えております。

出版にあたってはそれぞれの専門分野における第一人者，また新進気鋭の先生方に執筆者として参画を頂きました。本版の出版にあたり，これまで執筆の労をお取りいただきました飯島純夫先生，石原逸子先生には心より感謝申し上げます。また，改版の快諾を頂きました三共出版（株）の秀島功，野口昌敬の両氏にも感謝申し上げます。

2022 年 2 月

編著者　小田切　陽一

初版まえがき

生物は，自然環境の変化に適応することで生理的な機能を適切に保ち，生存を可能としてきた。人類はその長い歴史の中で，そのような生物学的特徴に加えて，精神機能の高度な発達によって科学や文化を産みだし，自然環境に対して改変を加える中で，より生存に適した快適な生活環境をつくり出してきた。生命を維持するための基本的な生活の要素である衣・食・住に加え，生活環境としての地球環境や人間関係を含めた社会環境には，多くの物理的，化学的，生物学的，社会的環境要因が存在し，私たちの健康と密接に関係している。

生活の利便性や快適性の追求が，ときには健康障害を引きおこす結果となることもこれまでの幾多の経験を通して人類は学んできた。現代社会における生活の向上は，健康障害の潜在的な危険性（リスク）を想定した上で，科学的にそれを評価して安全性を確保してゆくことを前提としている。また，糖尿病やがんなどの生活習慣病の増加にみられるように，健康を維持するためには，個人が積極的に生活様式（ライフスタイル）を見直し，疾病の予防だけでなく，健康の保持や増進のために自らが主体的に努力をしてゆく必要があることもわかってきた。日常の生活の中に健康障害の原因とされるものが存在したり，健康を増進させる生活の中での方策が明らかにされてくる時代には，生活を構成するさまざまな要素と健康との関係について科学的証拠に裏打ちされた（evidence-based）正確な知識が求められ，またそれらが情報として広く人々に知られ，正しく理解された上で活用される必要がある。

本書では，このように「生活」の視点から「健康」について考え，とくに生活様式（ライフスタイル）や生活環境とさまざまな現代社会の健康問題について解説することで，生活と健康についての科学的な知識の理解を深め，健康的な生活を実践してゆく契機となることを望み出版を企画した。

運動生理学，保健学の分野で活躍する共著者と公衆衛生学を専門とする私がタイアップをしての執筆であり，看護学をはじめとするコメディカルを学ぶ学生の他，一般教養としての健康科学のテキストとして役立つことを願っている。さらには地域保健分野で保健指導などの実践をされている方々の活用も期待するところである。

執筆にあたり多くの先人の貴重な著書，論文などを参考にさせていただいた。章末に一覧を表示したが謝意を表わしたい。また，三共出版の秀島功氏には多大なる御協力を頂いたことに深く感謝したい。

2004 年 2 月

著者代表

小田切 陽一

目　　次

3　食生活と健康

4　運動と健康

5　飲酒・喫煙・薬物乱用と健康

6　メンタルヘルス（心の健康）

7　生活環境と健康

8　感染予防と健康

9　労働と健康

10　社会要因と健康

11　健康と政策

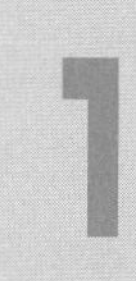

健康の理解

1－1　生活と健康

健康を考える上での主体は，疾病や障害，社会不適応などの他，受療行動や飲酒・喫煙などの生活習慣を含めたさまざまな健康事象（健康の問題）と関係している私たち人間（宿主）である。「宿主」に関わる健康事象は，気候などの自然環境と人間が生活を介して環境にはたらきかけた結果生じている人為的環境とに密接に関係している。これらの「環境」の構成要因には，物理的要因（温度，気圧，放射線など），化学的要因（空気，汚染物質など），生物的要因（細菌やウイルスなど）の他，社会生活を通した様々な社会的要因（人間関係，人口密度など）が存在する（図 1−1）。そして，これらの環境要因は衣食住，その他の生活の要素として，宿主である私たちの生体機能に影響を与え，私たちは環境変化への適応によって正常な生体機能を維持している。このように体内環境が一定の適切なレベルに保たれることをホメオスタシス（homeo-

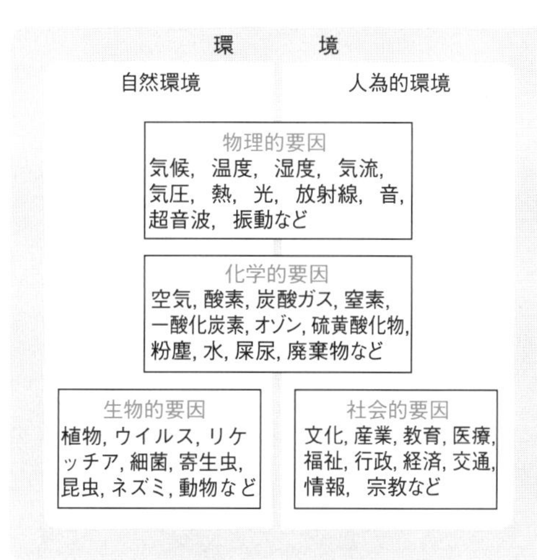

図 1-1　環境の構成要因
（田中正敏ら，『衛生公衆衛生学　人類と健康』，杏林書院）

stasis）という。しかしながら，宿主の適応能力を越えた環境要因の負荷は，生体機能の歪みや破綻を引き起こし，健康状態の低下を招く。例えば生活習慣病のような健康障害の発生には，宿主の遺伝的背景などの先天的な要因の他，食習慣や運動習慣などの日常生活におけるさまざまな生活様式（ライフスタイル）が後天的要因として大きく影響するものであることが明らかにされてきた。さらに，産業活動等に伴う環境汚染や貧困やコミュニティーなどの社会要因も，健康障害を考える上で重要な視点となっている。

このように，人間の生活様式と生活環境は深く健康の問題と関連していることから，「生活」の視点から健康を捉えて理解を深めることが重要である。本章では，まず「健康」の概念を理解するために必要な知識について概説する。

1－2　健康の捉え方

私たちが日常生活の中で，自らの健康を意識する時は，健康を喪失した場合であることが多い。つまり普段は，「健康である」ことをさほども意識することなく過ごしているが，いったん病気や怪我などによって健康を損なうと，それに伴って生じた不自由さや不安の裏返しとして健康を強く意識する。しかしながら健康とはそうした疾病や障害のない状態とする捉え方だけで十分であろうか？

個人が健康をどのように捉えるか－健康観－は，時代や国家，民族，文化など多くの要素によって異なっている。感染症や多くの病気に悩まされてきた時代においては，「疾病でない健康」という健康観はごく自然な考え方であったであろう。現代社会では，確かに，医療の高度な発達などによってさまざまな病気を克服し，乳児死亡率や各種疾患の死亡率の低下によって平均寿命の延長を達成したが，必ずしも健康な人たちが増加してきたとはいえない。高齢者の多くは高血圧などの慢性疾患を有しており，何らかの自覚症状を訴える人（有訴者）も 65 歳以上の人口で約 43 %、75 歳以上では約 50 %を占める。また，食生活の変化や運動不足などによる中高年のメタボリックシンドローム（内蔵脂肪症候群）や糖尿病有病者の増加，うつ病や自殺の増加など，さまざまな健康上の課題がいまなお多く存在していることがわかる。このような社会では，単に「疾病でない健康」という捉え方で健康を理解することは難しいといえる。

近年，健康に対する人々の意識が大きく変化し，より主体的，積極的に健康を求める考え方が浸透してきている。これらは，障害や疾病といったネガティブな側面から健康を捉えるのではなく，自らのライフスタイルの工夫によって，健康障害を回避して健康を保持したり，あるいは健康づくりによってより高い健康の質をめざすといったポジティブな健康の捉え方が少しずつ浸透してきたからであろう。

また，健康観は心身の異常の有無や生理機能，体力，社会適応力，教育背景など個人のさまざまな特性によっても影響を受けるほか，健康を意識し始める思春期以降，死に臨むまでの一生の間にも大きく変化する。

1－3 健康の定義

健康の概念を定義したものは数多いが，世界保健機関（WHO）の設立(1946 年)に際して定められた WHO 憲章の前文は頻繁に引用される。この中で健康とは，「完全に身体的，精神的および社会的に良好な状態であり，単に病気や虚弱がないということではない。“Health is a state of complete physical, mental and social well-being and not merely the absence of disease or infirmity”」とされている。この定義は，健康を身体面と精神面からだけでなく社会生活の側面からも捉えようとした全人的健康観を提示したものであり，身体・精神・社会の 3 次元の中での絶妙なバランスの中に健康を位置付けた考え方は単に疾病状態や障害があることの反対概念としての健康ではないことを意味している。さらに人種や宗教，政治的信条等の違いを越えたすべての人が有する基本的権利のひとつとして健康を意義づけている。

しかしながら，同時にこの WHO の健康の定義は，究極の到達目標とでもいえる理想的な健康を指したものと捉えることができる。現代社会に生きる多くの人々は，日常的にさまざまなストレスを抱え，心身の不調に悩まされながらも，より健康で幸福な生き方を求めている。そこで，「複雑な環境への積極的な適応によって，身体的，精神的，社会的に発揮しうる潜在的な能力を発揮すること」[1) や「自己実現を目指し，自己の価値形成を行う」[2) など，健康を一元的，静的に捉えるのではなく，ダイナミック（動的）な中で定義する考え方も提唱されてきた。

アメリカの公衆衛生医のハルバート・L・ダン博士は，1961 年に出版した「High Level Wellness」の中で，個人がより積極的に健康生活の基盤づくりを行い，各自の自己実現を目指して歩む「ウェルネス」という実践的生活行動を主軸とした健康の捉え方を提唱し，1970 年代にはアメリカでのウェルネス運動として拡がりをみせた。自らの健康は自らが護るという「セルフケア」の考えに立ったウェルネス運動は，“運動”，“休養”，“栄養”などの生活要素の積極的な自己管理によって成り立つものであり，健康への自己責任，自己管理，そして自己決定をしながら自らに適合したライフスタイルを確立しようとする行動であり，日本でも 1980 年代以降，健康志向との関わりからその理解が拡がっている。

ウェルネスでは，健康レベルの高低がスペクトルとして表現されており（図 1－2），高い健康レベルの獲得を目指す方向性はウェルネスフォースとよばれる自覚，学習，実行，習慣化の段階から構成され，このステップを時にはフィードバックしながら反復することがより高い健康レベルを獲得する推進力であると位置づけている。逆に積極的にこのような段階を踏まずにいれば，時間の経過（タイムフォース）によって健康レベルの低い方向へ引き寄せられてしまうことになる。

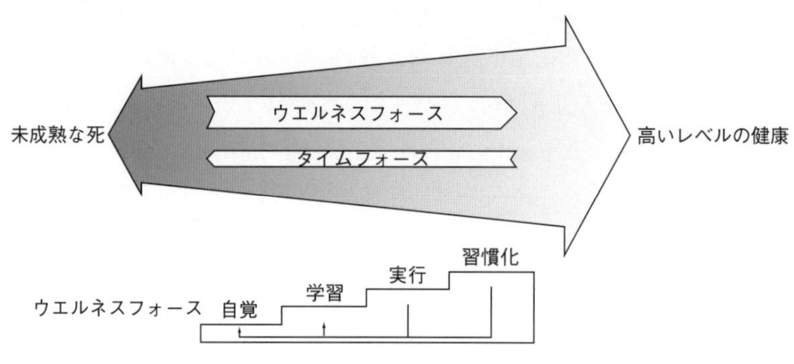

図 1-2　ウエルネススペクトル

ウェルネススペクトルは健康の低いレベル（左）から高いレベル（右）を結ぶ連続したの段階を示し，高い健康レベルを獲得するための方向（ウエルネスフォース）は自覚，学習，実行および習慣化の段階から構成されている。こうした努力をせずにいると加齢にともなった力（タイムフォース）が働き，健康レベルは低いレベルへと向かうとされる。

出典：石山育朗ら，『健康とからだの教養』，学術図書出版社 [3)]

1－4　健康のレベルと生体機能

健康のレベルと生体の機能との関係について考えてみると，図 1－3 に示したように，生体機能が正常に調節機能をはたらかせて体内の恒常性（ホメオスタシス）が維持されている高い健康レベルから，疾病の発症には至らないが生体機能がなんとか代償している半健康状態，そして代償作用がきかずに健康破綻（疾病の発症）を生じ，さらには回復能力を完全に喪失した最も低い健康レベルの死に至るまでの過程が連続した状態の上にあると捉えることができる。このように健康のレベルは常に変化していることから，積極的な健康増進によって正常な調節機能を維持することや，代償状態では健康の歪みの解消に向けた生活改善を行ったり，また疾病状態では治療によって悪化を防止したり，機能の回復をはかることによってより高い健康レベルをめざすことが重要であることが理解できる。

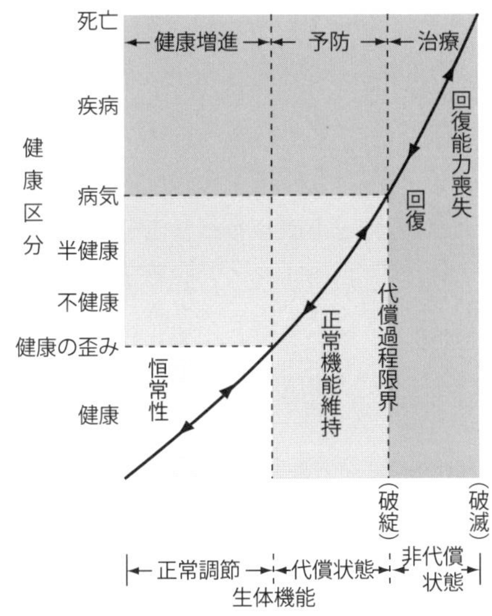

図 1-3　健康と生体機能（Hatch に準拠）
資料：田中正敏ら，『衛生・公衆衛生学　人類と健康』，杏林書院 4)

1－5　疾病予防の概念とその方法

疾病の予防対策に関する学術的な基盤は予防医学であり，疾病の自然史との関連において理解される場合が一般的である。表 1－1 には Leavell と Clark の予防医学の 3 段階（予防手段としては 5 段階に分類される）を示した。疾病の発生を阻止するためには，その危険性（リスク）を高める要因（危険因子あるいはリスク因子）を除去したり，リスクを低減させる要因（予防因子）を積極的に付加することであり，このような健康な段階で行う予防は 1 次予防とよばれる。1 次予防には健康づくり（健康教育・相談，健康増進など）や予防接種など特定の疾病予防を目的とした特異的予防が含まれる。現在，展開されている健康日本 21（21 世紀の国民健康づくり運動）では，生活習慣の改善など 1 次予

表 1-1　予防医学の 3 段階

予防医学の段階	1 次予防	2 次予防	3 次予防
疾病の自然史	感受性期	不顕性期	顕性期と回復期
	健康増進 特異的予防	早期発見 早期治療	機能障害防止 リハビリ
予防手段の 5 段階	①健康増進 健康教育，栄養，保育，労働環境，遺伝相談 ②特異的予防 予防接種，個人衛生，環境衛生，職業病予防，事故防止，公害防止	③早期発見・早期治療・集団健診 選択的な検診 （目的：治療および悪化防止，合併症・後遺症予防，機能低下の防止）	④機能障害防止 合併症や後遺症の予防，適切な治療と施設の提供 ⑤リハビリテーション 医療・福祉施設，公衆教育，適正配置，作業療法，保護工場

資料： Leavell & Clark “Preventive Medicine”

防に重点を置いたものとなっている（11－2－2 参照）。2 次予防は一般に何らかの疾病異常がある人を早期に発見し治療を進めることであり，スクリーニングを目的とした健康診断などが含まれ，がん検診や特定健康診査（メタボ健診）などがその例である。3 次予防は臨床的な治療を受けた人を対象とした再発防止やリハビリテーションによる機能低下の阻止，社会復帰の促進などが含まれる。脳卒中後の適切なリハビリテーションによって機能低下を最小限にとどめ、寝たきりへの移行を抑制するなどの例があたる。

スクリーニング
疾病に罹患している者や疾病前状態にある者の「ふるいわけ」。健康診断による早期発見検査はスクリーニング検査とよばれる。

1－6　健康の指標

健康を保持し増進してゆく目的を達成するための具体的な方策を見いだし，実践してゆこうとするとき，健康をどのように管理してゆくかが重要となる。そして健康の管理には個人や集団の健康状況を把握，評価することが必要であり，そのための適切な指標が必要となる。

個人の健康状況を把握しようとするとき，WHO の健康の定義に従えば，身体的健康度を表す指標のみならず，精神的健康度や社会的健康度を表す指標も必要であるが，精神的健康度や社会的健康度を評価する指標については，現在までに十分に実用的な尺度は開発されているとはいえない。さらに身体的健康度を把握する指標についても，健康診査による生理学的検査結果（血圧，総コレステロール値など）などのように客観的かつ定量的に評価できる指標だけでなく，自覚症状などは主観的な

精神的健康度の指標
精神的健康度の総合的な評価指標としては WHO が推奨する「WHO-5 精神的健康状態表」（WHO-5）のほか，不安やうつ傾向などなどの質問項目からなる GHQ（General Health Questionnnaire）（日本名：精神健康調査票）は世界各国で広く利用されている。また，うつやうつ状態の指標としての SDS スコアや身体的自覚症状と合わせて精神的自覚症状をストレス症状として評価する CMI などがある。

表 1-2　WHO が掲げる 100 の中核的健康指標（抜粋）

健康状態	健康リスク要因
・平均寿命 ・５歳未満児死亡率* ・新生児死亡率* ・妊産婦死亡率 ・結核死亡率 ・若年者の非感染性疾患（NCD）死亡率* ・自殺率* ・HIV 感染者数（人口 10 万あたり）* ・B 型肝炎感染者数（人口 10 万当たり）* ・マラリア感染者率* ・がん部位別罹患率	・５歳未満児の発育阻害の蔓延度* ・５歳未満児の発育阻害の蔓延度* ・母乳育児の早期開始 ・５歳未満児の過体重* ・安全に管理された飲料水の利用人口割合* ・年間純アルコール消費量* ・喫煙率（15 歳以上）* ・塩分摂取量 ・子どもに対する性的暴力* ・親密なパートナーからの暴力被害割合* ・労働災害率*
サービスカバレッジ	**保健・医療システム**
・専門技術者立ち会い下での出産割合* ・国家計画下でのワクチン対象人口割合* ・HIV 母子感染予防 ・結核治療のカバー人口 ・顧みられない熱帯病に介入を必要としている人の割合* ・必要不可欠な保健サービスにカバーされる対象人口割合*	・周術期死亡率 ・病床密度 ・医療従事者の密度と分布* ・必須医薬品のコアセットが入手可能な割合* ・出生登録割合* ・死亡登録割合* ・家計の支出又は所得に占める健康関連支出が大きい人口の割合*

*を付した指標は，持続可能な開発目標（SDGs）の指標にも採択されている。
出典： Global Reference List of 100 Core Health Indicators (plus health-related SDGs), 2018 edityon, WHO[5)]

要素も入るために，定量的な評価は困難であるが健康度の重要な要素といえる。

集団の健康状況は，地域の医療・保健・福祉サービスの状況や，環境衛生，産業構造などさまざまな社会条件の影響を受けていることから，個人の健康とも深く関連するものである。集団の健康状況の把握は，その集団の健康課題を見つけだし，その解決をはかる目的が含まれ，そのために傷病の分布やその規定要因を追求する疫学や公衆衛生学という学問がある。集団の健康度の把握には，疾病の罹患や有病の状況，死亡や寿命に関する指標の他，栄養摂取状況や環境衛生の整備状況なども含まれる。表 1-2 には，近年 WHO が掲げる 100 の中核的な健康指標の中から抜粋した指標を示した。これらの健康指標には，近年，国連が進める持続可能な開発目標（SDGs）の地域保健・医療との関連性が深い指標も含まれている。この他，わが国のように平均寿命の延伸を遂げた国では，健康寿命なども新しい集団の健康指標として注目されている。

SDGs（持続可能な開発目標）
近年の地球環境や経済・社会の持続可能性に関する世界的な危機意識の高まりを背景として 2015 年に開催された国連サミットで加盟国を中心として採択された「持続可能な開発のための 2030 アジェンダ」では 17 の目標に対して，人類が協同して取り組むべき具体的な内容が示された。これらの目標の中には，目標 1「貧困をなくそう」，目標 3「すべての人に健康と福祉を」，目標 6「安全な水とトイレを世界中に」など，人々の安全な生活や健康と福祉の向上を目標とした項目も数多く含まれている（p.206 参照）。

健康寿命
健康寿命とは，人の寿命における“健康上の問題で日常生活が制限されることなく生活できる期間”（健康日本 21（第二次）），と定義されており，3 年ごとの国民生活基礎調査のデータを用いて算出されている。（厚生労働省，2012 年）

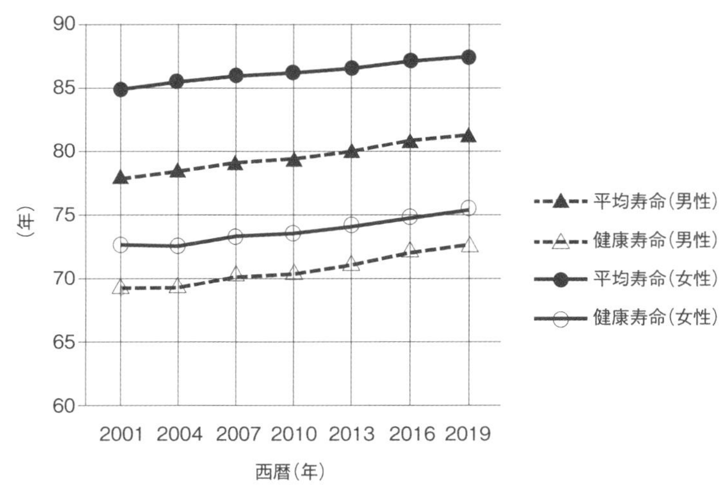

図 1-4　平均寿命と健康寿命の年次推移

資料：平均寿命（2010 年）は，厚生労働省人口動態・保健社会統計室「完全生命表」，他の年は「簡易生命表」，健康寿命は厚生労働省人口動態・保健社会統計室「簡易生命表」，「人口動態統計」および厚生労働省世帯統計室「国民生活基礎調査」，総務省統計局「人口推計」より算出。

1－7　ライフサイクルと健康課題の特徴

人は生涯を通じて成長と発達を遂げる。受精にはじまる新しい生命は，胎児として母体との関わりの中で発育をとげ，母体の分娩・出産を経て新生児としてこの世に生を受けることになる。妊娠期における胎児の健康と発育は母体の健康に大きく依存しており，妊娠中の健康管理が重要であることはいうまでもない。例えば妊婦の喫煙が低出生体重児や流早産，新生児呼吸障害の原因となったり，過度の飲酒によって胎児性アルコール症候群を誘発したりすることがある。また，母親の健康は思春期

胎児性アルコール症候群
胎児が母体にいる間に母親のアルコールの摂取によって引き起こされる神経系脳障害の一種。知能障害や形態異常の他行動異常の原因になるともいわれている（p.85 参照）。

をとおした母性機能の成熟と強く関連していることから，思春期における女性の健康管理も母性の発達において重要な役割を担っている。

出生後の乳児期の成長発達はきわめて顕著である。身体の発育の他，発達は生理的機能の発達と精神機能の発達に分けて特徴がみられる。乳幼児期の病気の特徴としては，先天異常などの出生前の種々の原因によって発症するものがある他，感染防御に関わる免疫機構が未熟であることから，感染症のリスクも高い時期である。またアトピー性皮膚炎やその他小児期に特徴的な疾病もある。また吐物や誤嚥した異物による窒息などの不慮の事故も発生する。

学童期・思春期には，さらに成長，発達がめざましく，10 ～ 12 歳頃から第二次性徴が始まり，身体的変化が現れる。女性では，乳腺の発達，初潮，恥毛の発生，皮下脂肪の蓄積，骨盤などに特徴がみられ，男性では，睾丸・陰茎の発達，変声，恥毛の発生，精通などの特徴を現すようになる。このような身体的発達に加え，学童期は，人間関係が家庭から学校へと大きく広がり，論理的思考や判断力が養われ，精神的発達を遂げ，社会や親への批判などもみられる。さらに青年期には，精神面での発達が著しく，自立した社会生活を送るための重要な成熟期といえる。

成人期には身体的には諸機能の低下がはじまり，体力の低下なども進むが，就業，結婚，子育てなどを通じて，家庭内でも社会的にも役割や責任が増す時期である。食生活やその他の日常生活習慣の良否が健康状態にも大きく影響してくる時期であり，糖尿病や高血圧，がん，心疾患など生活習慣病の発症もみられるようになる。主な生活習慣病とそのリスク因子について表 1－3 に示した。一方，職場などでの人間関係によるストレスなどにより，心身症やうつ病など精神疾患の発症に結びつくこともある。

表 1-3　主な生活習慣病とそのリスク因子

疾　病	リスク因子
糖尿病	肥満（とくに内臓脂肪型肥満），高血糖（食習慣の偏り），運動不足
心臓病	高血圧，高コレステロール血症，喫煙，肥満，食事の偏り，運動不足，ストレス過剰
高血圧症	運動不足，食習慣の偏り，塩分の多い食事，ストレス過剰
高脂血症	肥満，高脂肪食（食習慣の偏り），運動不足
脳卒中	高血圧，血管壁弾性低下、塩分の多い食事
が　ん	食習慣の偏り，免疫能低下，喫煙，ヘリコバクターピロリ菌，肝炎ウイルス，ヒトパピローマウイルス（HPV）

成人後期には，加齢にともなう老化が進行し，さまざまな形態的変化と機能的変化が認められるようになる。これらの老化性の変化は，年齢（時間）による影響を受けるだけでなく，個人により異なり，また臓器によっても異なる。加齢にともなう主な生理機能の低下については図 1－5 に示した。

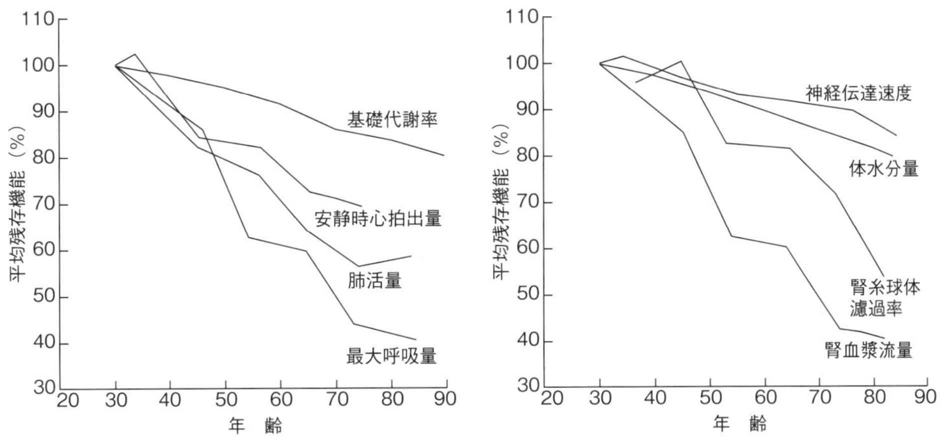

図 1-5　加齢による主な生理機能の低下

30 歳時の機能を 100 として残存機能をパーセント表示したもの（Shock）[6)]

ライフサイクルの最終段階となる高齢期は本来，人格の統合と豊かな人生の集大成を行う時期であるといえる。しかしながら，一方で長寿は，疾病罹患のリスクを高め，また身体の諸機能の低下から，不自由な生活を余儀なくされることも多い。寝たきりや老人性認知症疾患をもつ高齢者の増加がわが国では深刻な問題となってきたが，要介護者や認知症高齢者への支援体制の整備に加え，ライフステージの早い段階からの積極的な生活習慣の見直しによってフレイル（虚弱）やロコモティブシンドローム，その他生活習慣病の重症化防止などによって，高齢者の ADL を維持して，QOL（生活の質，生命の質）を向上させてゆくことが大切である。

1－8　健康の政策

世界保健機関（WHO ： World Health Organization）は 1978 年のアルマ・アタ宣言において健康確保の方策としてプライマリーヘルスケア（PHC）を基本戦略としてあげ，西暦 2000 年までに，「すべての人々に健康を」をスローガンとして活動してきた。1986 年のオタワ憲章では，あらゆる政策を健康の視点から見直して積極的な健康増進の方策として「人々が自らの健康をコントロールし，改善できるようにするプロセス」と定義されたヘルスプロモーションの理念を打ち出し，わが国でもこの理念に沿って「健康日本 21(第二次)」などの健康づくりの施策が展開されている。他方，社会のグローバル化の進展は，新型コロナウイルスのパンデミックなど人々の健康が全人類の連鎖の中にあり，社会経済状態の格差や医療の不平等が大きな国際課題となっている。2015 年に国連サミットで持続可能な開発目標（sustainable Development Goals ： SDGs）が採択され，経済，社会，環境の調和のもと「誰ひとり取り残されない」ことが健康・福祉分野において求められる時代になった。健康の政策的展開については第 11 章で述べる。

参考文献

1）Dubos, R.（田多井吉之介訳）健康という幻想，紀伊國屋書店．1977

2）小泉明　健康概念に係る理論的研究，昭和 60 年度文部科学省科学研究補助金（総合研究 A）研究成果報告書．1986

3）鈴井正敏　健康とからだの教養研究会編，健康とからだの教養（第 1 章第 2 節），学術図書出版社．1993

4）田中正敏ら，衛生・公衆衛生学 人類と健康，杏林書院．2009

5）Global Reference List of 100 Core Health Indicators (plus health-related SDGs), 2018 edition, WHO 2018

6) Shock, NW. Thephysiology of aging, Gerontology (ed. Vedder, C, B.), Charles C. Tomas Publisher, pp. 264 － 279, 1971.

2 衣生活と健康

2-1　衣服の機能と健康

衣服は装飾や儀礼，ファッションといった社会・心理的機能に加え，体温調節による快適性の保持や障害防止などの生理衛生的な機能の両面をもつ。社会・心理的機能としては，例えば制服を着用することで職務意識を強く感じたり，行事などに参加する際には TPO をふまえた衣類の着用を心がけたりすることなどがあげられる。また，自宅や施設で閉じこもりがちな高齢者が，ちょっとしたおしゃれや身だしなみに関心を持つことをきっかけに，イキイキとして日常生活が明るく行動的になることなどは衣服のもつ心理的役割が健康と無関係ではないことを示すよい例である。本章では，衣服衛生の理解を目的として，衣服のもつ生理衛生的機能と衣服および衣生活と健康障害に焦点をあてて概説する。

2-2　人体と温熱環境

2-2-1　温熱環境の測定

衣服衛生の理解のためには人体と温熱条件について知ることが大切である。温熱条件には環境側の要素として気温，気湿（湿度），気流，放射熱の4要素がある。また人体側の要素にはエネルギー代謝や衣服の条件が関連する。気温は通常，気湿と同時に測定される場合が多く，アウグスト乾湿計やアスマン通風乾湿計（図2-1）が使用される。アスマン通風乾湿計は，気温の測定に放射熱や気流の影響をなくすように工夫された温度計である。気温の測定は床面から1.1mの高さ（椅位での顔面の高さに相当）で測定されるが，屋外の気象観測では百葉箱中で地表面からの高さが1.2～1.5mでの測定が一般的である。気湿とは空気中の水分含有量をさすが，通常は水蒸気分圧の飽和水蒸気圧に対する比率（%）である相対湿度（relative humidity；RH）か乾燥空気1kgあたりの水蒸気重量である絶対湿度（absolute humidity；AH）で表さ

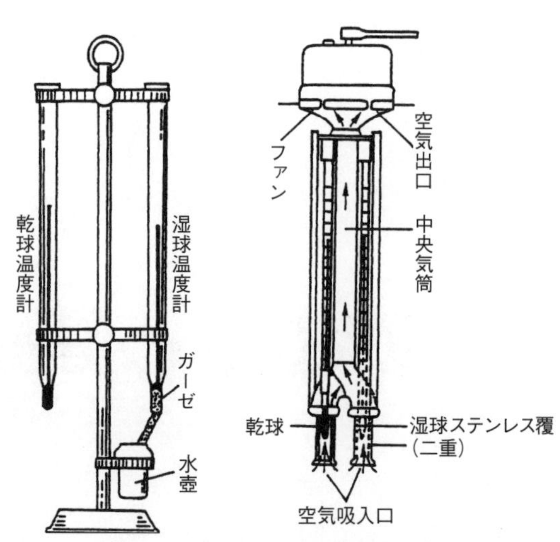

図 2-1　アウグスト乾湿計（左）とアスマン通風乾湿計（右）

れる。アスマン通風計の乾球温と湿球温から換算表により相対湿度が求められる。気流の測定には熱線風速計，サーミスター風速計，カタ寒暖計などが使用される。カタ寒暖計は，人体に対する環境の冷却力（人体からどれくらいの熱が奪われるか）を評価する目的で考案されたアルコール温度計の一種である。放射熱は輻射ともいい，電磁波としての熱の流れである。放射熱の大部分は赤外線であり，温度の高い物体から低い物体へ向かって直接作用する。人体は太陽光の直射や暖房器，また高温の天井，床面，壁面からの放射熱を吸収し，逆に低温の壁面や窓面などへは放射熱を放散している。放射熱の測定には黒球温度計が使用される。

2-2-2　温 熱 指 標

測定された温熱条件の環境要素を組み合わせることにより，また人体側の着衣条件，エネルギー代謝量，快適感などを加えて，暑さや寒さを表わすさまざまな温熱指標が考案されている。有効温度もしくは感覚温度（effective temperature ; ET）は Yaglou（ヤグロー）らにより考案された指標であり，気温，気湿，気流の要素を組み合わせ，体感反応の比較から同じ温冷感が得られる組み合わせを表したものであり，感覚温度図表（図 2−2）や快適図表から読みとることができる。不快指数*は 1950 年代にアメリカの気象台で採用され，わが国でも梅雨時から夏にかけての一般環境での快不快（蒸し暑さ）を表す簡便で理解しやすい指標として用いられている。不快指数は気温と湿度を組み合わせた式によって算出されるが，気流の影響が考慮されていないため必ずしも体感とは一致せず，その活用範囲には限界がある。

さらに，人体と環境との熱平衡モデルに基づき，アメリカの Gagge

*不快指数（DI）は次式により計算される。

$$DI = 0.81T + 0.01U(0.99 - 14.3) + 46.3$$

（T：気温（℃）　U：相対湿度（%））

日本人の場合，不快指数が 77 で半数不快，85 で全員不快との報告がある。

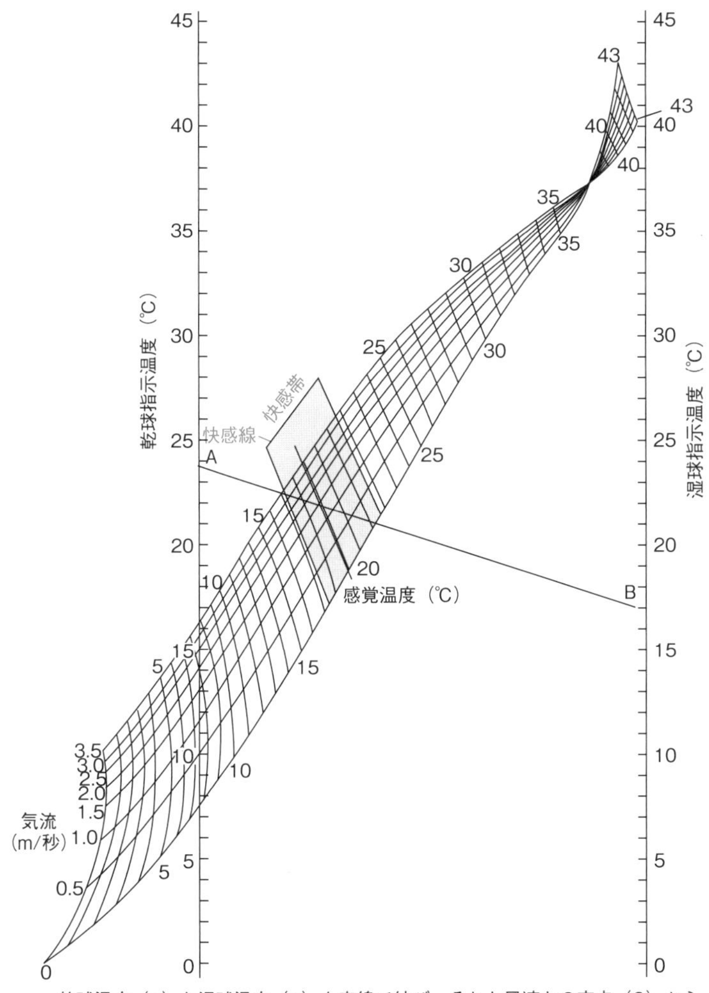

乾球温度（A）と湿球温度（B）を直線で結び，それと風速との交点（C）から感覚温度を読む（この場合20.2℃）。

図 2-2　感覚温度図表（着衣，安静時）

（ギャッギ）らが考案した新有効温度（ET＊； ET star）は気温，気湿，気流，放射熱（輻射）に作業量と着衣量を組み合わせた指標であり，環境側と人体側の多くの温熱要素を総合的に評価するため，日常生活での実感により適合する指標として工夫されている。また高温多湿の環境下での運動時や労働時には熱中症がおきやすく，WBGT（湿球黒球温度）*が発症予防のための指標として使用されている。

＊ WBGT（湿球黒球温度）p.20，表 2−2 参照。

2−3　皮膚のはたらき

2−3−1　皮膚の構造とはたらき

（1）汗　　腺

皮膚の構造を図 2−3 に示した。表層から，表皮，真皮，皮下組織の3 層の構造をとり，その厚さは約 1.5mm である。付属物として毛，脂腺，汗腺が存在し，細菌や外力からの保護，乾燥防止，発汗による体温調節などの機能を果たしている。汗腺には，アポクリン腺とエクリン腺の 2 種類が存在する。アポクリン腺は導管が毛包に開口しており腋下や会陰部に多く分布する。エクリン腺は全身に広く分布し発汗量も多く体温調節に重要な役割を果たしている。全身の汗腺は個人差はあるが約 500 万個存在するとされる。汗腺の中には実際に汗を出すことのできる能動汗腺と，汗を出せない不能汗腺とがある。

汗の成分は，その 99 %以上が水分であるが，ナトリウム（Na）などの無機成分や有機成分も含んでおり，pH は 4 ～ 6 で，この酸性度が皮膚表面での細菌増殖を防いでいる。

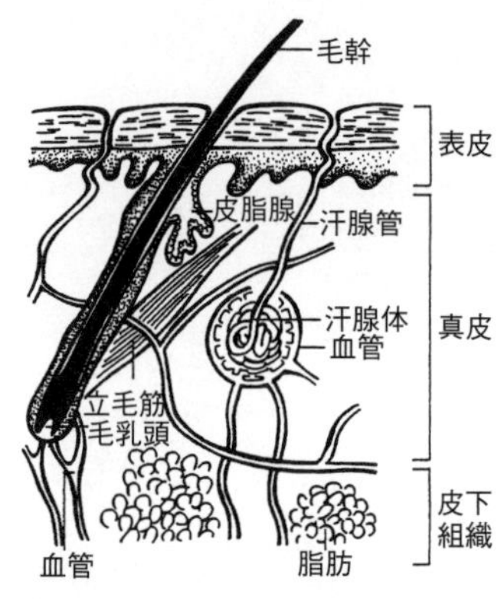

図 2-3　皮膚の構造

（2）不感蒸泄と発汗

不感蒸泄とは呼吸気道面からの蒸泄と発汗以外の皮膚からの蒸泄をさし，成人の場合，1 日約 1000 g 程度にもなる。呼吸は必ず水分蒸発を伴っており，不感蒸泄全体の約 30 %を占める。皮膚からの蒸泄量は残りの 70 %で，手掌や足底をはじめ，顔面や末梢部などの露出部ではとくに蒸泄量が多い。

発汗は，その機能から，温熱性発汗と精神性発汗および味覚性発汗の三つに分類される。温熱性発汗は体温調節に関係し，高温や運動に伴う暑熱負荷に対して起こる。温熱性発汗は手掌と足底を除く全身でおこる。精神性発汗は感動や緊張など精神的興奮が原因で，手掌や足底，腋下に認められる発汗である。辛味などの味覚刺激によって主として顔面から生じる発汗は味覚性発汗といわれる。

（3）皮膚感覚と温冷感

皮膚感覚には，温覚，冷覚，圧覚，痛覚が存在し，これらの知覚を受けもつ神経終末が分布している。このうち冷覚のみを起こす部位を冷点，温覚のみを起こす部位を温点とよび，全身の皮膚表面に冷点は約 25 万，温点は約3万存在するが一様に分布してはいない。皮膚表面で温度感覚が生じるためには，温度変化が必要で，一般に1分間に0.2～0.3℃の変化が必要である。逆に皮膚の温度受容器は温度条件が一定になると温度感覚が消失する。体温の調節作用からみると温度受容器は皮膚だけでなく，脊髄，延髄，視床下部にあるが，温度感覚としては皮膚温との相関が最も高い。局所皮膚温が33℃前後では冷温覚がなく（無感温度），37℃で不快感，45℃以上では冷覚が温覚を上回る（矛盾冷覚），また45℃以上に急上昇すると痛覚を感じる。逆に局所の皮膚温が18℃以下になると痛覚を生じ，平均皮膚温が4.5℃以下に下降すると不快な寒さを生じる。快適温度には性差がみられ，一般に女子の快適温は男子よりも高い。また，季節によっても異なり，夏は快適温度が高く，冬は低い。さらに，健康状態や衣服量，栄養状態などの多くの要因が関係することが知られている。

無感温度と矛盾冷覚
33℃前後（32.5～33.5℃）では冷線維と温線維が同程度に刺激され，温度刺激が皮膚に加えられても，冷覚も温覚も生じないことから，この温度を無感温度とよぶ。また45℃付近で温線維の刺激伝達が次第になくなり，同時に冷線維が再び刺激されることから45℃以上の高温刺激では冷覚がひきおこされる。これを矛盾冷覚とよび痛覚も引き起こされる。

2-4　体温調節のしくみ

2-4-1　体　　温

体温とは頭部や体幹部の内部の温度のことをさし，恒温動物であるヒトの体温は，ほぼ一定の37℃に保たれている。体温には測定部位から，腋窩（脇の下）温，口腔（舌下）温，直腸温，食道温，鼓膜温などがあるが，わが国では腋下での測定が広く行われている。口腔温は腋窩温に比べると0.5℃程度高く，短時間で平衡状態に達する。また，直腸温は腋窩温や口腔温よりも高い。

非接触型体温計
新型コロナウイルス感染症の流行で発熱チェックに使用されている。額や頸部から放射されている赤外線量を測定し，舌下温度に換算してデジタル表示する。外界の環境からの影響が大きく正確な体温ではない。

体温はサーカディアンリズム（概日リズム）に従った日内変動を示し，早朝睡眠時が最低温となり，夕方に最高温を示す（図2-4）。変動幅は，口腔温で0.7～1.2℃ぐらいである。体温に影響を与える要因として，筋作業では，機械エネルギーに変換される25％程度を除く残りのエネルギーは熱に変換され，体温上昇に作用する。また，女性では，性周期

サーカディアン（概日）リズム
約24時間を周期として起こる生体の内因性の変動をさす。睡眠やホルモン分泌，体温や心拍数，血圧など多くの生理学的現象が概日リズム下にコントロールされている。

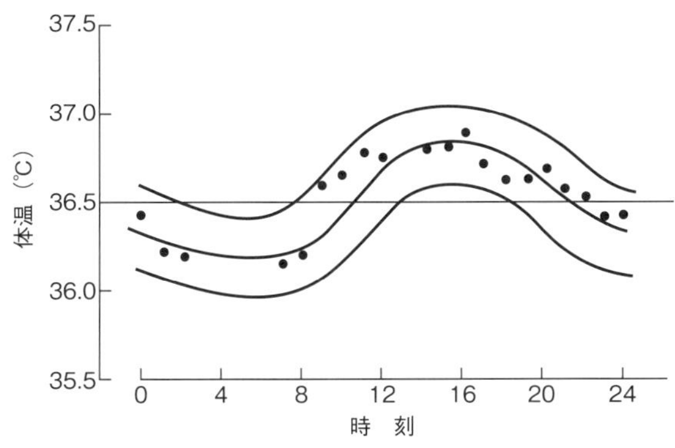

図2-4　体温の概日リズム

基礎体温

正常な排卵周期のある女性では，月経開始から約 2 週間の低温期と排卵後の約 2 週間の高温期を周期的にくり返す体温変動がみられる。朝目覚めて，起き上がる前に測定された基礎体温の継続的な記録は，卵巣機能の判定や受胎調節，妊娠の発見などに利用される。

に伴ってプロジェステロンの体温上昇作用によって基礎体温の周期的変動がみられる。この他にも環境温度や感染などによる熱性疾患による発熱などにより体温は変化する。

2−4−2　産熱と放熱

体温が一定に保たれるには，人体から発生する熱（産熱）と人体から放出される熱（放熱）との平衡によって体内に一定の熱が蓄えられている状態に調節されている必要がある（図 2−5）。産熱は基礎状態時にはその約 75 %が内臓器官で産出され，残りの約 25 %は骨格筋で産生される。運動時の産熱の大部分は骨格筋により発生し，筋肉運動量の増加にともない産熱は大きくなる。

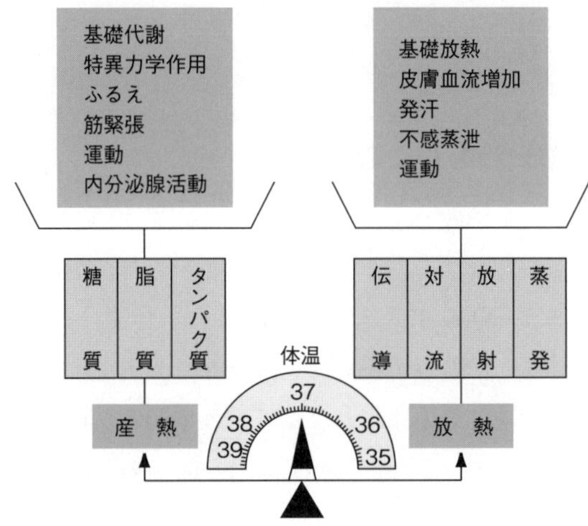

図 2-5　体温の調節ー産熱と放熱のバランスー

放熱は人体から環境への熱の移動をさし，伝導，対流，放射，蒸発の 4 つの経路で行われる。蒸発は皮膚および呼吸器表面を介して行われる水分蒸発であり，皮膚では，発汗の他，不感蒸泄がある（2−3（2）参照）。常温安静時の人体からの放熱は蒸発によるものが約 25 %（皮膚 15 %，呼気 10 %），伝導・対流が約 30 %，放射による放熱が約 45 %である。

2−4−3　エネルギー代謝

生体内における代謝は酸素の消費によっているため，酸素消費量を測定することでエネルギー発生量を算出することができる。エネルギー代謝の測定には，身体から発生する熱量を直接カロリメトリーにより測定する直接熱量測定法と，呼吸による酸素摂取量と二酸化炭素排出量から求める間接熱量測定法とがある。開放式間接測定法であるダグラスバッグ法（図 2−6）では，呼気だけを採取し大気と呼気の分析から酸素減

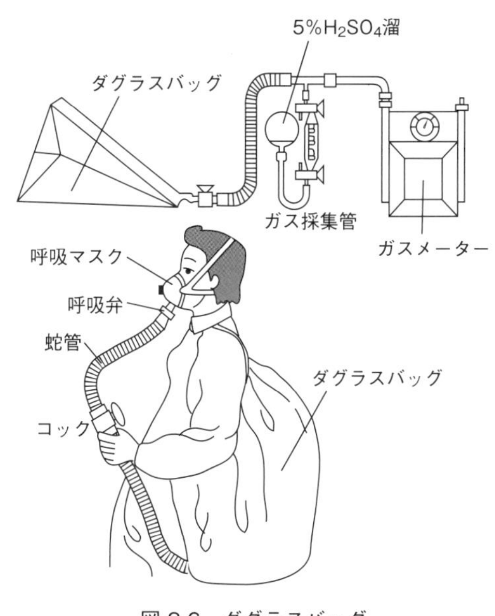

図 2-6 ダグラスバッグ

少量を求める方法で，簡便なため，労作時や運動時の消費エネルギー量の測定に用いられる。

覚醒，安静状態で生命活動を維持する最低限のエネルギー量を基礎代謝量（basal metabolic rate ； BMR）とよび，早朝空腹時，仰臥位覚醒時におけるエネルギー代謝量のことである。基礎代謝量と体表面積との間には強い正の相関関係が認められることから，身長と体重から計算される体表面積を求めて，体表面積あたりの基礎代謝量として表すことが多い*。日本人の 20 歳代の平均的な基礎代謝量は,男性で 1500 kcal/day，女性で 1200 kcal/day である。体表面積当たりの基礎代謝量は幼少期が最大（成人の約 1.6 倍）で，以降成人に達するまでに急速に低下し，老齢期になる老化とともに低下がさらに進む。女性では代謝活動の低い脂肪組織が男性に比べて多いため，男性の 90 %程度の基礎代謝量を示す。しかしながら幼児や高齢者では性差は小さい。また，基礎代謝量には季節差がみられ，冬季は夏季に比べて高い。睡眠時のエネルギー代謝は基礎代謝量の 95 %程度に相当し，また座位安静時では 120 %程度である。

*ハリス・ベネディクト方程式（改良版）による基礎代謝量。
男性： 13.397 ×体重(kg) + 4.799 ×身長(cm) − 5.677 ×年齢 + 88.362
女性： 9.247 ×体重(kg) + 3.098 ×身長(cm) − 4.33 ×年齢 + 447.593

運動時代謝は酸素消費量が大きくなり，運動や労作強度の指標として RMR（relative metabolic rate）や METs*（メッツ）*（metabolic equivalents）が用いられる。RMR は運動や労作によって消費されたエネルギー量から安静時のエネルギー消費量を差し引いて，その差を基礎代謝量で割った値として算出され（下式），日常の各種労作から運動時のエネルギー消費まで広く用いられる（表 2−1）。METs は安静時代謝量を 50 kcal/m^2/hr として運動によって消費されたエネルギー量が何倍

* p.78 参照。

であるかを表したもので欧米で広く用いられている。

$$\text{RMR} = \frac{\text{運動時代謝量} - \text{安静時代謝量}}{\text{基礎代謝量}}$$

表 2-1　各種の労作およびスポーツ時のエネルギー代謝率（RMR）

労作名	RMR	労作名	RMR
読む，見る，書く，聞く	0.2	調理（平均）	1.0
対話（座位）	0.3	買物（平均）	3.5
対話（立位）	0.4	庭の手入れ	2.0〜2.5
身の回り		自転車（舗装で普通の速さ）	2.6
身仕事，洗顔，便所	0.5	階段往復	6.2
ベッドの整頓	4.0	荷造り	3.0
洗濯	1.5 〜 2.5	歩行（40 m/分）	1.3
シャワー	2.0	歩行（80 m/分）	2.7
入浴	1.8 〜 2.3	かけあし	8.0
洗濯物干し	2.2	食事	0.5
一般事務	0.5	炊事	0.6〜1.3
通勤電車（座る）	0.2		
通勤電車（吊革をもつ）	1.0		
運動内容	**RMR**	**運動内容**	**RMR**
ランニング		サッカーチーム平均	6.4
100 m（1 回/分）	195	ラグビーチーム平均	7
200 m（1 回/分）	104	バスケットボールチーム平均	11
800 m	31	バレーボールチーム平均	5.5
1,500 m	23	テニス試合（シングル）	10.9
10,000 m	16		
水泳 100m		柔道試合	13.0
自由形	47.3	剣道試合	11.0
平泳	39.6	体操床運動	24.3
背泳	44.5		
遠泳（海水）	7		
野球			
投手	5.8		
捕手	4.8		
内野手（1，2，3，遊）	2.1		
キャッチボール	2.7		
バッティング（打）	22.2		
バッティング（守）	2.0		
試合（平均）	2.7		

（山口正弘ら，『新保健栄養学入門』，金芳堂）

2-4-4　体温調節反応

体温調節に関わる反応は，自律性体温調節と行動性体温調節に大別される。自律性体温調節は，自律神経やホルモンによる生理学的な体温調節反応のことであり，低温環境にさらされると甲状腺ホルモンやアドレナリンの分泌量の増加によって細胞内代謝が活発となり，また皮膚血管の収縮により体熱の放散が抑制される。逆に高温環境にさらされると，皮膚血管の拡張により血流量が増加し，発汗や不感蒸泄による水分蒸発が促進され体熱の放散が促進される。

行動性体温調節は動物が暑熱時に日陰へ移動したり，寒冷時には身を寄せ合ったり，日なたに移動する行動などをさすが，人間は加えて衣服や居住環境，冷暖房などにより体温維持のための行動性調節を行っている。

体温調節中枢は間脳の視床下部に存在する。皮膚表面にある温度感覚受容器（冷点や温点）からの伝導により働き，汗腺や皮膚血管，筋，呼吸中枢に作用して産熱・放熱をコントロールしている。体温調節機構を説明するひとつの考え方としてセットポイント説があり，例えば感染などによって生じた発熱物質が体温調節中枢に作用してセットポイントを上昇させることによって，産熱が促されて発熱を引きおこすと考えられている。

セットポイント説
体温調節の機構に関する1つの考え方で，体温中枢の温度が外気温にかかわらず一定のレベルにセット（セットポイント）されていて，それに呼応した反応を生じるという概念。発熱時には体内に生じた発熱物質によってセットポイントが上昇し，その温度に体温が到達するまではふるえや血管収縮（産熱の促進）が生じる。一方解熱時には，セットポイントが低下し，体温はその温度に下降するまで発汗などによる放熱の促進が続く。

2-5　暑さ寒さに関連した健康障害

日常の気象変化が健康とも深く関わっていることはよく知られている。たとえば，急激な気温低下や気圧変化などによってぜんそく発作が誘発されたり，リウマチや神経疾患の疼痛が悪化することなどはよく知られている。また寒冷に対する急激な暴露が血圧の変化を誘発して，脳血管疾患や心筋梗塞の誘因となることもあり，住宅内での暖差リスクからヒートショックを起こすことが注目されている。

＊ヒートショック　p.127 参照。

冷房に関しては，以前より冷やしすぎによって生じる様々な健康障害について“冷房病”と称して知られてきたが，最近では人間の皮膚を通した放熱によるコントロールが，温度差にして約7℃が限界であるという実験結果などを根拠として，外気との温度差を5～7℃以内とする冷房温度が奨励されるようになり，冷房病は減少した。また，衣服環境

発熱物質
感染が引き起こされた場合，細菌（グラム陰性桿菌）の産生するエンドトキシンや白血球の一種であるマクロファージに由来する炎症性サイトカイン（インターロイキン1）は発熱を引き起こす物質（発熱物質）である。

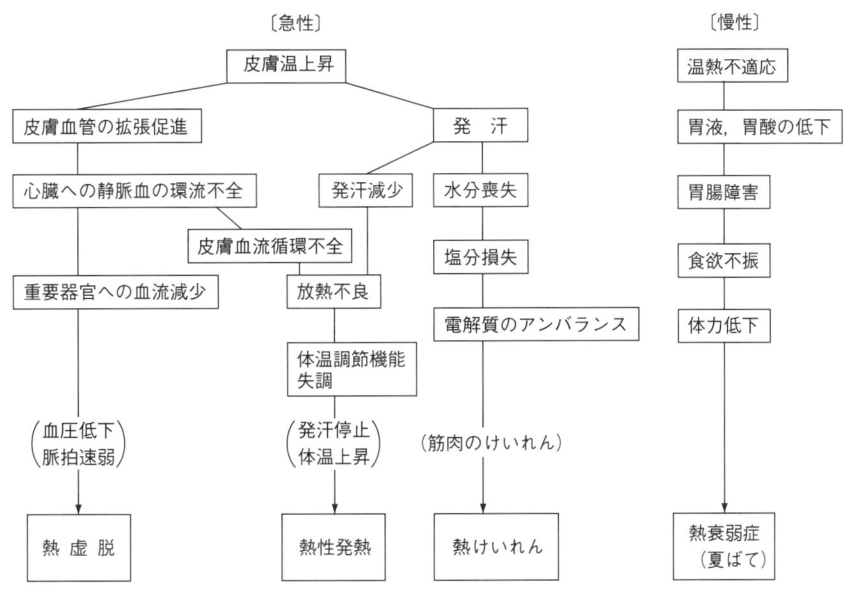

図 2-7　熱中症の型とその障害
（田中正敏ら，『衛生・公衆衛生学　環境と健康』，杏林書院）

による調節を心掛けることも冷房病の予防には有効であり，冷風が直接身体にあたらないようにすることも大切である。

高温高湿の環境下ではしばしば熱中症が生じる（図 2−7)。急性の熱中症は，皮膚温の上昇により発汗が多くなり水分と電解質が失われることによって筋肉のけいれんを引き起こす型（熱けいれん)，皮膚血管の拡張と発汗による脱水から体内の血流分布がアンバランスとなり循環機能が失調した型（熱虚脱)，および体温中枢調節が高温環境に適応できずに発汗の停止，うつ熱状態から脈拍亢進，意識消失へと重症となる型（熱性発熱）に分類される。炎天下における運動や，溶接作業，ガラス工場など高温多湿の作業場で発生する職業性疾患としても知られている。熱中症の発生を予防するため WBGT（湿球黒球温度）が指標として使用されることがあり，例えば日本体育協会では運動時の発症予防のための指針を示し，予防をよびかけている（表 2−2 参照)*。

*スポーツ活動中の熱中症予防 8ヶ条
①知って防ごう熱中症
②あわてるな，されど急ごう救急処置
③暑いとき，無理な運動は事故のもと
④急な暑さは要注意
⑤失った水と塩分とり戻そう
⑥体重で知ろう健康と汗の量
⑦薄着ルックでさわやかに
⑧体調不良は事故のもと
出典：スポーツ活動中の熱中症予防ガイドブック（財団法人日本体育協会）

表 2-2　熱中症予防のための運動指針（日本体育協会）

WBGT (℃)	湿球温 (℃)	乾球温 (℃)		
31	27	35	運動は原則中止	WBGT 31 ℃以上では，皮膚温度より気温のほうが高くなり，体から熱を逃がすことができない。特別の場合以外は運動を中止する。
28	24	31	厳重警戒	熱中症の危険が高いので，激しい運動や持久走などは避ける。体力の低いもの，暑さに慣れていないものは運動中止。運動する場合は積極的に休息をとり，水分補給を行う。
25	21	28	警戒	熱中症の危険が増すため，積極的に休息をとり，水分を補給する。激しい運動では 30 分おきくらいに休息をとる。
21	18	24	注意	熱中症による死亡事故が発生する可能性がある。熱中症の兆候に注意しながら，運動の合間に積極的に水分を補給する。
			ほぼ安全	通常は熱中症の危険は少ないが，水分の補給は必要。市民マラソンなどではこの条件でも熱中症が発生するので注意する。

※ WBGT（湿球黒球温度）の算出方法
屋外： WBGT ＝ 0.7 ×湿球温度＋ 0.2 ×黒球温度＋ 0.1 ×乾球温度
屋内： WBGT ＝ 0.7 ×湿球温度＋ 0.3 ×黒球温度
※環境条件の評価は WBGT が望ましい。
※湿球温度は気温が高いと過小評価される場合もあり、湿球温度を用いる場合には乾球温度も参考にする。
※乾球温度を用いる場合には、湿度に注意。湿度が高ければ、1 ランクきびしい環境条件への注意が必要。

2−6　衣服の衛生

2−6−1　衣服の機能と衣服材料の物理的性能

衣服を着用する目的には，装飾的な目的に加え，自然環境や作業環境からの身体の保護や健康維持の目的がある。ここでは，疾病を予防し，健康を増進する衛生学の視点にたち，衣服の身体影響，健康影響に注目した衣服衛生について概説することとする。

衣服の重要な役割として，身体周囲に快適な温熱環境をつくることがあげられる。衣服と皮膚の間の微少な空間の温熱条件の総称を衣服内気候とよぶ。前述（2－3－1 参照）したように，温感や冷感などを感知する神経終末小体が皮膚に存在することを考えると，衣服と皮膚間の微少な空間が衣服の快適性にとって重要な意味をもつことが理解できる（図2－8）。衣服内気候には衣服材料のもつ性質が関係し，含気性・通気性，吸湿性・放湿性，吸水性・透湿性，吸熱性・保温性といった物理学的性能が身体反応に影響する重要な因子である。

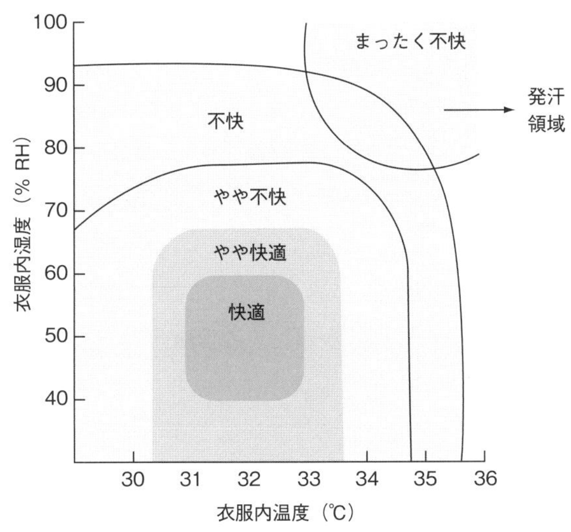

図 2-8　衣服内気候と快適性（着心地）

表 2-3　個々の衣服の有効着衣熱抵抗（クロー値）

衣服名	I_{clu} Clo	衣服名	I_{clu} Clo	衣服名	I_{clu} Clo
下着		ドレス，シャツ		保温性の高い物，人工皮	
パンティ	0.03	夏物シャツ	0.15	ボイラー	0.90
ももひき	0.10	冬物シャツ	0.25	ズボン	0.35
シングレット	0.04	半袖，軽いドレス	0.20	ジャケット	0.40
Tシャツ	0.09	長袖，冬のドレス	0.40	ベスト	0.20
長袖下着	0.12	ボイラースーツ	0.55	屋外着	
パンティとブラジャー	0.03	セーター		コート	0.60
シャツ，ブラウス		ベスト	0.12	ダウンジャケット	0.55
半袖シャツ	0.15	軽いセーター	0.20	パーカー	0.70
軽い長袖シャツ	0.20	セーター	0.28	人工皮オーバーオール	0.55
通常の長袖シャツ	0.25	厚手セーター	0.35	雑品	
フレネルシャツ，長袖	0.30	ジャケット		ソックス	0.02
軽いブラウス，長袖	0.15	軽い，夏ジャケット	0.25	厚手（くるぶしソックス）	0.05
ズボン		ジャケット	0.35	厚手（ハイソックス）	0.10
半ズボン	0.06	スモック	0.30	ナイロンストッキング	0.03
軽い	0.20			くつ（うすいソール）	0.02
通常	0.25			くつ（厚いソール）	0.04
フレネル	0.28			ブーツ	0.10
				手ぶくろ	0.05

（ISO-9920, Ergonomics of the thermal environment — Estimation of the thermal insulation and evaporative resistance of a clothing ensemble）

衣服内の含気性は保温性を左右する重要な因子である。通気性に関しては，一般に夏季には通気性が高い衣服材料が快適であり，逆に冬季は最外層に通気性の低いものを防風に使用することで放熱を抑制し保温効果を高めることができる。吸湿性および放湿性は皮膚表面からの水蒸気を吸湿して環境へ放湿する重要な性能である。同様に，発汗時には皮膚表面の汗を速やかに吸収することで快適性を保つことができるため吸水性は快適な衣服材料に不可欠な性能である。

これらの物理的性能の中でも衣服の保温性は，体温調節とも深く関係する重要な要因といえる。保温には繊維の熱伝導性も関与するが布地に含まれる空気（含気性）の役割が大きく，衣服の保温性に関する実用単位として，Gagge（ギャッギ；米）らの考案したクロー値（Clo-value）が広く利用されている。ISO（国際標準化機構）の国際規格による各種衣服のクロー値（有効着衣熱抵抗）を表 2－3 に示した。この表に示されたクロー値から種々の衣服の組み合わせのクロー値を単純に合計することで求められる（25 %程度の誤差を生ずることはある）。

クロー値

1クロー（Clo）の衣服は，気温 21 ℃，湿度 50 %以下，風速 10 cm/秒の室内で安静椅坐で暑くも寒くもなく，ちょうどよく感じる衣服の熱抵抗をさす。衣服からの放射量 Q_R は，$Q_R = K_R(t_s - t_a) \times f_R$（ここで K_R = 比例定数，t_s = 平均皮膚温，t_a = 気温，f_R = 放熱に関する表面積）で表され，1クローの衣服を着用して 21 ℃の室内で安静椅坐した被検者の産熱量は 50 kcal/m²/時であり，その 76 %が衣服を通して放熱される。

2－6－2　環境温度の変化と衣服による調節

環境温度の変化に対応した体温調節において衣服の果たす役割は大きい。裸体での体温調節範囲は極めて狭いことから衣服による体温調節は重要であり，着衣状態で暑くも寒くもなく，しかも快適に感じている時の衣服最内層と皮膚間の空間は，温度 32 ± 1 ℃，湿度 50 ± 10 %，気流 25 ± 15cm の比較的狭い範囲にある。安静状態で衣服を着て体温を一定に保てるのは，13 ℃（せいぜい 10 ℃まで）であり，それ以下の低温環境では暖房を必要とする。必要な着衣量は環境温度との関係で決まってくるが，性，年齢によっても着衣量は変化し，労作量によっても異なってくる。

衣服による体温調節の弊害として厚着の習慣が指摘されている。本来，寒冷や暑熱に対して人体はある程度の適応を示すが，厚着の習慣により気候順応能力の発達が妨げられ，向寒期における基礎代謝量の亢進を抑制し，抵抗力を弱めることにもなる。とくに乳児の場合，親や周りの大人の感覚で衣服を着せているので，厚着の傾向がある。一方で，薄着はかぜなどの感染を誘発したり，寒冷暴露により皮膚末梢血管の収縮がおこり血圧の上昇をもたらすことから高齢者や高血圧者の薄着には注意が必要である。

2－6－3　衣服の快適性

衣服のもつ快適性は，前述した衣服の温熱的要素による生理的快適性だけでなく，着用時の触感の快不快などの心理的快適性やフィット感や動きやすさなどの運動機能的快適性が総合的に“着心地”としての満足感に結びついていると考えられる。衣服の快適性は衣服の着用目的に合致した快適性が求められるため，目的に適した被服材料（繊維）の使用や新素材の開発，特殊加工などによって快適性を高める工夫がなされている。発熱・保温性を付与したスポーツ衣料や下着，ウェルキーなどの吸水吸汗性を付与した合成繊維などは一例である。

2-6-4 衣服および付属品による健康障害

(1) 衣 服 圧

着衣状態において衣服の重量や形状によって身体に加えられる圧迫を衣服圧とよぶ。適度の圧迫は，スポーツや作業時の身体の動きをスムーズにしたり，ブラジャーやガードルなどは美容目的で有効である。しかし高い衣服圧は快適性を低下させるばかりでなく，過度の衣服圧による身体の圧迫が原因となった健康障害として，コルセット着用による絞扼肝*や細いジーンズの着用によって大腿部を締め付ける若者に下肢部の浮腫がみられた例などがある。現在では衣服圧を原因とした健康障害はほとんどないといってよい。

*中世，ヨーロッパの婦人がウエストを細く見せるためにコルセットを着用し，肋骨弓が圧迫され，肝臓組織が部分的に萎縮し，絞扼肝という障害が認められた。

(2) 皮 膚 障 害

衣料品を原因としておこる皮膚障害の多くは皮膚炎であり，衣服材料や付属品などの物理的刺激，化学物質による刺激およびアレルギー性の場合がある。1960 年代から，衣料品によると思われる皮膚炎の訴えが急増し，化学物質による障害が問題とされてきたが，製造過程で使用された仕上げ処理剤，染料などの残留物が直接，皮膚に接触して障害をおこす一次性接触皮膚炎はほとんどみられなくなった。一方で，天然繊維や化学繊維（ナイロンなど），ホルムアルデヒド（表面加工の際の縮重合剤），クロムイオン（柔軟加工剤，媒染剤），蛍光増白剤，ナフトール AS などを抗原（アレルゲン）として，その接触により抗原抗体反応を起こして生じる二次性のアレルギー性皮膚炎が増加している。主な症状としては痒み，発赤，腫脹，水疱形成などがみられる。ゴム，皮革や服飾品であるネックレスや時計（ニッケルやクロムイオンが原因とされる）などもアレルゲンとなる。衣服による皮膚炎がアレルギー性かどうかを調べるためにはパッチテストを行って調べる。

皮膚障害の発症には，原因となる因子のほか，先天性素因，生理的因子（年齢など），環境因子（気温，湿度など）などが関与する。また，石けんやシャンプーなどの過剰使用が皮膚状態を悪化させ，皮膚障害の素地をつくるとの指摘もされている。

衣服などの家庭用品に使用されている有害な化学物質を規制し，安全を確保するために「有害物質を含有する家庭用品の規制に関する法律」が 1979 年から施行されており，衣類等に関しては，規制対象用品ごと

表 2-4　有害物質を含有する家庭用品の規格基準概要（一部）

規制対象家庭用品	有害物質（検出基準）										
	ホルムアルデヒド		ディルドリン	DTTB	アゾ化合物	有機水銀化合物スズ化合物	トリフェニルスズ化合物	トリブチルスズ化合物	APO	TDBPP	BDBPP
	乳幼児用*	子供・大人用									
	検出限界(16ppm)以下	75ppm 以下	30ppm 以下		1gあたり30μg以下	検出しないこと					
おしめ	○				○	○	○	○			
おしめカバー	○		○	○	○	○	○	○			
よだれかけ	○					○	○	○			
下　着	○	○	○	○	○	○	○	○			
中　衣	○		○	○	○						
外　衣	○		○	○	○						
手　袋	○	○	○	○	○	○	○	○			
靴　下	○	○	○	○	○	○	○	○			
た　び		○									
寝　衣	○	○	○	○	○				○	○	○
寝　具	○		○	○	○				○	○	○
帽　子	○		○	○	○						
衛生バンド											
衛生パンツ						○	○	○			
床敷物			○	○	○				○	○	○
家庭用毛糸			○	○							
カーテン									○	○	○

有害物質を含有する家庭用品の規制に関する法律より
＊乳幼児用は生後 24 カ月以内

に基準が定められている（表 2−4）。とくに生後 24 カ月以内の乳幼児用の衣類ではホルムアルデヒド*に関して検出されてはならず，大人用の基準（75 ppm 以下）よりも厳しい基準が決められている。

＊ホルムアルデヒドは防しわ加工など表面加工の際に使用される。低分子であるためそれ自身は抗原となりにくいが，他の物質と結合して抗原となる不完全抗原（ハプテン）であり，アレルギー性皮膚炎の原因となることがある。衣類に吸着しやすいため，タンスの中での移染もおこる。水洗により溶出させることができるため，新品は着用前の洗濯などによる対策がとれる。

主な衣料材料の帯電列

（上位）ナイロン―毛-絹―アセテートレーヨン―ビニロン-テトロン―ボンネル（下位）の順で，このうち 2 種類の材料の摩擦によって上位のものが正，下位のものが負に帯電し，その距離が離れているものほど電圧は高くなる。

(3) 静　電　気

衣類間や衣類と皮膚の摩擦，その他付属品では靴とカーペット間などの摩擦によって静電気が生じ帯電する。帯電性の大きさや電荷の正負は衣服材料の種類や摩擦を受ける衣服材料によって異なる。帯電電圧は一般に，1 ～ 7kV ぐらいで，電圧の強さは帯電列により決まる。帯電した静電気の人体に対する影響は明らかではない。合成繊維の寝具が喘息発作を誘因するとされるが，これも帯電による塵埃の吸着によるものと考えられている。

2−6−5　衣料品の汚染と微生物感染

人体に起因する衣服の汚れは皮膚の角質層からの脱落（垢）が塵埃や皮脂，汗と一緒となり汚染源となる。衛生学的には直接，皮膚に接触する肌着の汚染が問題である。汚染した肌着を長期着用した場合などには，皮膚表面に存在する細菌（ブドウ球菌や連鎖球菌）や真菌（白癬菌）などの大量繁殖の機会を与えることにもなり，臭気（アンモニアなど）の発生や皮膚炎などをおこすため，とくに肌着では頻繁な着替えによって清潔を維持することが大切である。

病院や在宅での療養環境においては，患者由来の病原菌が手ぬぐいや寝具を介して感染源となることがある（感染症皮膚疾患や眼疾患など）。衣服の消毒や滅菌には，蒸気や煮沸，日光による消毒の他，漂白・殺菌剤などの化学薬品による方法がある。また，1980年代以降，病院内でのMRSA感染などを契機として，新たな抗菌素材の開発が進み，防臭・制菌機能を持った衣類も普及している。

MRSA
（メチシリン耐性黄色ブドウ球菌）
メチシリンをはじめとしてペニシリン系，セフェム系など複数の抗生物質に「薬剤耐性」を示す細菌で院内感染の主たる起炎菌である。

2－6－6 寝具と履物の衛生

(1) 寝具の衛生

寝具は，ふとんや枕，パジャマなどの寝衣の総称であり，就寝状態にある人体にとって重要な衛生学的要素である。とくに寝床気候とよばれる人体と寝具の間の局所気候や，寝具材料の性能などは睡眠環境の快適性とも深く関係することから，健康的な生活を送るためには，寝具の衛生は重要な生活要素のひとつである。

快適な寝床気候は，上腹部上側で，温度31～34℃，湿度30～35%とされ，外気温が25℃位までは寝具によって調節することができる。睡眠中は起床時と比較して熱生産量が20～30%減少するため寝具の保温性は重要であり，また睡眠時の発汗作用は案外，活発（約170g/7hr成人）なために吸湿性，透湿性は寝具に求められる重要な物理的性能といえる。

この他，快適な寝具の条件として，布団では，掛け布団の重量や敷き布団の弾力性*が重要であり，枕では適切な高さなども重要である。寝衣では，動きやすさ，吸湿性，通気性，保湿性，肌触りなどが快適性の重要な条件となる。寝床は毎日の長時間を過ごす場所であることを考えると，寝具の汚れを除去し，乾燥させるなどの清潔保持が重要である。

＊敷き布団の弾力性は寝ている時の体圧分布（図2－9）に影響する。寝姿勢での体圧は踵部，仙骨部，肩甲部で高い。軟らかい敷き布団やマットレスを使用すると，一般に腰部の体圧が大きくなり側腹部や側胸部にも圧がかかる。体圧のかかる接触部位では血行障害が生じるため長時間同一姿勢を余儀なくされる患者などはこまめな体位交換などによって床ずれ（褥創）の発生を防ぐことが重要である。近年，体圧を分散させる無圧ふとんやウォーターベッドなども普及している。

(2) 履物と衣服付属物の衛生

靴やハイヒールなどの着用による障害発生の原因はサイズ不適応の場合がもっとも多い。とくに窮屈な靴を常用すると，足型が変形したり，

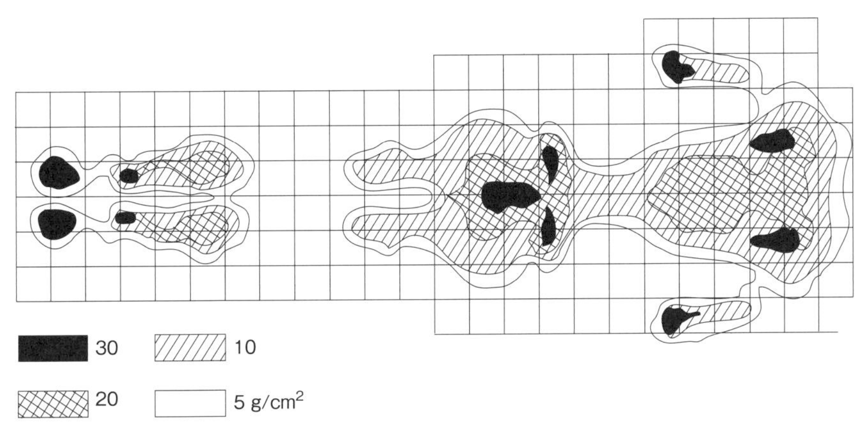

図2-9 寝姿勢の体圧分布

足趾の屈曲や爪の変形などが生じることがある。また，ハイヒールの常用や爪先を締め付けた先の細い靴を常用すると足骨に過重な力がはたらいて**外反母趾**（図 2－10）などをひきおこすことがある。

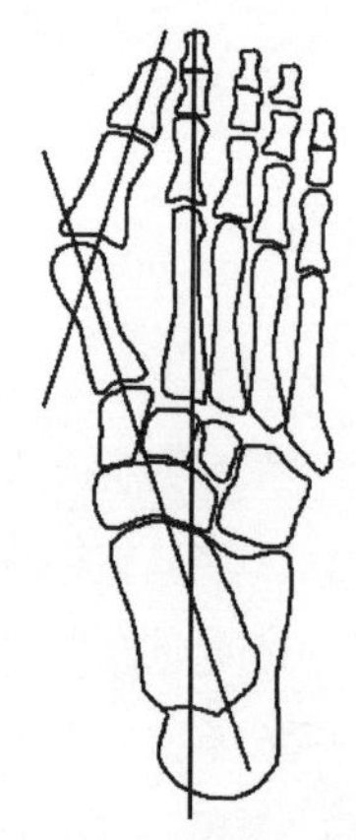

図 2-10　外反母趾の骨格

高温多湿の日本の気候下では，夏季の靴内の温度は 30 ℃以上となり，また湿度も 90%以上にも達し，いわゆる“蒸れ”を生じ，水虫（足白癬）の原因ともなる。通気性の高い靴の使用，使用後の足の清潔，靴の乾燥が重要である。

衣服付属物として，冬季には，防寒を目的とした手袋，マフラーを着用することも多いが，高齢者などでは暖房された室内から急に冷たい外気にさらされることで生じる急激な血圧上昇を抑える効果もある。また夏季の日除け目的の帽子や日傘などは，頭部を涼しくするばかりでなく，過度の紫外線を遮断する効果もある。

参考文献

1）丸井英二編，『新簡明衛生公衆衛生』，南山堂.
2）齋籐和雄・上田直利，『新しい環境衛生』，南江堂.
3）大島弓子ら編，『シリーズ看護の基礎科学　からだのしくみ　生理学・分子生物学Ⅱ』，日本看護協会出版会.
4）山口正弘ら，『新保健栄養学入門』，金芳堂.
5）森田みゆきら，『生活と健康－健康で快適な生活環境を求めて－』，三共出版.
6）三浦豊彦ら，『衣服と住まいの健康学』，大修館書店.
7）吉田敬一ら，『衣生活の科学』，弘学出版.
8）井上啓男ら，『生活科学概論』，建帛社.

3 食生活と健康

3－1　栄養摂取と健康

3－1－1　栄養摂取の現状と健康問題

戦後日本の食生活の中で生じた最も大きな変化は，総摂取エネルギーに占める脂肪の割合（脂肪エネルギー比率）が昭和 20 年代の 10 ％以下から 26.5 ％（2000 年）まで増加し続けたことである（国民栄養調査）（図 3－1）。それ以降低下傾向にあったが，2019 年の段階では再び上昇傾向にある（28.6 ％）。特に，10 ～ 40 歳代女性では 30 ％を超えており注意が必要である。総エネルギー摂取量は 1975 年をピーク（2,226 kcal）に減少傾向にあり，1998 年には 1,979 kcal と 2,000 kcal を下回り以後減少し続けている（2019 年国民健康・栄養調査では 1,903 kcal）。脂肪エネルギー比率が増大してきた背景には，このような総エネルギー摂取量が減少している実態がある。これはインターネットの発達等によりますます深刻化する運動不足，近年目立ち始めた朝食の欠食といった，

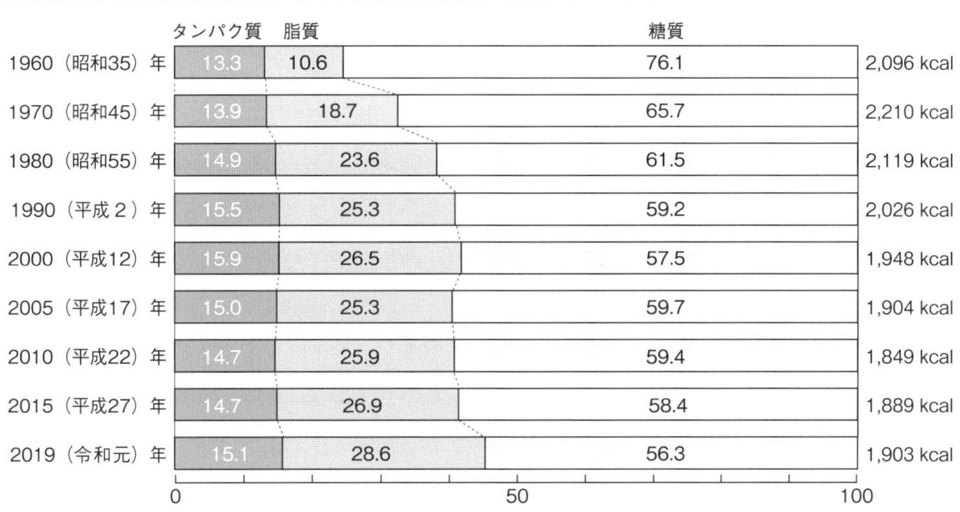

図 3-1　エネルギーの栄養素別摂取構成比（年次推移）
（1960（昭和 35）～ 2019（令和元）年国民栄養調査，および国民健康・栄養調査より作成）

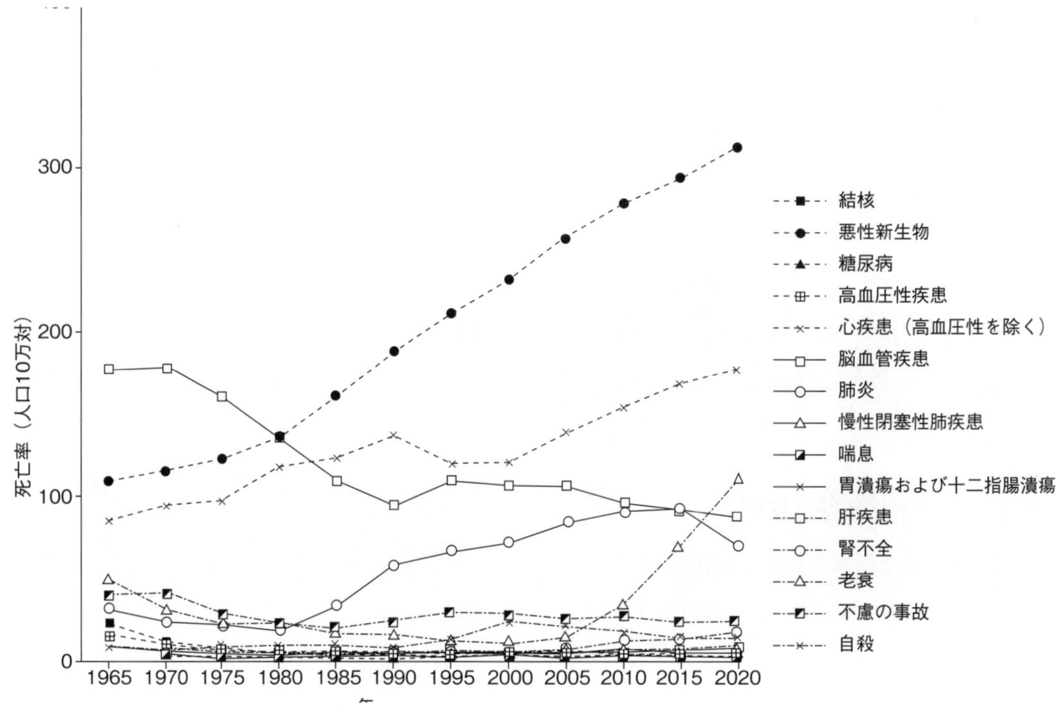

図 3-2　死因年次推移分類別に見た死亡率の年次推移（人口 10 万対）
（1965（昭和 40）～ 2015（平成 27）年人口動態統計より作成）

生活習慣の乱れに起因する変化と推定される。習慣的な朝食欠食率は 20 ～ 40 歳代男性で高く，それぞれ 27.9，27.1，28.5 %である。女性では 30 歳代の 22.4 %が最も高いことが，2019 年の国民健康・栄養調査でも示されている。

このような食習慣の変化に符合して，疾病構造も変化してきた。かつて猛威を振るった感染症は激減し，一方で循環器疾患（脳血管疾患，虚血性心疾患），がん（悪性新生物），糖尿病といった生活習慣病が顕著に増大してきた（図 3－2）。脂肪エネルギー比率と血清コレステロール，および動脈硬化性疾患との間には正の相関が認められる。つまり脂肪エネルギー比率の上昇は循環器疾患や糖尿病発症のリスクを高めることを意味する。さらには増加しつつある大腸がんと乳がんは，動物性脂肪や乳製品の過剰摂取がその危険因子である可能性が高いとされている。これに関して食物繊維の摂取が，腸管での脂肪の吸収抑制や便の大腸（結腸）内通過時間の短縮などを介して，防御的に機能する可能性が示唆されている。また発がんのメカニズムが分子レベルで明らかにされ，活性酸素種による生体分子の酸化を契機とする一連の発がん反応を制御するため，抗酸化機能を有するビタミンを含有した緑黄色野菜の大量摂取が推奨されるに至っている。しかし現段階では食物繊維摂取量はその目標量（18 歳以上の男性で 21 g/日以上，女性で 18 g/日以上，日本人の食

活性酸素種

生体が消費した酸素の数%は常に，スーパーオキシドなどに変化する。これらは他の物質から電子を奪って酸化させる反応性に富んでいるため，活性酸素種という。スーパーオキシド以外にも多くの活性酸素種が存在し，日常生活の中で常に生成されていると考えられる。タバコ，紫外線，排気ガス，精神的ストレス，あるいは過激な運動などの身体的ストレスは，代表的な活性酸素種発生源である。

事摂取基準（2020 年版））を満たしておらず（成人男性 19.4g/日，成人女性 17.5g/日），食物繊維と抗酸化ビタミンの供給源となる野菜の摂取量（成人 280.5g/日，国民健康・栄養調査 2019 年）も健康日本 21（21 世紀における健康づくり運動）が定める目標値（成人 350g/日以上）に達していない。

また平均寿命が延伸し高齢者人口が増大している影響を受けて，骨粗鬆症による骨折，さらには寝たきりへと発展する事例が増加しつつある。骨を健常に保つためには骨形成の材料となるカルシウムを欠乏させてはならないが，2019 年の国民健康・栄養調査におけるカルシウム平均摂取量は男性 517mg/日，女性 494mg/日であり，成人の推定平均必要量の 550 ～ 650mg/日（日本人の食事摂取基準（2020 年版））を充足していない。

健康日本 21
急速に人口の高齢化が進展する中で，特に，がん，心臓病，脳卒中，糖尿病等の生活習慣病の予防は，国民の健康を守る上で大きな課題となっている。これに対し厚生省（現在の厚生労働省）が 2000 年度より 2010 年度を目途とする健康づくりの具体的な目標を盛り込んだ運動を展開している。これを「健康日本 21」（21 世紀における国民健康づくり運動）と呼ぶ。これは「健康日本 21（第二次）」に引き継がれている（2013 ～ 2022 年）。（11 章参照）。

食習慣を取り巻く社会環境の変化に伴い，朝食欠食率の増加，加工食品やファストフードを含めた特定食品への過度の依存，または栄養補助食品（錠剤，カプセル，顆粒，ドリンク状のビタミンやミネラル），いわゆるサプリメントの多用といった現象が広がってきている。欠食による栄養素の摂取不足を，サプリメントで補うという思考に基づく食行動は，“食”を文化から餌へと凋落させる行為と感じられる。しかしこれらの食行動の変容は社会の変化に伴う必然で，栄養学的観点から是正を訴えるだけでは修正しえない複雑な問題である。

3－1－2 日本人の食事摂取基準と食事バランスガイド

食に関する問題に対応するため，すでに制度上の整備も進んでいる。従来は欠乏症を防ぐ必要量（所要量）だけが示されてきた「日本人の栄養所要量」は，第 6 次改定（1999 年）から過剰摂取による健康障害リスクを高めないようにする上限値（許容上限摂取量）を設定し，「日本人の食事摂取基準」に引き継がれている。

日本人の食事摂取基準は 5 年ごとに改訂が行われており，健康な個人を中心にして構成される集団を対象に，エネルギーと各栄養素の摂取量の基準を設定している。2015 年版の改定から，エネルギーの摂取量と消費量のバランスを示す指標として BMI*が採用された。エネルギー収支バランスが維持されていると体重の増減がなく，目標とする BMI の範囲にあれば健康的であると評価する（表 3－1）。栄養素の摂取不足回避のための指標は 3 つあり，まず「推定平均必要量（EAR, estimated average requirement）」は，ある母集団における平均必要量の推定値であり，ある母集団に属する 50 ％の人が必要量を満たすと推定される 1 日の摂取量を示している。「推奨量（RDA, recommended dietary allowance）」は，ある母集団のほとんど（97 ～ 98 ％）の人に

＊ p.34 参照。

表 3-1　目標とする BMI の範囲（18 歳以上）

年齢（歳）	目標とする BMI（kg/cm²）
18 ～ 49	18.5 ～ 24.9
50 ～ 64	20.0 ～ 24.9
65 ～ 74	21.5 ～ 24.9
75 ～	21.5 ～ 24.9

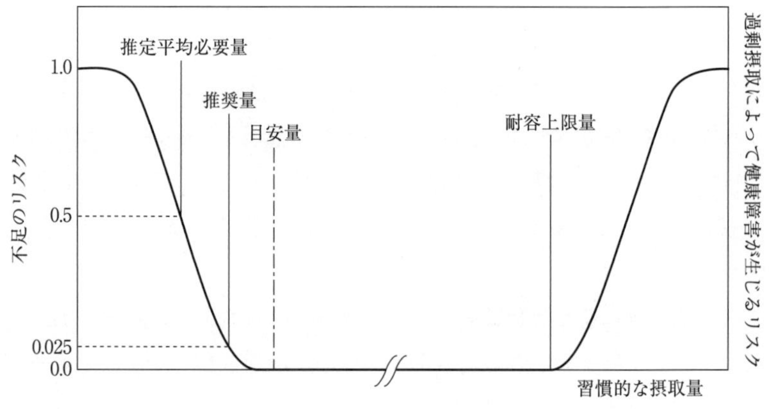

図 3-3　食事摂取基準の各指標を理解するための概念図

縦軸は，個人の場合は不足または過剰によって健康障害が生じる確率を，集団の場合は不足状態にある者または過剰によって健康障害を生じる者の割合を示す。

不足の確率が推定平均必要量では 0.5（50 %）あり，推奨量では 0.02 ～ 0.03（中間値として 0.025）（2 ～ 3 %または 2.5 %）あることを示す。耐容上限量以上を摂取した場合には過剰摂取による健康障害が生じる潜在的なリスクが存在することを示す。そして，推奨量と耐容上限量との間の摂取量では，不足のリスク，過剰摂取による健康障害が生じるリスクともに 0（ゼロ）に近いことを示す。目安量については，推定平均必要量ならびに推奨量と一定の関係を持たない。しかし，推奨量と目安量を同時に算定することが可能であれば，目安量は推奨量よりも大きい（図では右方）と考えられるため，参考として付記した。目標量は，他の概念と方法によって決められるため，ここには図示できない。

おいて必要量を満たすと推定される 1 日の摂取量を示し，「EAR + EAR の標準偏差の 2 倍」で算出されている。そして「目安量（AI, adequate intake)」は，EAR や RDA を算定するのに十分な科学的根拠が得られない場合に，特定の集団の人々がある一定の栄養状態を維持するのに十分な量として示されている。過剰摂取による健康障害の予防を目的とした指標として「耐容上限量（UL, tolerable upper intake level)」が設定され，ある母集団に属するほとんど全ての人々が健康障害をもたらす危険がないと見なされる習慣的な摂取量の上限とされている。また，生活習慣病の発症予防を目的とした指標，「目標量（DG, tentative dietary goal for preventing life-style related disease）も定められ，現在の日本人が当面の目標とすべき摂取量が提案されている。また「日本人の食事摂取基準（2015 年版)」から，発症予防だけでなく重症化予防も視野に入れた策定が行われ，2020 年版では高齢者のフレイル予防の観点も強調されている。

2000 年には厚生省，文部省（ともに当時）と農林水産省が共同して新たな「食生活指針」を策定し，どのような食生活を組み立てるべきかを示した（2016年に改定）。さらに食に関する施策を総合的，かつ計画的に推進することを目的とした「食育基本法」（2005年7月）が施行され，同年に「食生活指針」を実践に移すための食事の目安を分かりやすいイラストで示した「食事バランスガイド（2005年）」が厚生労働省と農林水産省によって策定されている。

このような食に関する国民運動によって，健康的な生活を送るために何をどのように食すべきかが，より簡便に具体的な形で提示されるようになった。

例えば推定エネルギー必要量を知るためには，まず「身長（m）×身長（m）× 22」の計算によって目標体重（kg）を割り出し，年齢・性別毎に示されている基礎代謝基準値（表3−2）を乗じる。得られた値に身体活動レベルの係数（表3−3）を掛けて算出されるのが，推定エネルギー必要量（kcal/日）となる。この際の身体活動レベルは，「高い，ふつう，低い」の3段階の中から自身の日常生活に最も近いものを選ぶことになる。ちなみに「高い」は「移動や立位の多い仕事への従事者。

表3-2　基礎代謝基準値

年齢区分	男性	女性
	kcal/kg/日	
1～2歳	61.0	59.7
3～5歳	54.8	52.2
6～7歳	44.3	41.9
8～9歳	40.8	38.3
10～11歳	37.4	34.8
12～14歳	31.0	29.6
15～17歳	27.0	25.3
18～29歳	24.0	22.1
30～49歳	22.3	21.7
50～69歳	21.5	20.7
70歳以上	21.5	20.7

表3-3　身体活動レベルの係数

年齢区分	低い レベルⅠ	ふつう レベルⅡ	高い レベルⅢ
1～2歳	—	1.35	—
3～5歳	—	1.45	—
6～7歳	1.35	1.55	1.75
8～9歳	1.40	1.60	1.80
10～11歳	1.45	1.65	1.85
12～14歳	1.50	1.65	1.85
15～17歳	1.55	1.75	1.95
18～29歳	1.50	1.75	2.00
30～49歳	1.50	1.75	2.00
50～64歳	1.50	1.75	2.00
65～74歳	1.45	1.70	1.95
75歳以上	1.40	1.65	—

※男女共通

あるいは，スポーツ等余暇における活発な運動習慣をもっている場合」，「ふつう」は「座位中心の仕事だが，職場内での移動や立位での作業・接客等，あるいは通勤・買物での歩行・家事，軽いスポーツのいずれかを含む場合」，そして「低い」は「生活の大部分が座位で，静的な活動が中心の場合」とされる。

また，食事バランスガイドでは１日に「何を」，「どれだけ」食べるべきかが示され，バランスが悪いと不調になり倒れてしまうことを，コ

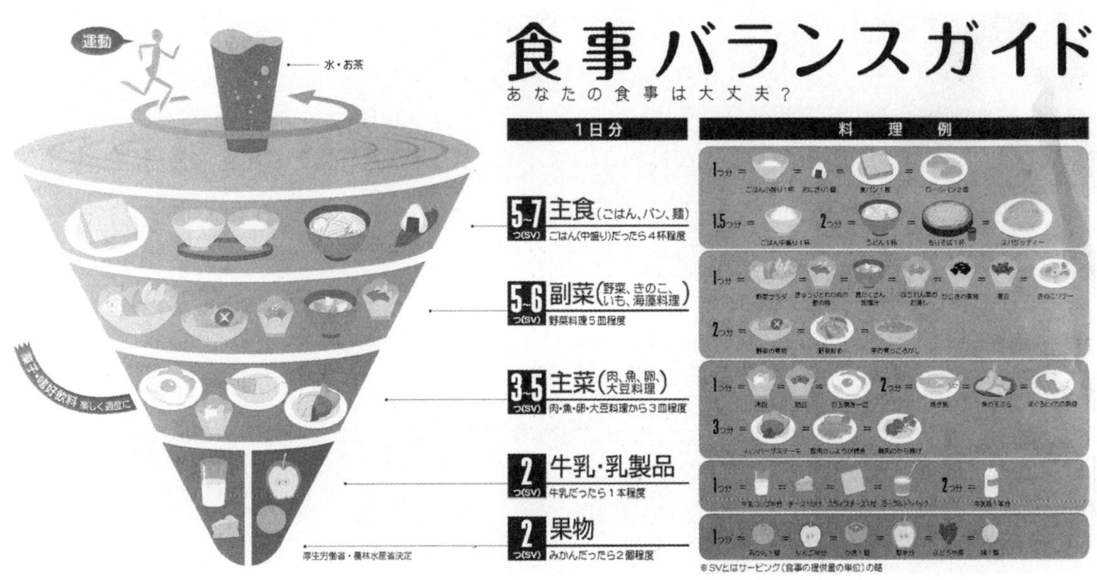

図 3-4　食事バランスガイド

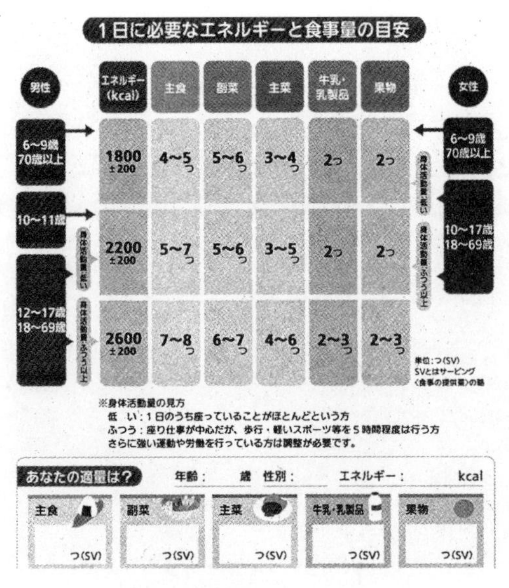

図 3-5　食事適量チェックチャート

マ（独楽）をイメージして表現している。食事全体を主食，副菜，主菜，牛乳・乳製品，および果物の5つに区分し，区分毎に摂取すべき量を「つ（SV，サービング：食事の提供量）」という単位で数える（図3-4は活動量が「ふつう」の成人女性，あるいは活動量が「低い」成人男性の，1日の摂取カロリーが2,200 ± 200（kcal）である場合の例）。最初に，性別，年齢，さらに身体活動量を基にして，1日に必要なエネルギーと食事量を調べる（図3-5，ここで先述の日本人の食事摂取基準に基づく「推定エネルギー必要量」と「エネルギー」が完全には一致しないが，前者ではより詳細な推定を行っているためである）。次に，それぞれの区分別の必要量を満たすための具体的な料理を，図3-6を参考にして考えていけば良い。

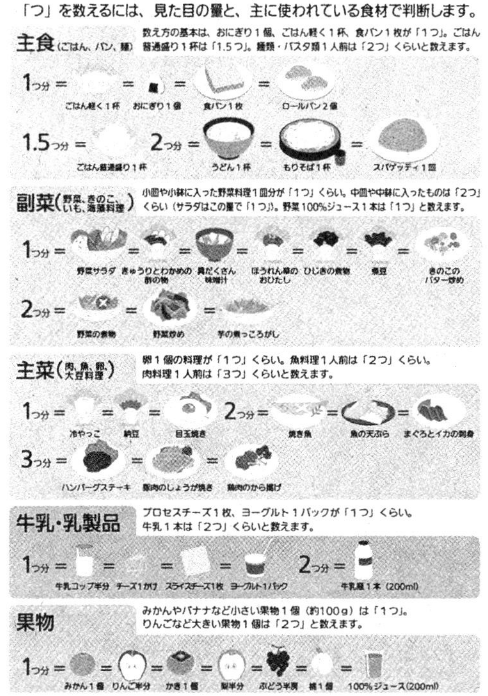

図3-6　料理例

3-1-3　肥満と健康

(1) 肥満の評価方法

肥満は，エネルギー摂取と消費のバランスが反映された栄養状態と捉えることができ，「体重が多いだけではなく，体脂肪が過剰に蓄積された状態」と定義される。したがって，身長と体重からなされる肥満評価は，厳密には正しくない。しかし一般には簡便な指標として形態的な評価（身長と体重を元にした評価）が用いられている。

実測体重と標準体重の差から判定する「肥満度」が長く使用されてきた。現在最も頻用されているのは，体重（kg）を身長（m）の2乗で

肥満度

実測体重から標準体重を引き，標準体重で除したものに 100 を掛ける。単位は％であり，－10～＋10％が正常（普通体重），＋10％を越えると肥満と判定される。標準体重の求め方には様々な方法があるが，身長(cm)から 100 を引いた数に 0.9 を掛けたもの（ブローカー Broca 変法），または身長（m）の 2 乗に 22 を掛けたもの（日本肥満学会法）を標準体重とする場合が多い。

BMI

体重を（kg）を身長（m）の 2 乗で除した値を BMI という。様々な人種・性別を対象にした検討により，BMI が高すぎても低すぎても健全でない，病気に罹りやすいと指摘されている。つまり適正な身長と体重の関係が保てていると，BMI は 22 付近に収束して疾病率が低い。形態的な肥満判定の中で，疾病との関連性を捉えた点が特徴である。しかし，あくまで身長と体重を基にした指標であるので，筋肉質のヒトでは高値傾向を示すなどの問題はある。ケトレー指数（Quetelet index），カウプ指数（Kaup index）とも呼ばれる。

キャリパー

皮下脂肪厚を計測するノギスのような測定器。

除すことで算出される BMI（body mass index）である。日本肥満学会の「肥満症診療ガイドライン」（2016 年）に従えば，25 以上の者を肥満と判定する（表 3－4）。この基準に照らすと，日本人の成人男性で 33.0％，成人女性で 22.3％が肥満に該当し，非常に高い水準で推移している（国民健康・栄養調査 2019 年）。また BMI は有病指数との間に関連性を示すことが知られており，22 付近で有病率や死亡率が最も低くなるという J カーブを示し，BMI が高過ぎても低過ぎても有病指数は上昇する（図 3－7）。汎用性が高い BMI だが，骨格筋量が多いと体重が重くなるため高めに出やすく，スポーツ選手等の肥満評価には不向きという問題がある。

表 3-4　BMI による肥満判定基準

18.5 未満	低体重
18.5 以上 25 未満	普通体重
25 以上 30 未満	肥満（1 度）
30 以上 35 未満	肥満（2 度）
35 以上 40 未満	肥満（3 度）
40 以上	肥満（4 度）

日本肥満学会（2016 年）

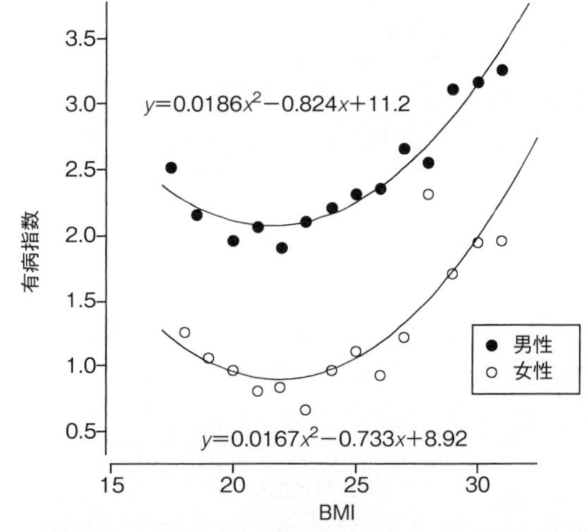

「有病指数」は肺疾患，心疾患，上部消化器疾患，高血圧，尿所見異常，肝機能障害，高脂血症，高尿酸血症，耐糖能異常，貧血症の10項目のうち該当があれば1点として加算したもの。

図 3-7　BMI と有病指数との関係
（Tokunaga K, *et al.* 1991[8] より引用）

肥満の定義からすると，体脂肪の量や体重に占める割合（体脂肪率）から肥満評価を行うのが望ましいが，ヒトの身体内部の体脂肪量を直接的に実測することは原理的に不可能である（ヒトを解剖しなければならない）。そこで非侵襲的，簡便で，かつ短時間で測定が可能な間接測定法として，キャリパーを使った皮脂厚法や通電時の電気伝導率から求める生体インピーダンス法が広く普及している。特に後者は，家庭用の体脂肪計として市販され普及している。離れた体肢末端部2カ所（手と手，手と足，足と足など）に電極を装着して微弱な電流を流し（交流回路），両電極間での電流の流れにくさ（インピーダンス）を測定する。骨格筋などの徐脂肪組織は水や電解質が豊富（約7割が水分）であるため電気伝導率が高く（インピーダンスが低く），反対に脂肪組織は電気伝導率が低い（インピーダンスが高い）という特性を利用し，インピーダンス値から体内総水分量を推定して体脂肪率を算出する。生体インピーダンス法の限界は，除脂肪組織の水分含有率を全て均一に70％と仮定している点で，一般に精度は高いが確度（正確度）は低めになる。

これらの肥満評価方法では，身体のどの部位に脂肪が蓄積しているかという観点が欠けている。肥満者の脂肪分布は，内臓が中心のタイプと皮下が中心のタイプに大別でき，前者は内臓脂肪型肥満（リンゴ型肥満），後者を皮下脂肪型肥満（洋なし型肥満）と呼ぶ（図3－8）。循環器疾患や糖尿病などの生活習慣病の危険因子として問題となるのは内臓脂肪であり，男性に多く，蓄積されやすく燃焼されやすいという特徴がある。一方，皮下脂肪は生活習慣病のリスク要因とはならず，燃焼されにくいという特徴を示す。このように体脂肪による肥満評価では，体脂肪の蓄積量（体脂肪率）だけでなく蓄積部位に着目することが，健康問題との関係を扱う際には重要となる。近年は内臓脂肪の蓄積を基盤にしたメタボリックシンドローム（内臓脂肪症候群）という概念も提唱されている。これは内臓への脂肪蓄積を素地として，耐糖能異常，高血圧，および脂質異常（低HDLコレステロール血症，高中性脂肪血症（高トリグリセライド血症））などの動脈硬化性疾患のリスクファクターが重積した状態を指し，複数のリスクが重複することで虚血性心疾患や脳梗塞が発症しやすくなると考えられている。

日本ではこの内臓脂肪型肥満に着目して，医療保険者に対し，40歳以上75歳未満の被保険者および被扶養者を対象とした特定健康診査を実施し，特定保健指導対象者に生活習慣病予防のための保健指導を実施することを義務化している。

(2) 肥満の遺伝要因

ヒトが誕生して数十万年が経過したが，文明の力で飢えを克服したのは一部の先進国のみであり，それもつい最近の出来事である。ヒトを含めた生物が種の保存を実現するために与えられた命題は，飢餓に耐える能力を身に付けることであったといえる。すなわち餌があるときにできるだけ多くのカロリーを体内に貯蔵して“肥満”となり，来るべき飢餓に備えるという生存戦略である。我々の身体にはエネルギーの無駄遣い

内臓脂肪型肥満/皮下脂肪型肥満

皮下脂肪型肥満は一般に女性に多いとされているのに対し，内臓脂肪型肥満は成人男性で多く，閉経後の女性でも急増する。よって男性ホルモンが内臓脂肪蓄積促進因子である可能性がある。また皮下脂肪と比べ，内臓脂肪は様々な刺激により比較的速やかに分解・燃焼されるという特徴を持つ。これは「その気になればいつでも痩せられるから，食べ過ぎても問題ない」ということではなく，内臓脂肪が分解して遊離脂肪酸が門脈経由で肝臓に流入しやすく，インスリン抵抗性や脂肪肝など，生活習慣病の基礎病態の形成を促進することに繋がると認識すべきである。いずれにしても食事や運動による肥満解消効果が得やすいのは，β_3アドレナリン受容体（→（2）肥満の遺伝要因）を豊富に発現する内臓脂肪であり，代謝が活発に行われている脂肪組織といえる。

メタボリックシンドローム（内臓脂肪症候群）

2005年4月に日本肥満学会，日本内科学会などによって判定基準が作成された。そこでは内臓脂肪蓄積の条件に加え，下記の3項目のうち2つ以上に該当する場合をメタボリックシンドロームと定義している。

内臓脂肪（腹腔内脂肪）蓄積	
ウエスト周囲径　男性：	85cm 以上
女性：	90cm 以上

血中脂質	
中性脂肪（TG）値	150mg/dl 以上
HDLコレステロール値	40mg/dl 未満
※いずれか，または両方	
血圧	
収縮期血圧値	130mmHg 以上
拡張期血圧値	85mmHg 以上
※いずれか，または両方	
血糖	
空腹時血糖値	110mg/dl 以上

コラム　隠れ肥満とは？

BMI や肥満度などの，身長と体重だけを用いる形態的肥満評価では正常域に入っている場合でも，内臓脂肪が多く，筋肉量が少ないヒトは疾病に罹りやすい「隠れ肥満」と呼ばれる。運動（身体活動）不足，偏食，間違った食事制限などによって引き起こされ，加齢も影響する。隠れ肥満者は本人に自覚がない場合が多く，潜在的に様々なリスクを抱えた肥満と言える。内臓脂肪の蓄積状態を知るには，CT 等を用いた医療機関での検査が必要になる。一見スリムだが肥満，あなたは大丈夫？

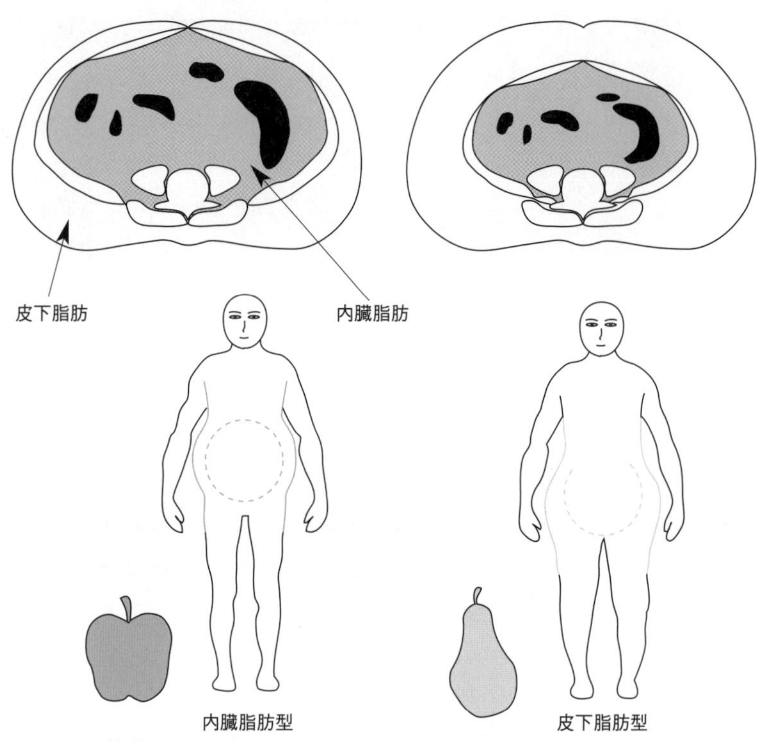

図 3-8　腹部 CT による内臓脂肪型肥満と皮下脂肪型肥満

を減じ，エネルギー貯蔵のために肥満を獲得しやすくする遺伝子（倹約遺伝子）が複数保存されていると考えられる。太りやすい体質，肥満体質はどのように規定されるのか，遺伝子レベルでのメカニズムが明らかにされてきた。レプチン（leptin），β_3-アドレナリン受容体（β_3-adrenaline receptor, β_3-AR），脱共役タンパク質-1（uncoupling protein-1, UCP-1）などの役割が注目を集めている。

レプチンは脂肪滴を有する成熟脂肪細胞から分泌され，脳視床下部のレプチン受容体に作用して強力な摂食抑制シグナルを伝達する。これによって食欲が減退して摂食量が減少し，過食により体脂肪が過剰になることを防ぐ。さらにレプチンは交感神経を賦活して脂肪細胞のエネルギー消費を促進し，脂肪細胞サイズを縮小化する作用を併せ持つ。理論的

倹約遺伝子

エネルギーを蓄積しやすく，エネルギー消費を節約する遺伝子，例えば β_3-アドレナリン受容体変異や UCP-1 遺伝子変異などが挙げられる。

レプチン

遺伝性の過食から肥満を引き起こす ob/ob マウス（obese，肥満に由来）の脂肪組織から発見された遺伝子（ob 遺伝子）による産物である。ギリシャ語で「痩せ」を意味する「leptos」に基づき命名された。中・長期的な体脂肪量のコントロールに機能していると考えられる。

β_3-アドレナリン受容体

脂肪組織に特異的に発現する。408 個のアミノ酸配列の中で，64 番目に位置するトリプトファンがアルギニンに置換した変異が起こると，肥満，特に内臓脂肪の蓄積がもたらされる。これが倹約遺伝子型とされる。アメリカアリゾナ州に住むピマインディアンでは変異を持つ割合が 1/2 であり，35 歳以上で高度の肥満や糖尿病が多発する。

脱共役タンパク質-1

UCP-1 は BAT にほぼ特異的と考えられているが，他の組織でも発現し，非ふるえ産熱により寒冷時などの体熱保持に貢献する。また白色脂肪，心臓，肝臓，腎臓など全身に発現する UCP-2，さらに骨格筋と BAT に高濃度に発現が認められる UCP-3 も含めて UCP ファミリーを形成し，エネルギー消費や肥満と関係した役割を担うと考えられている。

には，脂肪細胞のレプチン合成・分泌能が低下した場合に肥満が惹起されやすいことになるが，ヒト肥満の大半は高レプチン血症であり，レプチンの作用不全，レプチン抵抗性に原因があると考えられている。レプチン抵抗性はレプチン自体の変異，もしくはレプチン受容体の変異に起因する可能性が考えられるが，その詳細な機序は解明されていない。

またβ_3-ARは，交感神経終末から分泌されるノルアドレナリンの刺激を受け取る脂肪細胞表面に発現する受容体であり，中性脂肪の分解や熱産生に関わる。β_3-ARは白色脂肪細胞（white adipose tissue，WAT）だけでなく褐色脂肪細胞（brown adipose tissue，BAT）にも豊富に発現する。この受容体の変異が日本人の1/3に高頻度で存在し，Ⅱ型糖尿病の発症リスクを高め，女性では安静時代謝量を200 kcal低下させると示唆されている。

さらに，UCP-1は主に褐色脂肪細胞に存在し，活性化されると酸化基質の持つ化学エネルギーを熱へと変換して消費する（非ふるえ熱産生, non-shivering thermogenesis，NST，図3－9）が，UCP遺伝子の5’上流領域における点突然変異は基礎代謝の低下を招くと考えられている。この変異は日本人の1/4に認められ，安静時代謝量を低下させ，上述のβ_3-ARの変異を併せ持つ場合には相加的効果を示し，1日約300 kcalの安静代謝量の低下を引き起こす（体重60 kgのヒトが，運動だけで300 kcalを消費するには，平坦な道を分速80 m程度の普通速度で歩いて約90分間かかる）。

このような遺伝子の変異はいずれもエネルギー蓄積に働くものであり，太りやすい体質，肥満体質を決定している大きな要因であると考え

白色脂肪組織
生体内の余剰エネルギーを中性脂肪（トリグリセリド）の形で貯蔵する。飢餓時には蓄えられた中性脂肪が遊離脂肪酸に分解・放出され，他臓器のエネルギー源となる。体内の脂肪はほとんどが白色脂肪細胞。

褐色脂肪組織
UCP－1が豊富に発現する脂肪組織であり，後頸部，腋窩，肩甲骨間，心臓，腎周囲に存在し，総量は新生児で約100g，成人でも約40gになる。ATP産生を伴わずに遊離脂肪酸のβ酸化を進め，熱産生を起こし，寒冷曝露時の非ふるえ熱産生に関与する。これは過剰なエネルギーを熱産生により消費する抗肥満作用とも捉えられる。褐色は，ミトコンドリアが豊富に存在することによる。

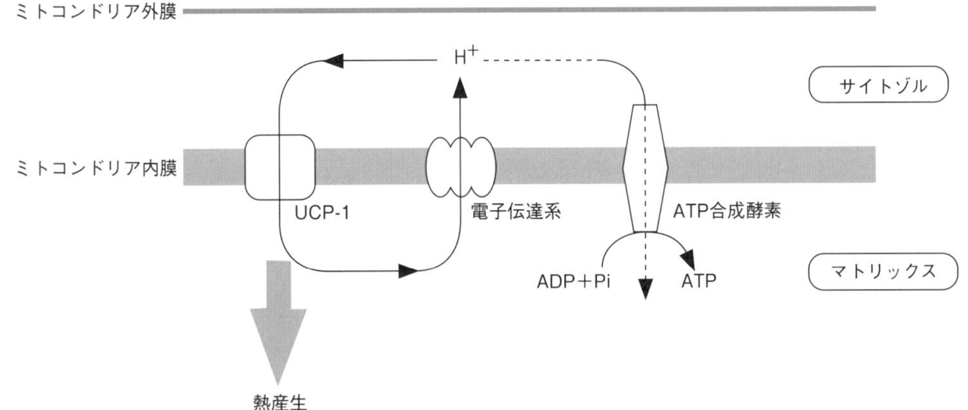

脱共役タンパク質-1（UCP-1, uncoupling protein-1）は主に褐色脂肪細胞のミトコンドリア膜上に特異的に存在し，内膜と外膜間のプロトン（H^+）濃度勾配を短絡的に解消するチャンネルである。UCP-1が活性化されると電子伝達系のATP合成酵素との共役が不能となり，酸化基質の持つ化学エネルギーを熱へと変化させて消費する（非ふるえ熱産生，NST, non-shivering themogenesis）UCP-1遺伝子の5’ 上流領域における点突然変異は基礎代謝の低下を招くと考えられている。

図3-9　ミトコンドリア内膜での酸化的リン酸化（ATP生成）とUCP－1による脱共役のメカニズム

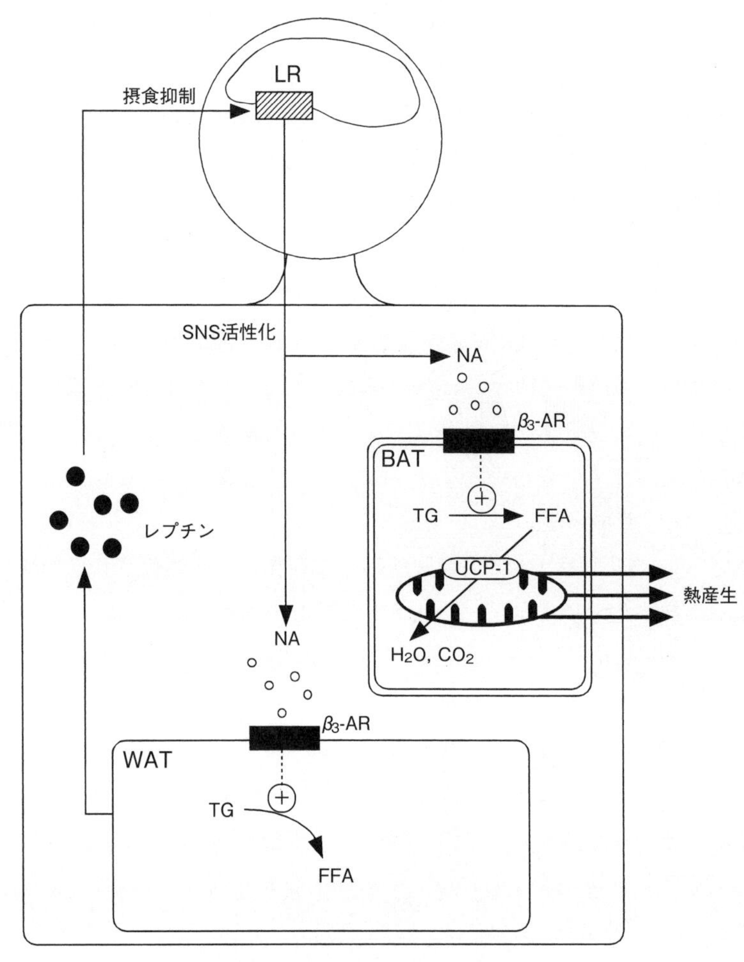

LR，レプチン受容体；SNS，交感神経系；NA，ノルアドレナリン；β_3-AR，β_3-アドレナリン受容体；WAT，白色脂肪組織；BAT，褐色脂肪組織；UCP-1，脱共役タンパク質-1；TG，中性脂肪；FFA，遊離脂肪酸

図 3-10　レプチン，アドレナリン受容体，脱共役タンパク質の生理作用機構

られる。レプチン，β_3-AR，UCP-1 は脂肪組織という舞台を中心に，互いに密接に影響し合いながら肥満の進展を制御している（図 3－10）。

（3）肥満の環境要因

「肥満は遺伝によるものか？環境（生活習慣）によるものか？」（図 3－11）。肥満の遺伝子レベルの研究が進んで機序が明らかになると，肥満発症原因の大部分は遺伝要因で決定されるという印象を抱く。しかし血縁関係を用いた多くの疫学研究から，体脂肪量や体脂肪率の個人差の 25 %が遺伝要因で説明されると考えられている。つまり遺伝要因以外に，家族内での文化的な継承や，食生活習慣，運動習慣，睡眠時間，健康状態（内分泌動態や投薬状況）などが，肥満発症に複雑に関連するものと思われる。中でも日常生活における運動・食事習慣が特に重要であるといえる。

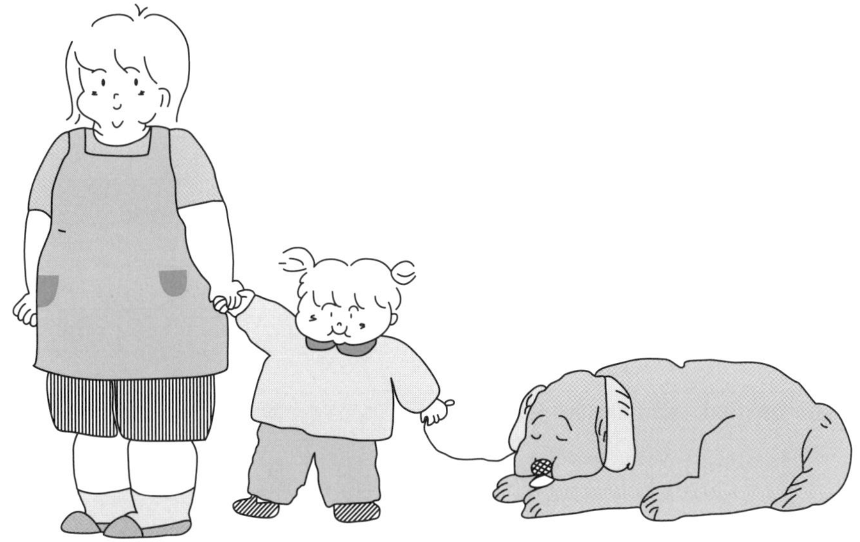

図 3-11 肥満は遺伝か環境か？

肥満予防・改善のための環境要因の制御として，具体的な各種食事方法が提案されている。適度な食事制限，脂肪エネルギー比率を 25 %以下に低減，欠食によるまとめ食いや偏食の回避（健康日本 21）などが基本となる。また食事誘発性体熱産生（diet-induced thermogenesis, DIT）反応を高める食事方法として，味覚，嗅覚，触覚，視覚を刺激する美味しい食事を食べること，香辛料やカフェインを活用すること，十分に咀嚼してゆっくり食べることなどが提唱されている。これらの食事方法に加えて運動習慣を確立することも重要で，骨格筋を中心とする除脂肪組織量を維持・増大して基礎代謝の低下を抑制し，さらにエネルギー代謝への脂肪寄与率を高めることで肥満の予防・改善に貢献する。

食事誘発性体熱産生
食後に観察されるエネルギー消費量の増大，体温の上昇を引き起こす。摂食行為に伴う交感神経系の興奮により生じるエネルギー代謝の亢進と，消化吸収に関わるエネルギー代謝の増加の2つの成分から構成されると考えられる。後者については吸収されたアミノ酸や糖が肝臓において，タンパク質やグリコーゲンに合成される反応に起因すると理解されている。正常人の安静状態での DIT は摂取カロリーの約10 %と算出されている。

基礎代謝
生命維持に必要な最低限必要なエネルギー消費量で，心臓，呼吸筋，消化管運動，さらには脳などの活動維持に必要となる。日本人成人男子の一日あたりの基礎代謝量は約 1,500 kcal，成人女子は約 1,200 kcal といわれており，一日のエネルギー消費量に占める割合はかなり大きい。

3-1-4 食生活と生活習慣病

食事を介して摂取される各種栄養素と，生活習慣病の発症予防，あるいは重症化予防との直接的な関連性について，栄養疫学的に十分な質や数を満たした根拠を示せるものは多くない。なぜなら生活習慣病の発症要因は多様で，食生活はその一部でしかないためである。しかし疫学的根拠だけではなく，理論的根拠に基づき推奨される食生活を提案することは可能であり，以下に代表的な生活習慣病を取り上げる。

(1) 食生活と高血圧症

高血圧の判定には日本高血圧学会が作成した「高血圧治療ガイドライン 2019」の基準が適用され，140/90（収縮期血圧/拡張期血圧）mmHg 以上（診察室血圧，いずれか一方または両方）を高血圧と分類している。国民健康・栄養調査（2019 年）によると，収縮期血圧が 140 mmHg 以上の 20 歳以上の男性は 29.9 %，女性は 24.9 %であり，直近の 10 年

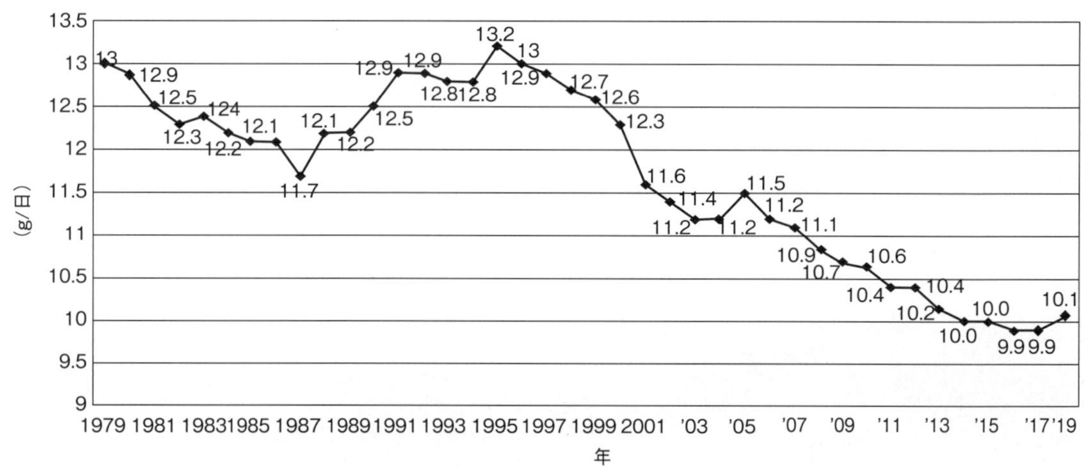

図 3-12　日本人の平均食塩摂取量の年次推移（成人 1 日あたりの g 数）

間では低下傾向にあるものの，高い割合を示している。

血圧の上昇に関係する栄養素としてナトリウムがある。通常の食事では，食塩（塩化ナトリウム）が主なナトリウムの供給源になっており，高血圧症の予防や重症化予防のためには，食塩摂取量を考慮することになる。食塩が過剰摂取されると，血漿浸透圧が上昇し血液量を増加させ，血圧の上昇に帰着すると考えられている。したがって高血圧を防ぐために減塩が求められるが，日本人成人の食塩摂取量は 10.1 g/日（男性 10.9 g/日，女性 9.3g/日，国民健康・栄養調査（2019 年））であり，近年は減少傾向がみられるが，男女とも食塩摂取の目標量（男性 7.5 g/日未満，女性 6.5 g/日未満，日本人の食事摂取基準（2020 年版））に達していない（図 3－12）。また諸外国の大規模臨床試験の結果では，食塩摂取量の低減による高血圧発症予防効果は，6.0 g/日未満でないと認められないとの指摘もある。

一方，摂取されたナトリウムは尿中に排泄されるため，その働きを促進するカリウムの積極的な摂取が奨励されている。したがって食生活を通じて高血圧症の予防や重症化予防を図っていくためには，薄味に慣れて食塩の摂取量を抑え，カリウムを豊富に含む野菜や果物の摂取量を増やす工夫が重要といえる。また，エネルギー過剰摂取による肥満は重要な高血圧発症要因となることが確実であり，摂取エネルギー量を制御して体重減量を図ることも大切で，ナトリウムとカリウムの摂取バランス改善を凌駕する降圧効果を引き出すと考えられる。

(2) 食生活と脂質異常症

脂質異常症は動脈硬化性疾患のうち，心筋梗塞や脳梗塞の発症の危険因子となる疾患である。高 LDL（low-density lipoprotein）コレステロール血症，低 HDL（high-density lipoprotein）コレステロール血症，そ

LDL コレステロール
HDL コレステロール

血漿リポ蛋白を比重により分類し，1.063-1.210 g/ml に分画されるものを HDL（高比重リポ蛋白）という。この内 1.125 g/ml を基準に，より重いものを HDL_2，より軽いものを HDL_3 と呼ぶ。HDL の組成は蛋白と脂質がほぼ 1 ： 1 であり，脂質の中でコレステロールは 40 %である。HDL コレステロールは末梢組織のコレステロールを減らし，動脈硬化を防ぐため，善玉コレステロールと呼ばれる。

一方比重が 1.006-1.063 g/ml の部分を LDL（低比重リポ蛋白）と呼び，組成は蛋白と脂質が 2 ： 8 の比率であり，脂質の 60 %がコレステロールに相当する。LDL コレステロールは全血清コレステロールの約 70 %を占め，コレステロールの主要担体である。血漿 LDL は肝臓で合成される VLDL がリポ蛋白リパーゼで分解され縮小されたものである。LDL コレステロールは動脈硬化の原因となるため，悪玉コレステロールと呼ばれる。さらに比重が 0.96-1.006 g/ml の分画を VLDL（超低比重リポ蛋白）という。蛋白と脂質が 1 ： 9 の比率であり，脂質のうち中性脂肪の占める割合が 60 %と非常に高い。カイロミクロンは 0.96 g/ml 未満の比重を示し，中性脂肪の割合が 86 %を占める。

して高トリグリセリド血症がその診断基準とされる。

まずエネルギーの過剰摂取，あるいは身体活動レベルの低下による相対的エネルギー過剰状態がもたらす肥満は脂質異常症のリスクを高めることが知られている。肥満がある場合には，摂取エネルギー量の管理によって3％以上の減量（1年後減量率）を目指すことが重要とされている。

LDLコレステロールの血中レベルと飽和脂肪酸摂取量との間に正の相関があり，適正な総エネルギー摂取量を確保しつつ，飽和脂肪酸摂取量を減じることが高LDLコレステロール血症の改善に有効と考えられる。また同様に，総摂取エネルギーを変えずに，飽和脂肪酸を多価不飽和脂肪酸に置き換えることによっても，LDLコレステロールレベルを下げて脂質異常症の予防に役立つ。特に魚類由来のn-3系脂肪酸の効果は注目に値し，αリノレン酸，EPA（エイコサペンタエン酸），DHA（ドコサヘキサエン酸）等の摂取を推奨する動きに繋がっている。一方，HDLコレステロールと食生活の関連については，アルコール摂取量との正の関連が認められている。また高トリグリセリド血症に関しては，炭水化物によるエネルギー摂取を脂肪酸に置き換えたり，n-3系脂肪酸の摂取を増やしたりすると，血中トリグリセリドレベルが低下することが示唆されている。

(3) 食生活と糖尿病

糖尿病はインスリンの作用不足により，糖質，脂質，タンパク質を含む全ての代謝系に異常を来す疾患で，血糖値が上昇し尿中に糖が排泄される。ひとたび発病すると治癒することは無く，慢性化して対応を怠ると網膜症，腎症，神経障害などを合併する。末期には失明したり透析治療が必要になったりするケースもある。国民健康・栄養調査（2019年）によると，糖尿病が強く疑われる者の割合が男性19.7％，女性10.8％にのぼるという。1997年度に1兆円を突破した糖尿病医療費が，2017年には1兆2,239億円（国民医療費の概況）に達していることからも，医療費負担増の中心になっている疾病といえる。

糖尿病は大きく1型と2型に分類されるが，日本の糖尿病患者の95％が2型糖尿病であり，運動や食事などの生活習慣の影響を強く受ける。2型糖尿病の発症予防や重症化予防には，肥満を伴う場合にはその是正が重要であり，総摂取エネルギー量を適正化する必要がある。また炭水化物に関して，グリセミックインデックス（Glycemic index, GI），あるいはグリセミックロード（Glycemic load，GL）の低い食材を摂取すると，糖尿病の発症リスクが低減するとの指摘がある。さらに食物繊維の平均摂取量が20 g/日を超えると，2型糖尿病の発症リスクが有意

トリグリセリド

ヒトが摂取する肉や魚，食用油など食品中の脂質や，体脂肪の大部分を占める脂質で，中性を示すために中性脂肪と呼ばれる。グリセロールと3つの脂肪酸から構成されるため，トリ（tri = 3）グリセリドという。構成する脂肪酸は，動物性脂肪では飽和脂肪酸が多く，バターやラードのように常温では固体だが，植物性脂肪には不飽和脂肪酸が多く，常温で液体である。

飽和脂肪酸

脂肪酸は炭素（C）の原子が鎖状につながった分子で，その鎖の一端に酸の性質を示すカルボキシル基（-COOH）と呼ばれる構造を持っている。鎖の長さや炭素間の二重結合の数と位置によって複数の種類があり，また炭素間の二重結合の有無で2種類に分類され，無いものを飽和脂肪酸，有るものを不飽和脂肪酸と呼ぶ。

多価不飽和脂肪酸

不飽和脂肪酸のうち，二重結合が1つある場合は一価不飽和脂肪酸，2つ以上ある場合は多価不飽和脂肪酸という。さらに，多価不飽和脂肪酸は，メチル基末端からの最初の二重結合の位置が3番目（n-3系脂肪酸，オメガω3）と6番目（n-6系脂肪酸，オメガω6）で名称が異なる。

EPA，DHA

エイコサペンタエン酸（eicosapentaenoic acid），ドコサヘキサエン酸（docosahexaenoic acid）。いずれもn-3系不飽和脂肪酸を豊富に含んでおり，血小板凝集を抑制し，血栓形成を抑制する。マグロ，サバやイワシなどの魚油中に豊富に含まれる。

インスリン

膵臓ランゲルハンス島β細胞から分泌されるホルモンで，骨格筋，肝臓，脂肪組織における糖の取り込み・グリコーゲン合成を促進し，脂肪の分解を抑制する。

網膜症，腎症，神経障害

糖尿病によって長期にわたる高血糖に曝されると，糖尿病性細小血管症を惹起する。網膜症は中途失明の主な原因。腎症は人工透析患者の1/4を占める。神経障害により手足の痛覚異常や立ちくらみ，インポテンスなどが出現する。

な低下することも示されており，特に穀類食物繊維を中心に摂取することが良いと考えられている

(4) 食生活と慢性腎臓病

腎機能が慢性的に低下した状態を慢性腎臓病（chronic kidney disease, CKD）と呼び，日本国内患者数は約 1,330 万人（成人の 8 人に 1 人）にのぼると考えられ，新たな国民病とされる。糖尿病や高血圧症などとの関連も深い。CKD を放置すると透析療法や腎移植といった腎代替療法に頼らざるを得なくなるため，発症予防と早期発見による重症化予防が重要となる。

古くから腎臓疾患に対する食事療法の中心として，タンパク質の摂取制限が行われてきている。CKD の重症化予防にも低タンパク質食（0.8 g/kg/日未満）が奏功するとされているが，一律の制限ではなく，病態に応じた設定が必要との指摘もある。また高齢者の場合には，タンパク質制限が低栄養に基づくフレイル等の発症リスクを上げる点にも十分に留意する必要がある。

さらに食塩の過剰摂取が，高血圧を介して CKD の発症と重症化に関連すると示唆されている。日本腎臓学会「慢性腎臓病に対する食事療法基準 2014 年版」は，CKD 患者に対して，ステージを問わず「3 g/日以上 6 g/日未満」の食塩摂取を推奨し，その制限を継続することの重要性を示している。

(5) 食生活とフレイル

フレイル＊1 は老化に伴う種々の機能低下（予備能力の低下）を基盤とし，健常状態から要介護状態に陥りやすい中間的段階と位置づけられ，適切な介入が行われれば健常状態へ回復する。そのためフレイル予防を推進して，要介護状態に陥るのを未然に回避することが重要である。

高齢者におけるフレイルを予防する可能性のある栄養素はタンパク質である。タンパク質摂取は，それ自体が骨格筋タンパク質同化の刺激となり，その同化作用は若年者には及ばないものの，フレイルの原因の一つであるサルコペニア＊2 を抑制すると考えられている。これまでにタンパク質摂取量と骨格筋量，筋力，身体機能とが強く相関することが報告されている。「日本人の食事摂取基準（2020 年版）」では，フレイル，およびサルコペニア予防を目的とした場合，高齢者（65 歳以上）では少なくとも，1.0 g/kg 体重/日以上のタンパク質を摂取することが望ましいとされている。またカルシウム代謝に関わるビタミン D について，骨格筋に対する本質的な機能を有していると考えられるようになり，実際にビタミン D 不足が筋力低下や転倒・骨折リスクの上昇に関連していることが報告されている。

2 型糖尿病

1 型糖尿病（インスリン依存性糖尿病）は膵臓からのインスリン分泌能が廃絶する病態で，若年期に発病することが多く，外因性にインスリンを投与して血糖コントロールをする。2 型糖尿病はインスリン非依存性糖尿病と呼ばれ，糖尿病患者全体の 95 %を占める。遺伝的素因に環境因子が関わって発病すると考えられている。多くの場合インスリンが分泌されてもその作用が現れない，すなわちインスリン抵抗性を示し，高インスリン血症を伴う。

グリセミックインデックス

糖質（炭水化物量から食物繊維量を除いたもの）50 g を含む食品を摂取した際の血糖値の上昇の度合いを，ブドウ糖 50 g を摂取した時と比較したもの。具体的には，ブドウ糖 50 g 摂取後 2 時間の段階までの血糖値の変動を基準（100）として，食品摂取後の血糖値の変動を相対的に数値化する。同じ量の糖質を摂取した場合の血糖上昇反応の引き起こしやすさ（糖質の組成や共存成分の影響）を，食品ごとに比較することができる。

グリセミックロード

食品の標準的な摂取量（1 回に食べる量）当たりに含まれる糖質の重量に GI を掛けて，100 で割ったもの。GI は糖質の質に着目した値であるのに対して，GL は摂取する食品量を考慮した指標となる。

＊1 p.73 参照。

＊2 p.73 参照。

一方，腎機能の低下した高齢者の場合には，高タンパク質摂取の悪影響についても十分に配慮する必要がある。

(6) 食生活と循環器疾患

脳血管疾患と虚血性心疾患による死亡数は，総死亡の約 22.7 %を占め，がん（悪性新生物）の 27.3 %に次ぐ（人口動態統計，2019 年）。これは単に循環器疾患の重篤性を示しているのではなく，発作後の片麻痺や「寝たきり」などの後遺症障害による個人的，社会的損失の重大性をも示唆している。

循環器疾患は脂質異常症をはじめ，高血圧症や糖尿病などとも関連性が強いため，これらの疾患リスクを下げることは循環器疾患の予防に繋がる。循環器疾患の罹患率は，脂肪エネルギー比率やコレステロール摂取量と相関することが知られている。循環器疾患の多くは粥状硬化による動脈硬化を初期病変として発生し，動脈硬化の形成は高コレステロール血症や高トリグリセリド血症で促進されるためと思われる。したがって過剰なエネルギー摂取を避け，さらに脂肪エネルギー比率を低下させることが重要となる。また食物繊維（特に水溶性食物繊維）も小腸内で食事由来のコレステロールや胆汁酸に吸着し，それらを糞便中に排泄する機能を持っており，高コレステロール血症を防いで循環器疾患予防に寄与するとされる。

一方で血清コレステロールレベルが過剰に低くなると，血管の栄養状態が悪化し血管壁が脆弱となり，脳血管疾患の中の脳出血が発生しやすくなる。これを防ぐために，特に飽和脂肪酸摂取量を極端に制限することなく，血清コレステロール値を適切な範囲内に収めておくことが重要

粥状硬化

動脈硬化症の病変で，血管内膜の肥厚・変性・血液由来の脂質の過剰な沈着，内膜深部の組織の変性などを特徴とする病理状態。この過程で酸化 LDL のマクロファージによる貪食，泡沫細胞化が深く関連している。

胆汁酸

肝臓で作られ胆嚢で貯蔵される消化液で，腸管での脂肪の吸収を促進する。コレステロール代謝の終末産物であることから，胆汁酸の糞便中への排泄は，コレステロールの体外への排泄の主経路となる。

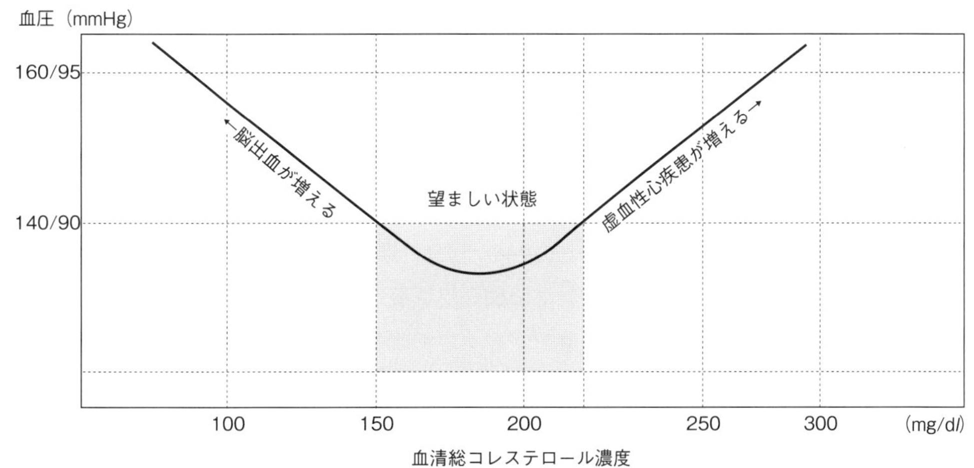

血清コレステロールは高すぎると虚血性心疾患や脳梗塞の誘因となり，また逆に低すぎると脳出血を引き起こしやすくなる。これらのコレステロール動態と高血圧とが合併するとそのリスクはさらに高まる。

図 3-13　血清コレステロール・血圧と循環器疾患の関係

＊ 参考文献 6)，7) 参照

になる（図 3－13)。また心筋梗塞や脳梗塞の直接的な原因となる血栓形成に対し，EPA や DHA が血小板凝集抑制作用を介して抑制的に作用することも示されており，青身の魚の積極的な摂取が循環器疾患予防に貢献すると考えられる。

(7) 食生活とがん

がん（悪性新生物）は 1981 年以降，日本の死亡原因の 1 位であり，遺伝子異常の蓄積が原因となる慢性疾患である。人口動態統計（2019 年）によれば，がんによる死亡者数は 37 万 6,425 人，総死亡の 27.3 ％に相当する数である。がんの危険因子で最も重要なものは，食事と喫煙と考えられており，発がん因子としての寄与度はそれぞれ 35 ％，30 ％と評価されている。公益財団法人がん研究振興財団が発行する「がんを防ぐための新 12 か条」には，食生活習慣や栄養に関する項目が 3 ～ 6 条に含まれ，食生活とがんが密接に関連していることが理解できる（表 3－5)。

表 3-5　がんを防ぐための 12 ヵ条

1 条	たばこは吸わない―
2 条	他人のたばこの煙を避ける
	―喫煙とがん―
3 条	お酒はほどほどに
	―飲酒とがん―
4 条	バランスのとれた食生活を
5 条	塩辛い食品は控えめに
6 条	野菜や果物は不足にならないように
	―食事とがん―
7 条	適度に運動
8 条	適切な体重維持
	―運動・体型とがん―
9 条	ウイルスや細菌の感染予防と治療
	―感染とがん―
10 条	定期的ながん検診を
11 条	身体の異常に気がついたら，すぐに受診を
	―検診・診察とがん―
12 条	正しいがん情報でがんを知ることから
	―情報とがん―

公益財団法人がん研究振興財団（2011 年）

旧来から塩漬け物や塩干し魚など，塩辛いものは胃がんの危険因子となると考えられている。これら塩分濃度が高い食品は，胃粘膜の損傷や炎症を惹起させて胃酸分泌を低下させ，胃内 pH を上昇させる。その結果，硝酸還元酵素を有する細菌が繁殖し，食品中や唾液中に存在する硝酸塩（硝酸イオン，NO_3^-）が亜硝酸塩（亜硝酸イオン，NO_2^-）へと還元される。この亜硝酸塩は食肉製品，魚肉ソーセージなどの発色剤として食品自体にも含有されており，それらが魚肉などに含まれる第 2 級アミンと反応すると発がん物質，ニトロソアミンの生成を強く刺激し，胃がんの発症を促進すると指摘されている。

また保存・加工肉の摂取と大腸がん，アルコールの多飲と複数部位のがん（大腸，乳，食道，肝臓，口腔，咽頭，喉頭など）には強い関連性があり，食生活次第でがんの発症リスクが高まる可能性がある。さらに熱い飲食物をとると食道がんのリスクが高まるとの指摘もある。

一方，がん発症リスクを下げる食生活は，緑黄色野菜や果物の摂取であると考えられてきた。これらにはβ-カロテン，ビタミンC・Eなどの豊富な抗酸化物質や食物繊維が含有されており，食道がんや胃がんなどの一部のがん予防に効果があるとされる理由である。

食生活の欧米化に関連する食物繊維摂取量の低下は，大腸（結腸）がんの増加に関わっているという仮説が提唱され，栄養素としての食物繊維の機能に注目が集まっている。食物繊維の目標摂取量は「第5次改定日本人の栄養所要量（1994年）」から設定されるようになり，18～64歳の男性21 g/日，女性18 g/日以上が求められている（日本人の食事摂取基準，2020年版）。しかし日本人の20～50歳代で2～4 g/日不足している（国民健康・栄養調査，2019年）。食物繊維の摂取は便通を促進し，食物残渣等の腸内滞留時間を短くして，大腸がんの抑制に繋がるとの仮説が提唱されている。ちなみに食物繊維含有量が大きい食品として野菜が知られているが，海草やキノコ類にも豊富に含まれている。

抗酸化物質

活性酸素の生体傷害作用を防御するように機能するのは，抗酸化酵素と抗酸化物質である。前者は体内で合成されるが，後者に関しては食物等により外因性に摂取することができるものがある。代表的な物質として，ビタミンC，ビタミンE，β-カロテン，ポリフェノール（カテキン，タンニンなど）が知られている。

食物繊維

ヒトの消化酵素で消化できない難消化性炭水化物を，生理学的な定義として食物繊維と呼ぶ。通常の食品だけを摂取している場合には，摂取される食物繊維のほとんどが非でんぷん性多糖類であり，難消化性炭水化物がほぼ一致するといえる。

(8) 食生活と骨粗鬆症

骨粗鬆症とは「骨強度の低下を特徴とし，骨折のリスクが増大しやすくなる骨格疾患」と定義される。世界に例を見ない高齢化の進展によって日本の骨粗鬆症患者は著増しており，腰椎か大腿骨頚部のいずれかで骨粗鬆症と判断されたものを骨粗鬆症ありとすると，その患者数は1,280万人（男性300万人，女性980万人）に達する（2005年）。

国民生活基礎調査（2019年）によると，要介護・要支援者の12.5 %が転倒・骨折，10.8 %が関節疾患を原因としており，これらの骨に関連する運動器疾患に起因する要介護・要支援は，認知症（17.6 %）や

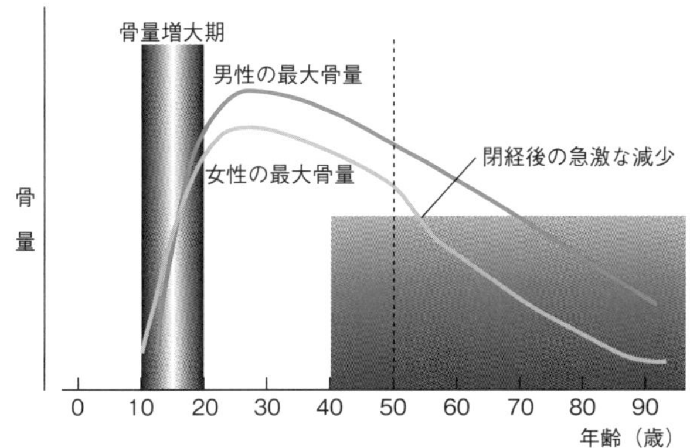

図3-14　骨量の加齢変化と男女差（概念図）

エストロゲン

女性ホルモンのエストロゲンは卵巣で生成されるが，閉経するとその合成・分泌能が大幅に低下する。エストロゲンは本来，骨吸収（破骨細胞により骨からカルシウムが喪失されること）を抑制する作用を有しているため，閉経後には骨吸収が進み骨粗鬆症になり易くなる。

吸収率

食物由来のカルシウムは腸管で吸収されるが，その吸収率は小児では75 %と高率である。しかし加齢と共に低下する傾向にあり，成人では30～40 %となり，高齢になるとさらに低下して負のカルシウムバランスになりやすい。

リン

過剰のリン摂取は，カルシウムとの結合を促進して腸管でのカルシウム吸収を妨げる。リンは加工食品，清涼飲料水の食品添加物として使われていることが多い。過剰摂取は避けるべきである。

ビタミンD

ビタミンDはキノコ類や魚類に豊富に含まれ，食事由来で摂取して小腸で吸収できる。また体内合成も可能で，皮膚で紫外線の作用によりビタミンDの前駆体（不活性型）を得ることもできる。いずれも肝臓における水酸化の後，腎臓の作用を受けて活性型ビタミンDに変わる。活性型ビタミンDは，食事から摂取したカルシウムの腸管での吸収率を向上させる。

ビタミンK

骨の石灰化に深く関与して骨形成に寄与することが知られており，緑黄色野菜や納豆などの発酵食品に多く含まれる。

脳血管疾患（16.1 %）を上回っている。特に女性における転倒・骨折が多く，閉経に伴うエストロゲン欠乏が骨粗鬆症の発症に密接に関与するとされている。（図 3－14）

骨の主成分の一つカルシウムの生体内出納バランスが，摂取不足や腸管での吸収不足，尿中への排泄亢進などにより負に傾くと，骨吸収が促進される。予防には十分量のカルシウム摂取が求められ，カルシウムの吸収率を考慮して 18 ～ 69 歳男女で 550 ～ 650 mg/日以上と定められている（日本人の食事摂取基準（2020 年版））。しかし成人のカルシウム摂取量の実態は平均 498 mg/日であり（国民健康・栄養調査，2019 年），カルシウムは日本人にとって長い間充足されていない栄養素である。カルシウムを多く含む食品，牛乳・乳製品，豆類，および緑黄色野菜を毎日の食事に少しでも多く取り入れる努力が必要である。またカルシウムの腸管吸収率を減じる要因としてリンの過剰摂取やビタミンD不足，骨形成を阻害する要因としてビタミンK不足が想定されており，これらの栄養素のバランスの良い摂取に努め，カルシウムの高い吸収率を維持することが大切である。特にビタミンDは転倒リスクや筋力とも関連し，骨と骨格筋の両方に作用して骨折予防に貢献する可能性が指摘されている。

3－1－5　健康的な食生活

食生活に関わりの深い生活習慣病は多いが，食生活が単独で予防や重症化予防を果たすことは証明されていない。特定の食品や栄養素が薬効を持った薬のように機能することはない。また逆に，特定の食品が必ず疾病を引き起こすということもない。食べ物はそれ自体に善も悪も無く，問題があるとすれば，ヒトがそれらをいかに食べるか，すなわち食生活の設計である。氾濫する食に関する情報に翻弄されずに，健康的な食生活を実践したい。まず食事の栄養素構成バランスと量に関心を抱き，“食べる”ことそのものを楽しむ心の余裕を持つことが大切である。

3－2　食品保健

3－2－1　食品保健の意義と動向

食品の安全性を確保することは，人々が生命を維持し，健康を保持・増進するために必要不可欠である。わが国では 1947（昭和 22）年に制定された食品衛生法によって飲食に起因する衛生上の危害の発生を予防する目的から，食品等の検査制度や食品添加物の指定，栄養成分等の表示制度の他，飲食物営業に対する許可，食品衛生の指導を担う食品衛生監視員，中毒患者の届出などが規定されており，その対象は食品だけでなく，食品添加物，器具・容器包装，幼児用玩具や洗剤も含まれている。

近年，輸入食品の増加や加工食品の多様化など，私たちの食環境は大きく変化しており，腸管出血性大腸菌 O157 による食中毒の発生，BSE（牛海綿状脳症）に対する安全対策，遺伝子組換え食品の表示などの様々な問題を通じて，消費者の食の安全に対する意識も高まりを見せている。生活者が自らの健康と食生活を考えた生活を行う上でも，食の安全に関する情報の提供が強く求められる時代となった。このような時代的ニーズを受けて消費者保護を基本とした包括的な食品の安全確保を目的とした食品安全基本法が制定され，食品安全行政にリスク分析の手法を導入してリスク評価を専門的に実施する食品安全委員会が 2003 年に内閣府に設置された（図 3－15）。輸入食品等の安全性については，食料自給率が 38 %（カロリーベース）と低率なわが国では，多くの食物を輸入に依っており，これらの安全性確保のために食品衛生法に基づく輸入検査が海空港の検疫所で監視指導が行われている。

食品安全基本法

食品の安全確保に関する施策に関し基本方針を定め，国と公共団体の責務を明確にして施策を総合的，計画的に推進して国民の健康の維持，増進を図ることを目的として 2003（平成 15）年 5 月に制定された。消費者の権利として，① 安全な食品の供給を受ける権利，② 安全な食品を選択する権利，③ 食品安全行政に参加する権利が謳われている一方で，食品の安全性確保には適正なコストが負荷されることへの認識，食品購入の際の表示を確認するなど自らの自己防衛の努力が求められている。

食品安全委員会

食品安全基本法に定められた食品安全委員会は専門的，客観的，科学的観点からリスク評価をおこない，厚生労働省，農林水産省などのリスク管理機関への勧告や管理状況の監視を行う。また食品事故における危機管理対応や食品安全に関する情報収集やリスクコミュニケーションの実施を業務とする。

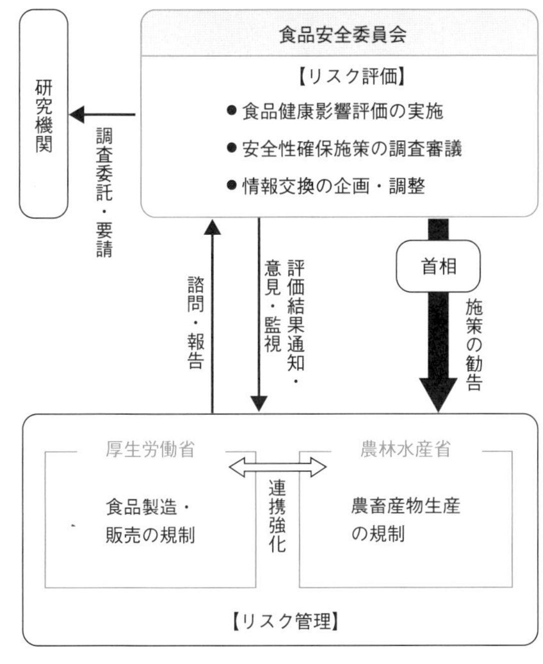

図 3-15　食品安全行政と食品安全委員会

3－2－2　食中毒とその予防

（1）食中毒の概念と分類

食中毒は飲食物を介して体内に入った細菌や有毒物質によって生じる急性の消化器症状などを特徴とした疾患である。原因が細菌によるものは細菌性食中毒とよばれ，化学物質，自然毒，ウイルスによるものはそれぞれ，化学性食中毒，自然毒食中毒，ウイルス性食中毒と分類されて

表 3-6　食中毒の分類

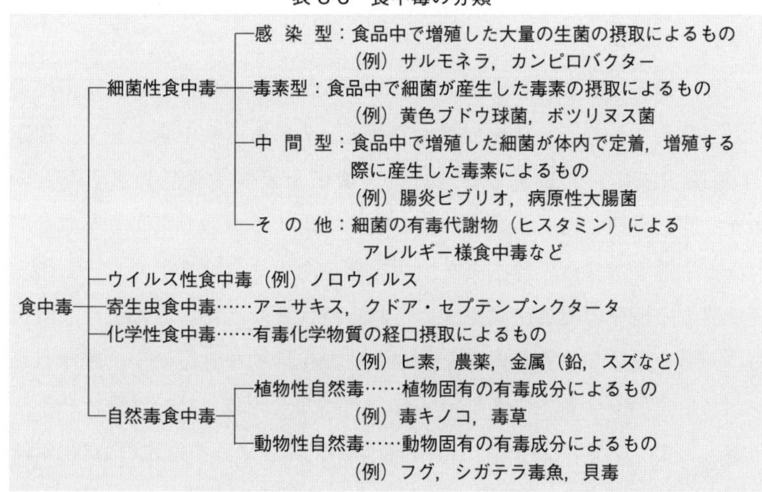
食中毒
- 細菌性食中毒
  - 感染型：食品中で増殖した大量の生菌の摂取によるもの（例）サルモネラ，カンピロバクター
  - 毒素型：食品中で細菌が産生した毒素の摂取によるもの（例）黄色ブドウ球菌，ボツリヌス菌
  - 中間型：食品中で増殖した細菌が体内で定着，増殖する際に産生した毒素によるもの（例）腸炎ビブリオ，病原性大腸菌
  - その他：細菌の有毒代謝物（ヒスタミン）によるアレルギー様食中毒など
- ウイルス性食中毒（例）ノロウイルス
- 寄生虫食中毒……アニサキス，クドア・セプテンプンクタータ
- 化学性食中毒……有毒化学物質の経口摂取によるもの（例）ヒ素，農薬，金属（鉛，スズなど）
- 自然毒食中毒
  - 植物性自然毒……植物固有の有毒成分によるもの（例）毒キノコ，毒草
  - 動物性自然毒……動物固有の有毒成分によるもの（例）フグ，シガテラ毒魚，貝毒

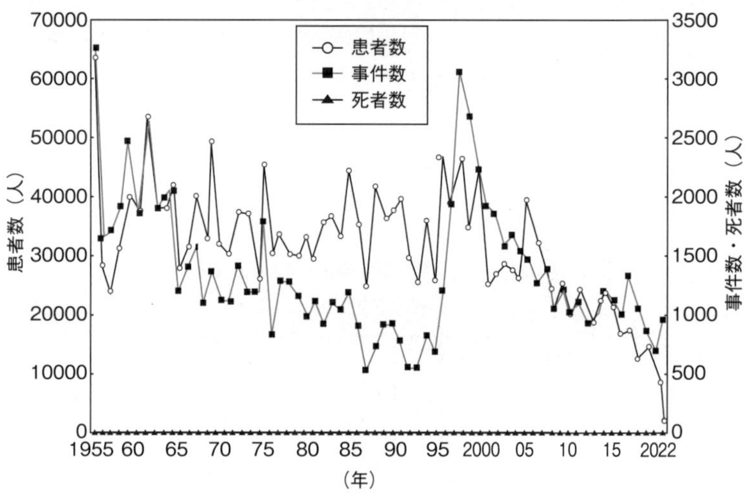

図 3-16　食中毒の事件数，患者数，死者数の年次推移
（厚生労働省，食中毒統計）

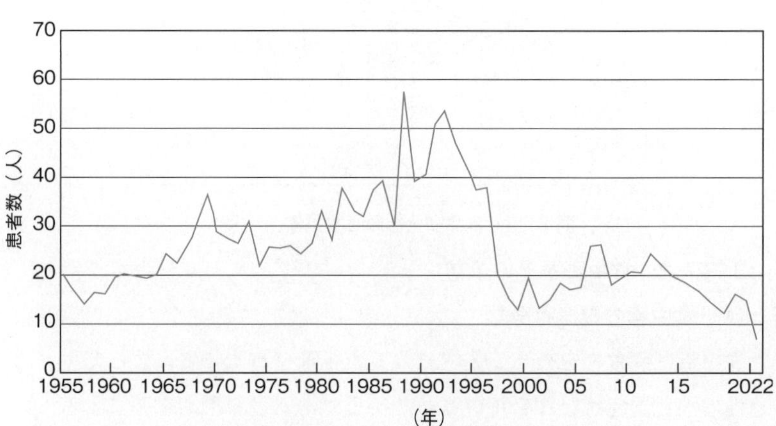

図 3-17　1 事件あたり患者数の年次推移
（厚生労働省，食中毒統計）

いる（表 3－6）。

細菌性食中毒はさらに，その発生機序から感染型と毒素型に分類され，広義の感染型食中毒には，狭義の感染型食中毒と生体内での毒素産生が原因となる生体内毒素型食中毒（中間型）が含まれる。

(2) 食中毒の発生状況

厚生労働省の食中毒統計によると，食中毒患者数は，1950 年代後半には事件数，患者数とも高かったが，その後，事件数は減少したが，1990 年代後半に患者数，事件数とともに急造した後その後は着実に減少している（図 3－16）。1990 年代まで，集団給食施設や飲食店等における大規模食中毒の発生によって事件あたりの発生患者が増加し（図 3－17），食中毒事件の規模の拡大が特徴としてみられていたが，近年は事件あたりの患者数も減少した。

月別の発生状況（2021 年）では，事件数は細菌性食中毒では夏季をを中心に 6 ～ 11 月に多く，患者数はウイルス性食中毒の事件数の多い冬季から春先にかけて多い。このような食中毒発生の季節的な特徴は気温が上昇する夏季には細菌が増殖しやすいために，細菌性食中毒が多発し，また，自然毒食中毒の主たる原因食品であるフグは冬季に，毒キノコは 9 ～ 10 月に中毒事件が集中する。また，近年の特徴として冬季に

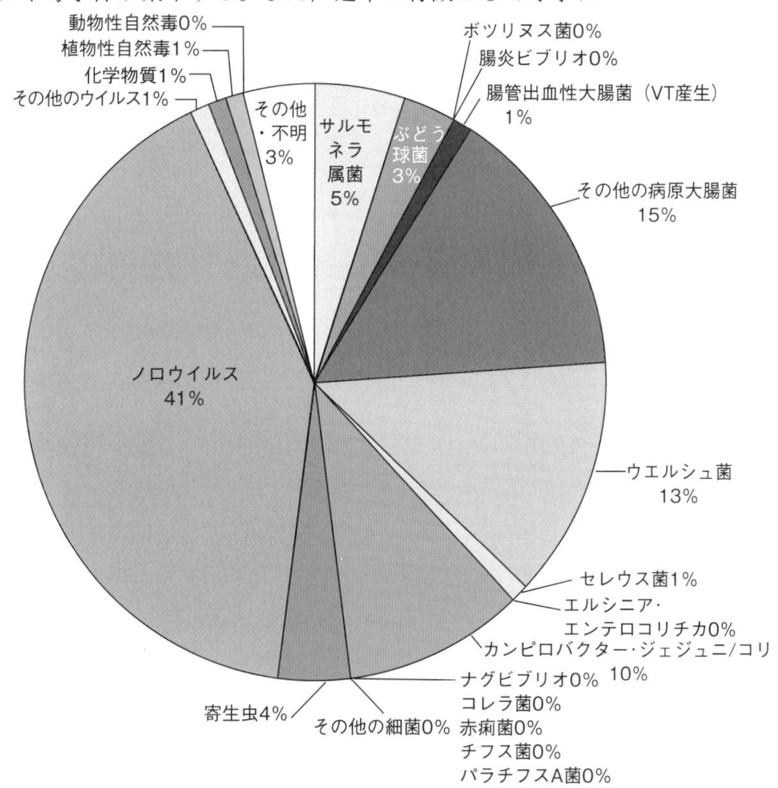

図 3-18　病因物質別の食中毒患者数の構成割合（2018 ～ 2022 年）
（厚生労働省，食中毒統計）

ノロウイルスによる患者数が増加する。また2013年から独立して記載されるようになった寄生虫アニサキスによる食中毒の事件数が増加している*。

病因物質別（2017～2021年の5年間）の患者数では，細菌性食中毒が約34％を占めており，なかでも，カンピロバクター，ウェルシュ菌，ブドウ球菌，サルモネラ菌，腸管出血性大腸菌を含む大腸菌，腸炎ビブリオ菌を原因とした食中毒が多い。また近年はノロウイルスによる食中毒が増加傾向にあり，約50％を占める（図3-18）。

＊アニサキスの幼虫は長さ2～3 cm，幅は0.5～1 mmくらいで，サバ，アジ，サンマ，イワシ，カツオ，サケなどの魚介類に寄生し，生食により幼虫が胃壁や腸壁に刺入して食中毒（アニサキス症）を引き起こす。予防には，調理時に目視で確認して除去することや十分な冷凍（－20℃で24時間以上）または加熱（70℃以上，または60℃なら1分）が有効とされる。

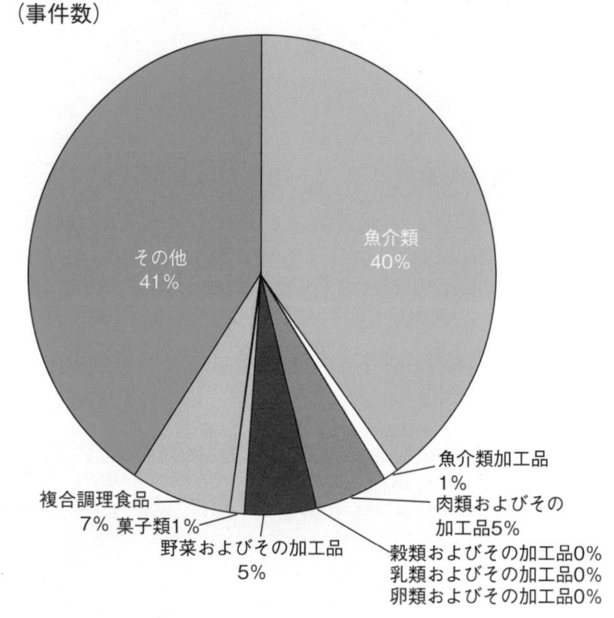

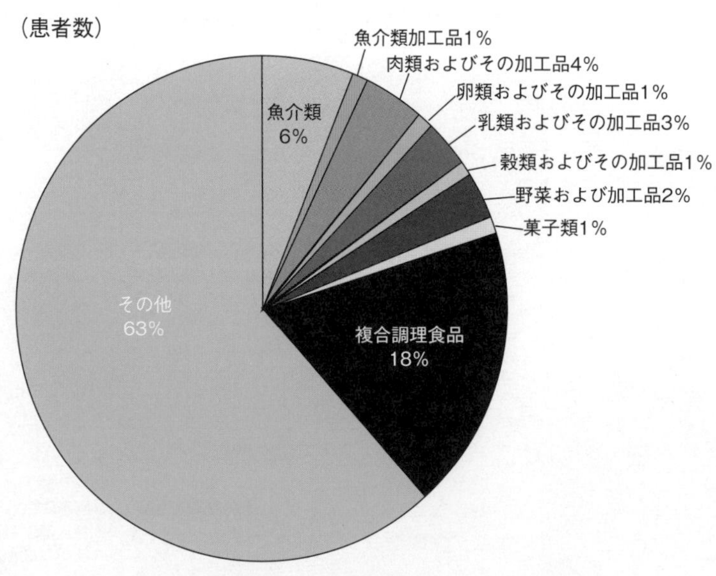

図3-19　原因食品別食中毒発生状況（2018～2022年）
（厚生労働省，食中毒統計　※原因不明のものを除く）

原因食品別に患者の発生状況をみると（図 3－19 下図），複合調理品に起因するものが多く，次いで魚介類，肉類およびその加工品，野菜およびその加工品の順である。原因施設の判明した事件の発生状況では，飲食店が最多で，家庭，販売店，事業場の順である。

(3) 細菌性食中毒

一般的な細菌性食中毒ではヒトからヒトへの二次感染は腸管出血性大腸菌（O157 など）を除いて極めて少ない（食品を介して発症した赤痢やコレラなどの感染症も食中毒として扱われるが，これらは二次感染の危険性がある）。細菌性食中毒は，その発生機序から，大量の生菌を摂取することに起因する感染型（広義の感染型）と，食品中で細菌が産生した毒素を摂取することに起因する毒素型に大別される。さらに，広義の感染型は狭義の感染型と腸管内で発育・増殖した原因菌によって生体内で産生された毒素を原因とする生体内毒素型（中間型ともよばれる）に分類される。以下に代表的な細菌性食中毒とその特徴を述べる。

ウイルス性食中毒

冬季に発生する食中毒の多くはウイルス性であり，ノロウイルスによるものが多い。中毒の原因としては生ガキ等の二枚貝によるものが多い。また，感染者の便や吐物には大量のウイルスが含まれているため家庭内や食品取扱者を介した二次感染も増加している。

a) 腸炎ビブリオ食中毒（感染型・生体内毒素型）

腸炎ビブリオ菌は塩分濃度が 2 ～ 7 ％で良好な発育を示すことから好塩菌とよばれる。生育の至適温度も 35 ～ 37 ℃のため，海水温が上昇する夏季に多く検出され，魚介類に付着した菌が原因となることが多い。魚を生食する習慣をもつ日本では発生件数が多い。汚染食品の摂取後，一般的には 10 ～ 20 時間ほどの潜伏期を経て，上腹部痛が現れ，悪心，嘔吐，水様下痢，発熱などの症状をあらわす。

予防には魚介類の調理に際してよく真水で洗うほか，まな板や包丁などの調理器具の汚染を防ぎ，他の食品を汚染させないように注意する*。魚介類専用のまな板を使用し，他食品用のものと区別することも予防に有効である。魚介類は鮮度が高いものを選び（新鮮でも発症することはある），調理後は速やかに食することや，保存する場合には低温保存を行う。

＊ 1983 年，岐阜県の給食センターで調理された給食により発生した腸炎ビブリオ菌による大規模食中毒事件（患者数 3045 名）がある。原因食品のきゅうりとちくわ合えは，冷凍いかの調理された調理台で調理されており，調理台を介した二次汚染が原因と推定された。

b) サルモネラ食中毒（感染型）

サルモネラ菌属のうち，腸炎菌（*Salmonella enteritidis*），ネズミチフス菌（*S. typhimurium*）によるものが多く，ウシ，ブタなどの家畜やニワトリ，イヌやネコ等のペット，ネズミなどの腸管に生息しており，これらの屎尿，糞などが感染源となる。原因食品としては，鶏肉や鶏卵の他，ブタ肉，牛肉などがある。かつてのサルモネラ食中毒事件では，ネズミの排泄物が関係したものやゴキブリやハエなどの衛生昆虫による食品汚染が原因となったものが多かったが，近年は鶏卵や鶏肉によるものが多く，また輸入食品や飼料の汚染など汚染源の多様化もみられる。食中毒症状としては，喫食から平均的には 1 ～ 2 日の潜伏期を経て，発熱，腹痛の他，下痢（粘血便をみることもある）を伴った急性胃腸炎を引きおこすが，数日で回復する。

予防には，食肉の衛生的な取り扱いが重要であり，まな板の専用化と熱湯消毒，また十分な食前加熱が有効である。鶏卵を原料として加熱しない食品（生クリーム）などは早めに食べることも重要である。また，上述した保菌動物や衛生昆虫の駆除，ペット類を厨房など食環境に入れないなどの対策が重要である。

ティラミスケーキによる大規模食中毒
1990年，卵黄や卵白を原材とした洋菓子（ティラミス）による大規模食中毒が発生した。患者は中国，四国地方を中心に1府9県にわたり，20代の女性230名が発症した。加熱工程を全く含まない洋菓子の製造工程において鶏卵からのサルモネラ菌の汚染が原因と考えられた。

c）カンピロバクター食中毒（感染型）

下痢症の原因菌として注目されてきたカンピロバクター・ジェジュニ菌は，家畜やペット類の腸管に生息しており，食品や飲料水を汚染し，集団発生例*も多くみられる。潜伏期は数日から1週間以上と比較的長く，主症状としては水様性下痢，腹痛，発熱である。通常，3～5日程度で回復する。

予防には，保菌率の高いウシやブタ，ヒツジ，ニワトリなどの食肉の衛生的な取り扱いが重要であり，調理器具の消毒，手指消毒の徹底などを行う。また，本菌は25℃以下の環境温度では菌の生育ができないとされ，冷蔵庫による低温保存が有効である。

* 1982年札幌市のスーパーマーケット店内の飲料水が感染源となったわが国最大規模（患者数7,751名）の食中毒が発生し，カンピロバクター・ジェジュニ菌と病原性大腸菌によるものであることが判明した。

d）病原大腸菌食中毒（感染型および生体内毒素型）

大腸菌のうちヒトの腸内常在菌ではないものが食中毒の原因となり，約20種類に病原性が知られている。これらは現在，病原性大腸菌（EPEC），組織侵入性大腸菌（EIEC），毒素原性大腸菌（ETEC），腸管出血性大腸菌（EHEC）に分類されている。このうちEPECとEIECは感染型，ETECとEHECは生体内毒素型に分類される。

病原性大腸菌（EPEC）は乳児下痢症の原因ともなり，水様下痢，血便などを症状とする。組織侵入性大腸菌（EIEC）は結腸粘膜に感染した菌が上皮組織に侵入・増殖して潰瘍を形成して出血をみるものである。水様下痢や血性の下痢，腹痛，発熱などを主症状とする。毒素原性大腸菌（ETEC）は，水様下痢，腹痛などを症状とし，井戸水や食品が汚染されて食中毒の原因となることが多く，旅行者下痢症の原因としても多い。腸管出血性大腸菌（EHEC）は汚染された井戸水や豚肉，牛肉などの食肉を原因とすることがあり，激しい腹痛と血性の下痢を主症状とする。その後，菌が産生したベロ毒素によって溶血性尿毒症症候群（HUS）となることがあり，その場合は重症である。

溶血性尿毒症症候群（HUS）
腸管出血性大腸菌によって発症した食中毒において，発症から5～10日で現れることのある合併症。尿毒症（腎不全）では，血尿や尿量の減少がみられる他，血小板減少や溶血性貧血を合併することがあり，その場合致命率が約30％と高く，とくに乳児下痢症における診断は重要である。

予防には，ヒトや動物の腸管に保菌していることから，食肉の衛生管理の徹底の他，調理時の手洗いの励行，消毒が重要である。また大腸菌は熱に弱く，75℃で1分の加熱によって死滅することから食前の加熱調理は有効である。ハンバーグなどの挽肉料理などでは中心部まで十分に加熱することが重要であり，高齢者については重症事例の発生を防止する観点から，生肉または加熱不十分な食肉を食べさせないような注意も必要である。

病原性大腸菌 O157 は EHEC の一種であり，汚染された水や食品の経口摂取によって感染し，4 ～ 6 日の潜伏期を経て水様便，腹痛，そして血便が認められるようになる。約 10 %に HUS の合併がみられる。わが国では 1990 年の埼玉県の幼稚園における集団発生が契機となって公衆衛生上の問題として強く認識されるようになったが，それまでにも散発的な発生は報告されている。1996 年以降に集団食中毒が多発*したことから，厚生労働省に対策本部が設置され，発生予防対策，原因究明，診断治療対策などが講じられてきた。一般的な細菌性食中毒では約 100 万個以上の菌が生体内に侵入しないと発症しないのに対して，本菌による感染は 100 ～ 1000 個以下の少量の菌量で感染が成立し，ヒトからヒトへの二次感染も認められることから，感染症法において 3 類感染症に指定され，患者・保菌者の届出が義務づけられている。また医療機関に向けた治療情報は O157 感染症治療のマニュアルとして厚生労働省が公表している。

＊ 1996 年は O157 の大規模な集団発生が続発する年となり，5 月の岡山県邑久町，6 月の岐阜市，岡山県新見市の集団発生は患者数が 300 名を越え，7 月には大阪府堺市で学童の集団下痢症があり，9523 名（死者 3 名）の大発生をみた。

また，2011 年には焼肉店の生肉を使用した食品（ユッケ）による O111 が原因の食中毒で死者 5 名が出た。

厚生労働省は 2012 年 7 月から，牛レバーを生食用として販売・提供することを禁止した。

欧州では 2011 年 5 月以降，腸管出血性大腸菌 O104 の新種によると思われる感染が拡がり，ドイツ，オーストリア，デンマークなど 13 か国で約 4,000 人の感染者が発生し，40 名以上の死者が確認されている。

e）黄色ブドウ球菌食中毒（毒素型）

毒素型食中毒の中では発生件数が最も多く代表的なものである。黄色ブドウ球菌は，化膿性疾患の原因菌であり，調理人の手指の化膿巣からの食品汚染が原因となることが多い。また，頭皮を含む皮膚表面や鼻粘膜，塵埃，下水など環境中に広く分布しており食品汚染の機会は多い。毒素型食中毒は，汚染された食品中での菌の増殖にあわせて産生された菌体外毒素が原因となることから，発症量を越えた毒素を含む食品を喫食してから発症までの潜伏期は感染型食中毒と比べて短い特徴を示す。黄色ブドウ球菌による食中毒は細菌性食中毒の中では最も潜伏期が短く，通常は平均で 3 ～ 4 時間，短い場合には 30 分で発症することもある。症状は，激しい嘔気，嘔吐を示した後，腹痛，下痢を認め，発熱がない場合が多い。

黄色ブドウ球菌の産生する毒素（エンテロトキシン）は耐熱性であるために，通常は 120 ℃で 20 分間加熱してもほとんど毒素は活性を失わず，したがって食品中で毒素が産生してからの通常の加熱処理は予防効果がない。

予防には，調理者の衛生教育が重要であり，マスクや帽子の着用，化膿性の傷がある場合には，食品を扱わないことなどが重要である*。また，菌の増殖を防ぎ，エンテロトキシンの産生を抑制するように長時間の常温放置を避けて，10 ℃以下での冷蔵保存などがよい。

＊ 1975 年，国際線のツアー団体客の 196 名およびキャビンアテンダント 1 名が発症し 143 名が入院した。機内食として提供された朝食（オムレツとハム）が原因食で，ブドウ球菌食中毒であることが判明した。患者の糞便，吐物から検出された菌の生物学的特徴と朝食を作ったコックの手指の化膿巣の菌の特徴が一致した。

f）ボツリヌス食中毒（毒素型）

食中毒原因菌の中ではとくに死亡率が高いため，重症になる前の迅速な判断と処置が求められる。ボツリヌス菌は元来，土壌細菌でA型～G型が知られているが，これらの中でとくに食中毒菌として重要なのは，A，BおよびE型である。ボツリヌス菌による食中毒は菌の産生した神経毒素（ボツリヌストキシン）によるものであり，本菌が酸素濃度が低い環境で発育，増殖する嫌気性菌であることから，缶詰，ビン詰，発酵食品などが原因食品となる。近年，わが国における発生は0～2件と極めて少ないが，かつては，“いずし”を原因食品としたE型菌の中毒が北海道を中心にみられた。その後，A型（からし蓮根事件1984年），B型による中毒もみられるようになった。症状は，12～36時間の潜伏期後，嘔吐，腹痛といった消化器症状よりも神経症状を特徴とし，視力の低下や複視（ものがだぶって見える），眼瞼下垂，嚥下困難，構音障害などをあらわす。重症の場合，呼吸筋の麻痺により死亡することもあり，致命率は10～20％と高い。

からし蓮根事件

1984年，熊本県産の真空包装のからし蓮根により全国各地においてA型ボツリヌス中毒患者が発生した。患者総数36名のうち11名が死亡した。原材料の一部が本菌に汚染しており，製品中に残存した芽胞が不十分な加熱処理によって生き残り，本菌や芽胞が製品中で増殖し，毒素を産生したものと推定された。

予防には，加熱（80℃，20分，100℃，1～2分）によって毒素が失活するため食前の加熱が有効である。長期間の密封による保存食品（魚肉ハム・ソーセージ・真空パック食品）は，その製造過程での衛生管理の徹底が必要である。また，通常は食中毒としては扱わないが，乳児ではボツリヌス菌の芽胞を含むハチミツの喫食によって中毒症状を起こす例（乳児ボツリヌス症）が報告されており，1歳未満の乳児にはハチミツを与えないように保健指導を行う通達が出されている*。

＊2017年，約1ヵ月間にわたりジュースに蜂蜜を混ぜた離乳食を与えられた生後6カ月の男児が死亡した。家族は蜂蜜が乳児ボツリヌス症を引きおこすことを知らなかった。

g）その他の食中毒

食中毒の原因となるその他の細菌には，ウエルシュ菌（生体内毒素型），セレウス菌（生体内毒素型），ナグビブリオ（感染型および生体内毒素型），エルシニア菌（感染型）などがある。エルシニア菌は5℃以下の低温でも増殖することから冷蔵庫での長期保存は望ましくない。

（4）自然毒食中毒

わが国では自然毒に起因する食中毒が年間約100件程度発生している。内訳では，フグ毒によるものと有毒キノコによるものが多く，食中毒による死者の多くはこれらの自然毒によるものである。

a）動物性自然毒

フグの毒素はテトロドトキシンとよばれ，一般には，卵巣，肝臓，腸，皮膚などの有毒部位を摂取することで発症する。潜伏期は30分から2～3時間と短く，死亡する場合は8時間以内の場合が多く，それを越えると回復に向かうことが多い。症状は，口唇や舌のしびれ感など知覚麻痺にはじまり，上下肢の運動障害，骨格筋の完全麻痺による運動不能，意識消失から呼吸停止による死亡へと進む。治療は胃洗浄，人工呼吸，輸液などを行う。近年，フグ中毒による事件数*は減少傾向にあるが，致命率が5～7％程度と高く，消費量も増大していることからも衛生対策は重要である。調理者にふぐ調理師免許などの資格制度を設けて規制している都道府県も多い。

＊ 2011～2020年の間に起きたフグによる食中毒は発生件数188件，患者数255件，死者数5件である。

その他の魚類では，シガテラ毒魚（主に珊瑚礁海域の有毒魚の総称）であるドクカマスなどによる中毒例，貝類では，アサリ，ホタテガイ，イガイなどによる中毒例がある。

b）植物性自然毒

キノコによる食中毒*は有毒種の誤食による。秋期（9～10月）に集中し，ツキヨタケ，カキシメジ，クサウラベニタケによるものが多く，その他イッポンシメジ，ベニテングタケなどの報告例がある。一般に潜伏期が短く，神経刺激症状，麻痺症状などがみられる。

＊ 2011～2020年の間に起きたキノコによる食中毒は発生件数320件，患者数850件，死者数4件である。

その他の植物毒では，毒セリや青梅（アミグダリンによる），ジャガイモの青芽（ソラニン）なども中毒をおこすことがあるがまれである。

（5）化学性食中毒

食品や食品原料に本来含まれていない化学物質が原因となる食中毒は年間10例程度と少ない。食品についた細菌により合成されたヒスタミン，不許可添加物の使用や許可添加物の誤用，毒性物質の混入などが原因となる。わが国では過去にベビー用の粉ミルクにヒ素が混入した事件（森永ヒ素ミルク事件1955年）や食用油の製造過程でPCB（ポリ塩化ビフェニル）が混入した事件（カネミ油症事件1968年）などの食品公害事件が起きた。

3-2-3 食品の衛生管理

（1）食品添加物

食品の加工技術や流通システムの変化にともない，食生活も大きく変化してきた。食品の保存性の向上や栄養価の増強などを目的として食品添加物が使用されている。食品衛生法の中で「食品添加物とは食品の製造過程において，または食品の加工もしくは保存の目的で添加・混和，浸潤などの方法によって使用するもの」と定義されており，各々の添加物に使用目的と使用法が定められている。主な食品添加物とその役割，使用される食品について表3-7に示した。

食品添加物は厚生労働大臣が，その安全性と有効性を確認して指定した指定添加物（472品目），天然添加物として使用実績があって品目が確定している既存添加物（357品目）の他，天然香料（バニラ香料，カニ香料など約600品目）や一般飲食物添加物（イチゴジュース，寒天など約100品目）がある。1995年の食品衛生法の改正によって，従来

表 3-7　食品添加物の役割と用途例

種　類	役　割	使われる食品	主な食品添加物
凝固剤	食品を固める	豆腐など	塩化マグネシウム,塩化マグネシウム含有物(にがり等),硫酸カルシウム,グルコノデルタラクトン
消泡剤	泡立ちを抑える		グリセリン脂肪酸エステル,シリコーン樹脂など
乳化剤	乳脂肪などを均一に混ぜる	アイスクリーム	グリセリン脂肪酸エステルなど
安定剤	形を保ち，舌触りを良くする		ローカストビーンガムなど
香　料	香りをつける		バニラ香料，オレンジ香料など
着色料	自然の色を補う		β-カロテン,クチナシ黄色素 食用黄色４号など
酸味料	酸味をつける，爽快感を与える	炭酸飲料	クエン酸，炭酸ガス
調味料	味を整える	魚・肉，その加工品	L-グルタミン酸ナトリウムなど
保存料	腐敗を抑える		ソルビン酸，安息香酸ナトリウムなど
発色剤	肉などの色を保つ		亜硝酸ナトリウムなど
結着剤	肉などの組織を改良する		ポリリン酸ナトリウムなど
栄養強化剤	栄養成分などの補充・強化	野菜の加工調理品	ビタミン・アミノ酸・ミネラルなど
甘味料	甘みを加える（カロリーを抑える）		D-ソルビトール，カンゾウ抽出物，サッカリンナトリウムなど
酸化防止剤	腐敗を抑える・食中毒予防		α-トコフェロール エリソルビン酸など

この他にも漂白剤，栄養強化剤，膨張剤などがある。

は化学合成品だけが指定対象であったが，指定範囲が天然香料などを除く全ての添加物に拡大されたことから，天然添加物についても安全性の見直しが進められている。

食品添加物の安全性は，動物実験によって毎日，一生涯食べ続けても何らの毒性学的変化（慢性毒性）を認めない最大無作用量を求め，この値に十分な安全率（通常は 1/100）をかけてヒトの１日摂取許容量（ADI：acceptable daily intake）とし，この値を越えないように必要に応じて使用基準が定められている。食品添加物の摂取量については，市販食品の分析によって調査されており，ADI よりも十分に低い量であることが確かめられている。

ADI

ADI は体重 1kg あたりの量を mg で示しており，WHO（世界保健機関）と FAO（国連食糧農業機関）の専門家が多くの試験成績を基に定めた値であり，残留基準などの設定の基準となる値でもあり国際的に広く使用されている。

(2) 食品残留農薬

農薬は農作物を栽培する上で必要なものであるが，食品中に残留し人体に有害な影響を与える可能性があることから，2006 年 5 月以降ポジティブリスト制が導入され，国内，国際基準，外国の基準のある農薬については農作物ごとの残留基準を設定し，それ以外の全ての農薬についても「人の健康を損なうおそれのない量」として 0.01 ppm を超えて残

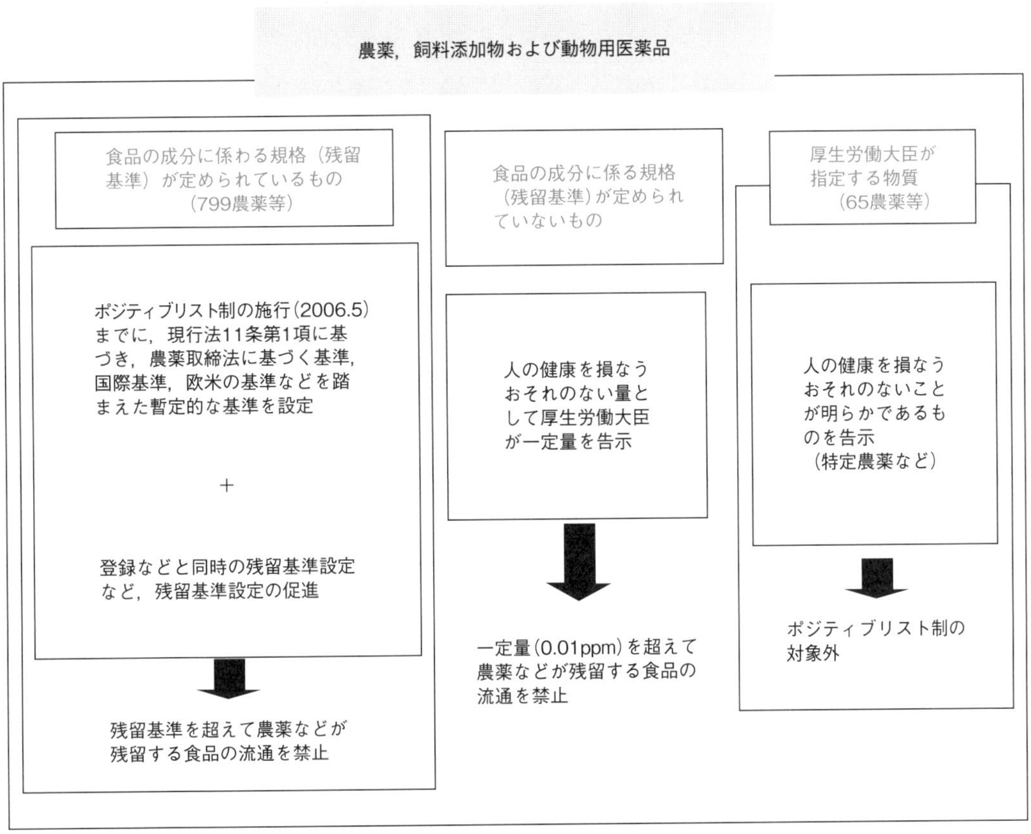

農薬，飼料添加物および動物用医薬品

食品の成分に係わる規格（残留基準）が定められているもの（799農薬等）	食品の成分に係る規格（残留基準）が定められていないもの	厚生労働大臣が指定する物質（65農薬等）
ポジティブリスト制の施行（2006.5）までに，現行法11条第1項に基づき，農薬取締法に基づく基準，国際基準，欧米の基準などを踏まえた暫定的な基準を設定 ＋ 登録などと同時の残留基準設定など，残留基準設定の促進	人の健康を損なうおそれのない量として厚生労働大臣が一定量を告示	人の健康を損なうおそれのないことが明らかであるものを告示（特定農薬など）
↓ 残留基準を超えて農薬などが残留する食品の流通を禁止	↓ 一定量（0.01ppm）を超えて農薬などが残留する食品の流通を禁止	↓ ポジティブリスト制の対象外

図 3-20　ポジティブリスト制による残留農薬等の規制
（厚生労働省　資料）

留してはならないという一律の基準が適用されている。基準を超える農薬等が残留した場合には販売等の流通禁止措置がとられることになっている（図 3－20）。また，近年，輸入農作物の流通も拡大し，収穫後の農作物に使用される農薬（ポストハーベスト農薬）に対する安全性に関しても検査体制の確保が図られているほか，食肉に対する脂肪中の残留基準や米の残留臭素などの暫定基準が設けられている。厚生労働省では，食品添加物と同じように日常の食事を介して摂取される残留農薬の量を把握するために，マーケット・バスケット方式による一日摂取量実態調査を行っており，近年の調査結果では，推定される摂取量の ADI に占める割合は，0.01 ～ 5.92 ％（2009 ～ 2010 年調査）であり，ヒトの健康にとって問題となるものではないとの判断を示している。

ポストハーベスト農薬
ポストハーベスト農薬とは，収穫後の農産物にカビや害虫が発生したり，病原菌におかされたりすることを防止する目的から，また貯蔵中の発芽などを抑制する目的から使用される殺菌剤，殺虫剤，くん蒸剤をさす。

マーケット・バスケット方式
スーパー等で売られている食品を購入し，その中に含まれている食品添加物量などを分析して，栄養調査に基づく食品の喫食量を乗じて摂取量を求める方法。

（3）残留動物用医薬品

家畜や養殖魚介類の生産段階で使用されている動物用医薬品や飼料添加物の抗生物質，合成抗菌剤については，食品中に残留し人の健康に対する影響が懸念されることから，食品衛生法によって一律に残留が規制されている。規制の対象には，成長促進を目的としたホルモン剤や内部寄生虫駆除剤なども含み，科学的根拠に立脚した基準値による規制が順次進められており，これまでに約 240 種類の動物用医薬品等について残留基準設定が行われた。また食品衛生法改正によって，2006 年 5 月以降残留農薬とともにポジティブリスト制の対象となった。

(4) 遺伝子組換え食品

遺伝子組換え食品とは，組換え DNA 技術（細菌などの遺伝子の一部を切り取って，その構成要素の並び方を変えてもとの生物の遺伝子に戻したり，別の種類の生物の遺伝子に組み入れたりする技術）を使って作られた農作物やそれを原料とした食品，添加物などをさす。遺伝子組換え食品の安全性審査については 2001 年 4 月から食品衛生法によって審査が義務づけられている。わが国では，じゃがいも，大豆，てんさい，とうもろこし，なたねなど，9 品目：333 品種の食品と α-アミラーゼ，リボフラビンなど 75 品目の添加剤について安全性審査が終了している（2023 年 7 月現在）。

安全性の審査は，アレルギー誘発性や有害物質の産生，組換え DNA 技術による派生的な影響等を含めて詳細な項目について実施されている。さらに遺伝子組換え食品の表示については，JAS 法および食品衛生法によって，「遺伝子組換え食品」である旨の表示の他，非遺伝子組換え食品との分別がされていないことを示す「遺伝子組換え不分別食品」であることについて表示義務が定められた。2023 年 4 月には従来の義務表示の他，任意表示では分別生産流通管理が適切になされていることを厳格に表示することとされた。

(5) 牛海綿状脳症（BSE）

BSE は 1986 年英国において報告された牛の病気で，脳組織がスポンジ状となり，様々な神経症状を呈して死亡する。飼料中の異常型プリオンの摂取が感染の原因と考えられている。ヒトの変異型クロイツフェルト・ヤコブ病との関連が示唆されているが，通常の食肉習慣での感染の危険性は低いと考えられている。わが国では 2001 年に最初の BSE 感染牛が報告され，現在までに 36 例の発生例がみられたが，2009 年以降の発生は認められていない。BSE に対する対策として，これまでに脊髄や回腸など感染リスクが高いと考えられている特定部位の焼却，全頭を対象とした BSE スクリーニング検査体制の整備，汚染地域からの輸入禁止等の安全対策が実施されてきたが，食品安全委員会の答申に基づき，輸入禁止措置の解除が行われた。現在では，検査対象を 24 か月以上で生体検査において神経症状が疑われるもの，全身症状を呈するものに限って検査が実施されている。

プリオン（prion）

生物体のもつタンパク質の一種で，正常型プリオンの機能については不明な点も多い。異常型プリオンは BSE のほか，ヤギのスクレイピー病，ヒトのクロイツフェルト・ヤコブ病の原因とされる。遺伝子をもたないタンパク質そのものが特異的な感染性の病原体である。

(6) 保健機能食品

保健機能食品とは，健康食品のうち，一定の条件を満たすものを「保健機能食品」と称して販売を認める制度で，2001 年 4 月から適用されている。保健機能食品は，食品の目的や機能性等の違いにより，個別許可型の「特定保健用食品」と規格基準型の「栄養機能食品」，さらには事業者の責任において科学的根拠に基づいた機能性を表示した「機能性表示食品」の３つに分類されている。

特定保健用食品とは，生理学的機能などに影響を与える保健機能成分を含み，血圧，血中のコレステロール，お腹の調子などが気になる人が，健康の維持増進や特定の保健の用途のために利用する食品であり，保健の効果を表示する場合には，生理的機能や特定の保健機能を示す有効性や安全性等に関する審査と許可を義務付けている。特定保健用食品には有効性の科学的根拠のレベルの違いによる条件付き特定保健食品の他，疾病リスク低減表示付や規格基準型がある。

栄養機能食品とは，高齢化やライフスタイルの変化等により，通常の食生活を行うことが難しく，１日に必要な栄養成分（ビタミン，ミネラル）を摂取できない場合に，その補給・補完を目的に利用する食品をさし，１日当たりの摂取目安量と規格基準への適合に関する表示，栄養機能表示や注意喚起表示，さらには消費者庁による個別審査を受けたものではない旨等を表示することで販売ができる食品である。

(7)　特別用途食品

特別用途食品とは，タンパク質摂取の制限が必要な腎臓疾患の人のためにタンパク質を低減したり，特定の食品アレルギーの人のためにアレルゲンの不使用や除去した食品，また乳児用，妊産婦用，えん下困難者用など特別の用途に適するという表示を消費者庁が許可した食品をさし，92 件の食品が許可されている（2023 年 11 月現在）。

(8) 食品の表示制度

食品の表示は，消費者が食品を購入する時に正しく食品の内容を理解し，選択する上での重要な情報源となる。また食品に起因した事故発生時には，その責任追及や製品回収等の措置を迅速かつ的確に行うための手がかりとなる。食品の表示に関する法律は食品衛生法によるもの，「農林物資の規格化及び品質表示の適正化に関する法律」（JAS 法）によるもの，また栄養成分の表示基準制度（健康増進法）などがある。食品衛生法による表示内容には，食品内容を的確に表した名称の他，使用された添加物や原材料に含まれる添加物，保存方法，消費期限または品質保持期限などの記載が含まれている。さらに遺伝子組み換え食品，アレルギー原因物質（そば，卵，えび，小麦など７品目）を含む食品，保健機能食品などの表示についてもそれぞれ別の規定がある。

特定保健用食品

特定保健用食品（トクホ）には次のようなものがある。

1。おなかの調子を整える食品
2。コレステロールが高めの方の食品
3。コレステロールが高めの方，おなかの調子を整える食品
4。血圧が高めの方の食品
5。ミネラルの吸収を助ける食品
6。ミネラルの吸収を助け，おなかの調子を整える食品
7。骨の健康が気になる方の食品・疾病リスク低減表示
8。むし歯の原因になりにくい食品と歯を丈夫で健康にする食品
9。血糖値が気になり始めた方の食品
10。血中中性脂肪，体脂肪が気になる方の食品・条件付き特定保健用食品
11。血中中性脂肪，体脂肪が気になる方，コレステロールが高めの方の食品

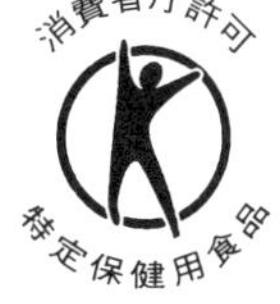

JAS 法

JAS 法は農林水産大臣が定める日本農林規格（JAS 規格）に合格した製品にマークを付すことを認める JAS 規格制度と，一般消費者が食料品を購入する際に選択しやすいように品名，原材料名，内容量などの表示を製造者や販売者に義務付けた，品質表示基準制度からなる。品質保証マークとしての JAS マーク（①）の他，熟成ハムなど製造方法を保証する特定 JAS マーク（②）および有機農産物やその加工食品に付される有機 JAS マーク（③）がある。

①
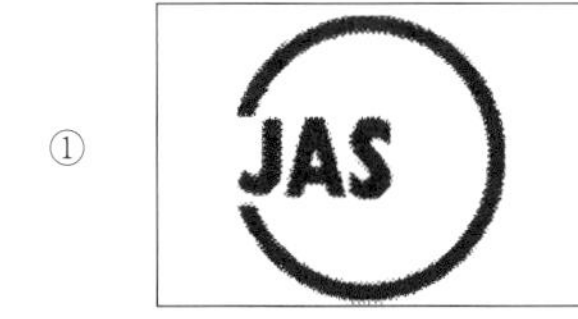

②
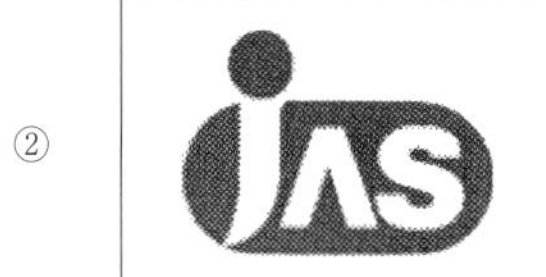

③
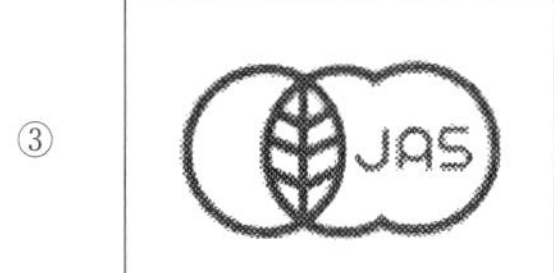

コラム　牛の戸籍はインターネットで追跡

BSE（牛海綿状脳症）の発生や偽装表示問題などによって生じた消費者の信頼回復にむけて店頭で販売される国産牛肉について，その牛の出生地や移動歴，加工日などの情報管理を義務付け，食品衛生上の問題が生じた場合にはその牛を特定できる個体識別番号の表示が義務付けられている。生まれたばかりの牛に 10 桁番号の耳標が装着され，いわば牛の戸籍制度である。この個体番号を家畜改良センターのホームページにある牛の個体識別情報検索システムに入力すると飼養履歴などの情報を知ることができる。このような追跡可能システムをトレーサビリティとよび，他の食品への普及もはかられている。

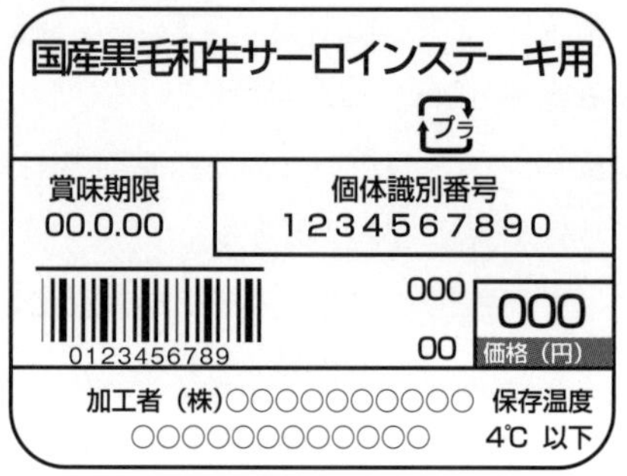

(9) HACCP

HACCP（ハサップ）とは，元来，1960 年代に NASA（米国航空宇宙局）が，安全な宇宙食を作る目的で開発した厳重な安全管理プログラムである。これにより，原料から加工までの各段階での安全管理を行い，微生物的，化学的および物理的危害の発生を未然に防ぐことを可能としたもので，食品を製造・加工する上で，安全性確保のための最も有効なシステムであるとされている。このような HACCP システムは 1995 年の食品衛生法の改正時に導入され，製造又は加工方法及びその衛生管理方法について，一定の基準を満たしたものに対して厚生労働大臣が承認を与える制度として，「総合衛生管理製造過程の承認制度」が設けられた。この制度は乳・乳製品（加工乳，アイスクリームなど），食肉製品，魚肉練り製品，缶詰，レトルト食品，清涼飲料水等の製造基準のある食品を対象としているが，厚生労働省は全ての食品の衛生管理にこの手法を奨励するなど普及に務めている。

参考文献

1）廣田才之ら編，『食品衛生学（改訂版）』，共立出版.
2）小野寺伸夫編，『公衆衛生学　新体系看護学⑬』，メジカルフレンド社.
3）田中正敏ら，『衛生・公衆衛生学　環境と健康』，杏林書院.

4）国民衛生の動向　厚生の指標　増刊号 2023/2024，第 70 巻，第 9 号
5）谷村顕雄・豊川裕之編，『食品衛生学（改訂第 3 版）』，南江堂（2003）.
6）Michels KB, Edward G, Joshipura KJ, Rosner BA, Stampfer MJ, Fuchs CS, Colditz GA, Speizer FE, Willett WC. Prospective study of fruit and vegetable consumption and incidence of colon and rectal cancers. *J Natl Cancer Inst.*, 92: 1740-1752, 2000.
7）Smith-Warner SA, Spiegelman D, Yaun SS, Adami HO, Beeson WL, van den Brandt PA, Folsom AR, Fraser GE, Freudenheim JL, Goldbohm RA, Graham S, Miller AB, Potter JD, Rohan TE, Speizer FE, Toniolo P, Willett WC, Wolk A, Zeleniuch-Jacquotte A, Hunter DJ. Intake of fruits and vegetables and risk of breast cancer: a pooled analysis of cohort studies. *JAMA.*, 285: 769-776, 2001.
8）Tokunaga K, Matsuzawa Y, Kotani K, Keno Y, Kobatake T, Fujioka S, Tarui S, Ideal body weight estimated from the body mass index with the lowest morbidity. *Int, J. Obes,* 15 : 1-5, 1991.
9）酒井　徹，郡　俊之編，『公衆栄養学（第 7 版）』，講談社（2023）.
10）吉田　勉編，『わかりやすい栄養学（改訂 6 版）』，三共出版（2020）.
11）食品安全委員会　https://www.fsc.go.jp/

4

運動と健康

4-1　運動の分類

4-1-1　運動のエネルギー

自動車はガソリンを燃料にしてエネルギーを得て，それを駆動力に変換して走る。我々の身体も同様に，動き，考え，判断し，体温を維持していくためにはエネルギーが必要である。そのエネルギーを直接的に提供するのがアデノシン三リン酸（adenosine triphosphate, ATP）であり，ATP は栄養素（主に食物由来の三大栄養素，糖質，脂質，タンパク質）を原料にして体内で合成される。ATP は高エネルギーリン酸化合物と呼ばれ，アデノシン二リン酸（adenosine diphosphate, ADP）と無機リン酸（inorganic phosphate, Pi）の化学結合部位にエネルギーが蓄えられている（高エネルギーリン酸結合）。この結合が切断される時，大きな自由エネルギーが発生し，運動を含めた我々の生命活動に利用される。

運動を行う際に働く主要器官の一つは骨格筋であるが，細胞内の ATP 含有量は驚くほど少なく，筋収縮を数秒間維持する程度に過ぎない。そこで運動を継続するためには，栄養素等の化学エネルギーを使って ADP に再び Pi を結合させ，即時的に ATP 再合成を図っていく必要がある。繰り返し充電可能な電池のように，ATP ⇒ ADP + Pi → ATP ⇒ ADP+Pi →の反応を続け，ATP 分解時（⇒）の自由エネルギーを我々に供給するのである*。

＊　1モルの ATP が無機リン酸を1つを離して生じるエネルギー量は，約 7.3 kcal に相当する。ATP が ADP と Pi に分解される時，即時的に ADP と Pi が結合して ATP 再合成が図られている。また高強度の筋運動を行うような場合，2つの ADP から ATP を再合成する酵素（アデニレートキナーゼ, adenylate kinase）が活性化され，ATP 需要の高まりに対応している（2ADP → ATP + AMP)。ここで生じた AMP（アデノシン一リン酸，adenosine monophosphate）は，アミノ基をはずして IMP（イノシン酸，inosine monophosphate）に変換されることもあり，その一部はさらに筋外組織により尿酸（痛風発作の原因物質）にまで代謝される。

4-1-2　エネルギー供給機構

ATP 供給（再合成）システムは，大きく2つに分類される。

(1) 無酸素系（嫌気的代謝）

無酸素系では酸素の利用を伴わずに，ATP の供給がなされる。細胞中の細胞質で，非常に素早い反応速度で ATP を再合成できるため，短時間に多量の ATP を求めるような運動（短距離の全力疾走，ジャンプなどの瞬発的運動）時に有効に機能する。無酸素系という名称からは，細胞内が無酸素状態であるとか，呼吸をしていない状態などという誤解を招きやすいが，これは ATP 再合成反応に酸素を必要としないことを意味するものであり，細胞内の酸素状態や呼吸状態を示しているのではない。

筋中に貯蔵されているクレアチンリン酸（creatine phosphate, CP）を用いる系を「ATP-CP 系」と呼ぶ。CP のリン酸基が ADP に結合し，ATP を再合成する（ADP + CP → ATP + C）。また筋中にあるグルコースやグリコーゲン（グルコースを多数結合させた細胞内の糖質貯蔵体）を材料にして，解糖反応を進める過程で ATP 再合成を行うのが「解糖系」である。いずれの系も酸素を必要とせずに速やかな ATP 供給が可能である（再合成された ATP から生じるエネルギーを，無酸素エネルギーという）。しかし前者は予め筋中に貯蔵されている CP 量が非常に少ないために ATP 産生量は限定的で，また後者は乳酸の生成を伴うことから筋細胞の局所的な酸性化を生じやすく，過剰になると筋収縮そのものが阻害されてしまう可能性がある。

乳酸
筋細胞内で生じた乳酸はイオン化し，乳酸塩と水素イオン（H+）となる。細胞内 pH は通常 7.0 付近であるが，H+ の増加によって pH が低下すると，一時的に筋収縮が阻害される可能性が指摘されている。生じた水素イオンが細胞外（血液や間質液）に出て，血液 pH を 7.35 未満に低下させた状態をアシドーシスと呼ぶ（血液 pH の正常域は 7.35 ～ 7.45）。高強度運動時には，筋と血液の pH は共に著しく低下することが明らかとなっている。

(2) 有酸素系（好気的代謝）

有酸素系では酸素を利用して三大栄養素を燃焼させ，最終的には TCA 回路（トリカルボン酸回路, tricarbonic acid cycle）を介して水と二酸化炭素に完全酸化させる，この過程で主に電子伝達系と共役している ATP 合成酵素の働きにより，ADP から ATP の再合成を実現する。反応の舞台は酸素が豊富に存在するミトコンドリアであり，ATP 再合成速度は緩慢であるが，糖質だけでなく脂質やタンパク質もエネルギー源となることから，持続的な ATP 供給が可能となる（再合成された ATP から生じるエネルギーを，有酸素エネルギーという）。したがって，長時間の持久的な筋収縮を必要とする運動時（マラソン，遠泳などの持久的運動）に必須のシステムといえる。最大努力による全力運動ではなく，最大下の軽めの運動を行う際に中心的役割を演じるため，我々の日

TCA 回路
クエン酸回路（サイクル）ともいう。また発見者の名前にちなんでクレブス回路（Krebs）とも呼ばれる。反応の過程で生じる $NADH+H^+$ と $FADH_2$ は電子伝達系に入り，ATP 合成酵素を介して ATP 生成を果たす。

エネルギー源
糖質と脂質は有酸素系の主要なエネルギー源となり，運動時間が長くなるほど脂質の貢献度が増大する。通常，タンパク質の関与はそれほど大きなものではなく，体内の糖質が枯渇した場合（長時間の絶食や長時間運動時）に，緊急用のエネルギー源として利用されると考えられる。

コラム　1 日に必要な ATP 量はどのくらい？

生活の中で消費するエネルギーは，ATP という形で常に供給され続けている。1 日に消費する（言い換えれば，生成している）ATP 量はどのくらいになるのだろうか？身体活動レベルが「ふつう」の，18 ～ 29 歳の日本人男性（体重 64.5 kg）のエネルギー所要量を 2,650 kcal と仮定した場合（日本人の食事摂取基準（2020 年版）），ATP は 1 モルが約 7.3 kcal，ATP の分子量は 507 なので，おおよそ 363 モルの ATP が必要になり，重量にすると約 184 kg になる。実に体重の 3 倍近い ATP を作らなければならないのである。

常生活における身体活動（運動と生活活動）の大半は，有酸素系に依存したものとなる。

身体活動
「身体活動」は「運動」と「生活活動」から成る。それぞれの具体的な定義については，「4-4-1　健康づくりのための運動基準と運動指針」を参照。

4-1-3　運動の種類と骨格筋線維タイプ

（1）無酸素運動と有酸素運動（anaerobic & aerobic exercise）

運動が行われる際には，要求（運動の強度と時間）に見合った最適なエネルギー供給機構が選択される。前述の2つのATP供給システムが，それぞれ単独で働くのではなく，両者が同時に異なる比率で機能すると考えられる（図4-1）。このような意味においては，「無酸素エネルギーを活用する運動が無酸素運動」といった単純な定義は成立せず，無酸素運動と有酸素運動の境界線は曖昧である。理論的には，2分間程度全力で継続できる運動の場合，無酸素エネルギーと有酸素エネルギーの相対的貢献度は50％ずつでほぼ等しくなる。

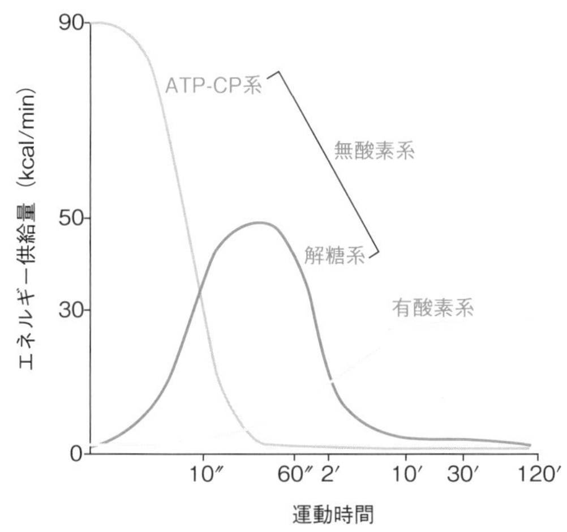

	最大運動継続時間								
	秒			分					
運動時間	10	30	60	2	4	10	30	60	120
無酸素系の貢献率（%）	90	80	70	50	35	15	5	2	1
有酸素系の貢献率（%）	10	20	30	50	65	85	95	98	99

図4-1　異なる持続時間の最大運動における各エネルギー供給系の貢献度

一般的には，無酸素エネルギーが主となって遂行され，乳酸生成等に起因して数分以内に継続が困難になる運動を「無酸素運動」と呼び，主に有酸素エネルギーによって賄われ，長時間にわたり継続が可能な運動を「有酸素運動」という。

（2）骨格筋線維タイプ

骨格筋を構成する筋線維（筋細胞）は，収縮特性等の違いから速筋線維（FT線維，fast twitch fiber）と遅筋線維（ST線維，slow twitch fiber）に大別される（表4-1）。速筋線維はType Ⅱ線維とも呼ばれ，無酸素

表 4-1 骨格筋線維タイプの分類と特性

	赤筋 遅筋（ST）線維 Type I	白筋 速筋（FT）線維 Type IIa	 Type IIx
収縮速度	遅い	速い	速い
発揮張力	小さい	中間	大きい
疲労耐性	高い	中間	低い
線維直径	細い	中間	太い
クレアチンリン酸貯蔵量	少ない	中間	多い
毛細血管密度	高い	中間	低い
ミトコンドリア密度	高い	中間	低い
解糖系酵素活性	低い	高い	高い
有酸素系酵素活性	高い	中間	低い
中性脂肪貯蔵量	多い	中間	少ない

系に関わる酵素活性が高く，収縮速度が速いため瞬発力を発揮できるが，疲労しやすい。Type Ⅱ線維はさらに，より速筋型の性質を持つ Type Ⅱx 線維と，遅筋線維と速筋線維の中間的な特性を持つ Type Ⅱa 線維に細分化される。遅筋線維は Type Ⅰ線維ともいい，ミトコンドリアや毛細血管が発達して有酸素系の酵素活性が高いため，収縮速度は遅いが持久性に優れている。

無酸素運動は短時間の爆発力が要求される運動であり，いわゆる瞬発的な筋収縮が求められるため，速筋線維が中心に動員されることになる。反対に有酸素運動では，最大下の筋収縮を長時間継続させることから，遅筋線維が主動になって運動が遂行される。このように，運動時には全ての筋線維が収縮するわけではなく，運動の特性に合わせて適切な筋線維が選択され動員されている。

4－2 運動の功罪

運動が心身へ及ぼす影響は，その行い方に依存する。例えばジョギングを行う場合，走行速度（運動強度），運動時間，さらには運動頻度などの要因によって影響は異なる。また，どのような意識（自発的か，強制的か）で運動を実施しているかも，運動の影響に関連する。これらの要素を考慮せずに運動を行うと，目的が達成されにくくなるどころか，障害を惹起するなど逆効果を生むこともある。運動は心身に対して，功罪両面の作用を及ぼしうるものといえる。

4－2－1 運動のポジティブ効果

運動をしないこと（不活動）による弊害を明らかにすることによって，運動不足の問題点を提示し，運動のポジティブ効果を証明する試みが古くからある。宇宙飛行士が地球帰還後に見せる様々な身体機能の失調は，飛行中に無重力空間に曝されたことに原因があると考えられている。我々は日常生活の中で，特別に意識しなくても重力負荷の加わった状態

ベッドレストスタディー

寝たきり（臥位姿勢の保持）による安静が身体に及ぼす影響を探るため，実験的に健康な被験者に対し，ベッドで一定期間の臥床生活を送らせて，その前後の各種生体機能の変化を比較する研究方法。実験期間は数日から1年に及ぶこともある。

で活動し，生体諸機能を賦活化していると考えられる。人為的に「寝たきり」状態を作り出すベッドレストスタディーは，無重力による，言い換えれば不活動による機能低下のメカニズムを解明するための研究手法であり，代表的な症状としては循環器系機能の低下，骨量の低下，骨格筋（特に下肢）の萎縮，あるいは起立耐性の低下が挙げられる。不活動により生じる変化には基礎代謝の低下も含まれ，肥満しやすい体質を作り出す。このように運動不足の弊害は甚大であることから，逆説的に，運動は健康維持・増進に必須であると結論づけることができる。また，運動習慣を有することの重要性について疫学的手法を用いて検討した複数の先行研究*でも，運動習慣が総死亡率や冠動脈疾患の発生リスクを低減することが指摘されている。さらに糖尿病や高血圧患者に対する運動療法などが広く活用され，運動が疾病予防，あるいは治療手段の一つとして位置づけられている。もちろん，これらは適切な運動処方によって実現されるものであり，単に「運動すればいい」という次元の内容ではない。

このように現在まで，様々な観点から運動が心身に及ぼす影響が詳細に検討されてきている。それらを総合すると，疾患を持ったヒトに対する運動の影響については慎重な議論が必要だが，健常なヒトにとっては，適正な運動が健康維持・増進に繋がるポジティブ効果を持つことは明快に証明されている。

4-2-2　運動のネガティブ効果

投動作を繰り返すことにより発生する肘の傷害等は，運動実践に起因するネガティブな影響と捉えられる。オーバーユースシンドローム（使いすぎ症候群）は身体に過度の負荷をかけ続けることによって惹起される整形外科的疾患であり，過度の運動による負の効果である。同様に骨折や捻挫，肉離れ等の外傷は運動時に発生する危険性の高い事故である。運動中の突然死も運動がネガティブに作用した事象であり，大半が心臓疾患に由来する。しかしこれは運動が誘因となる死ではあるものの，過労や睡眠不足，飲酒，または天候条件など運動以外の要因も複雑に絡み合うため，運動そのものが直接的な原因となるかは不明瞭である。

また運動は酸素消費量を高め，最大で安静時の 10 ～ 20 倍に増大させる。酸素消費量の増大は，不可避の活性酸素種*の生成をもたらし，生体構成成分（細胞膜や DNA を形成するタンパク質や脂質など）を傷害する可能性がある。活性酸素種による持続的・過度の酸化ストレスは細胞傷害的に働き，がんや動脈硬化の発生，あるいは老化の促進にも関わるとされている。しかし一過性・軽度の酸化ストレスはシグナル伝達機構を活性化させて生体防御的に機能することも示されている。すなわ

基礎代謝

生命維持に必要な最低限必要なエネルギー消費量で，心臓，呼吸筋，消化管運動，さらには脳などの活動維持に必要となる。日本人成人男子の一日あたりの基礎代謝量は約 1,500 kcal，成人女子は約 1,200 kcal といわれており，一日のエネルギー消費量に占める割合はかなり大きい。

＊ Paffenbarger RSJr, Hude RT, Wing AL, HsiehCC. Physical activity, all-cause mortality and longevity of college alumni. N Eng J Med 314: 605-613, 1986

Morris JN, Everitt MG, Pollard R, Chave SP, Semmence AM.Vigorous exercise inleisure time: Protection against coronary heart disease. Lancet 2: 1207-1210, 1980

運動習慣

日本の国民健康・栄養調査では，運動習慣者を「1 回 30 分以上の運動を，週 2 回以上実施し，1 年以上持続しているヒト」と定義している。

運動処方

ある目的のために運動するとき，その目的遂行に最適な運動内容を決めることをいう。具体的には運動種目，運動強度，運動時間，運動頻度，さらには運動期間などの設定を行う。

運動中の突然死

運動中，あるいは運動直後に発症し数分以内に死亡するもの（瞬間死）から，24 時間以内に死亡するもの。

＊ p.28 参照。

ち運動に伴い発生する活性酸素種は，生体にとって両刃の剣と解釈される。

4－3　運動と疾病

4－3－1　運動と肥満

運動や生活活動は，エネルギー需要の増大をもたらす行為であり，必然的に消費カロリーを増加させる。また一般に，運動は交感神経を活性化し，副腎髄質由来のカテコールアミン分泌を促進させると考えられる。血液中のカテコールアミン濃度が上昇すると，脂肪組織の脂肪分解抑制作用を持つインスリンの膵臓からの分泌が抑制される。これらは相加的に働いてホルモン感受性リパーゼ（hormone sensitive lipase, HSL）等を活性化させ，結果として脂肪組織のトリグリセリド（中性脂肪）が遊離脂肪酸とグリセロールに分解され，生じた遊離脂肪酸が骨格筋内でβ酸化を受けエネルギーとして消費される（図 4－2）。したがって運動は，体脂肪を効果的に消費させ，肥満の予防・改善に寄与する。また単回の運動終了後に安静に回復しても，運動によって亢進したエネルギー代謝が安静レベルに回復せず，しばらく残存する現象 EPOC（excess post-exercise oxygen consumption）が認められる。この過剰なエネルギー消費反応は，脂質酸化に基づくものであると考えられており，運動の持つ急性的な肥満解消効果といえる。さらに運動による筋収縮はインスリン依存性・非依存性に骨格筋への糖取り込みを促進することが知られている。運動により食後の糖の取り込みが亢進すると，骨格筋におけるグ

酸化ストレス

活性酸素種の生体分子に対する酸化損傷力と，生体内の抗酸化機構の抗酸化能力の差。かつては酸化ストレスは有害であるという解釈がなされることが多かったが，近年は適度な酸化ストレスによって，有益な生体保護作用が導出されると考えられている。

カテコールアミン

カテコール核を持つ生理活性アミンのことで，ドーパミン，アドレナリン（エピネフリン），ノルアドレナリン（ノルエピネフリン）の総称。

インスリン

インスリンは脂肪組織における脂肪分解抑制作用を有する。カテコールアミンで刺激された脂肪細胞は，細胞膜上にあるアデニル酸シクラーゼによるサイクリック AMP（cAMP）の合成，さらに cAMP 依存性プロテインキナーゼの活性化を経てホルモン感受性リパーゼの活性化を実現する。インスリンはアデニル酸シクラーゼの活性を阻害し，また cAMP を分解するホスホジエステラーゼ活性を亢進させることによって，ホルモン感受性リパーゼの働きを阻害し，脂肪分解を抑制する。

ホルモン感受性リパーゼ

脂肪組織に存在するリパーゼ（脂肪分解酵素）で中性脂肪を脂肪酸とグリセロールにまで分解する。アドレナリン，ノルアドレナリンなどによって活性が亢進する。その機序として cAMP 依存性タンパク質キナーゼによる，酵素のリン酸化が考えられる。

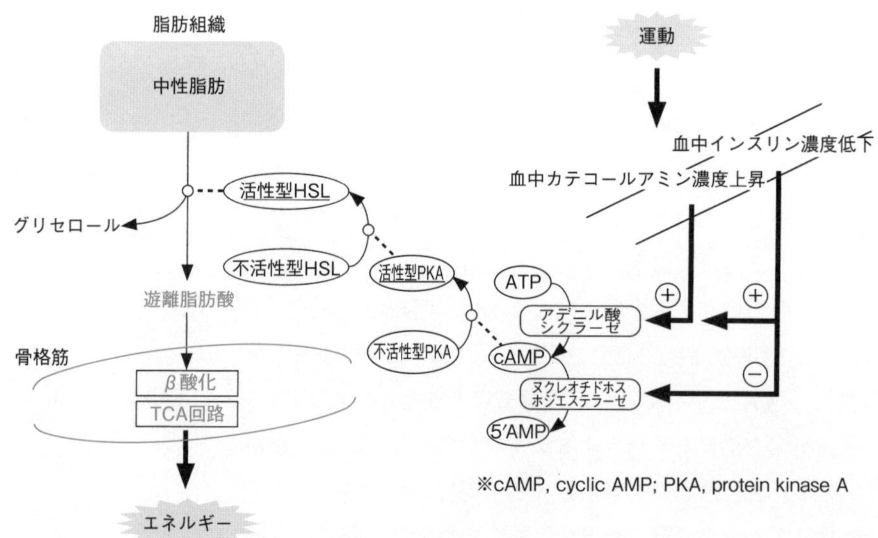

図 4-2　運動による脂肪分解・燃焼促進機構

カテコールアミンレベルの上昇はアデニル酸シクラーゼ活性を上昇させ，インスリンレベルの低下はアデニル酸シクラーゼ活性亢進とヌクレオチドホスホジエステラーゼ活性阻害をもたらす。これらの結果，最終的には HSL が活性化し中性脂肪の分解が進む。

リコーゲン合成が高まる結果，DIT 反応が増大すると考えられる。これは食事によって摂取したエネルギーの無駄遣い反応が，運動を行うことでさらに助長される現象であり，やはり肥満を予防・改善する運動の急性効果といえる。

一方，運動継続による慢性適応として，基礎代謝の維持・増大が挙げられる。骨格筋は不活動により萎縮するが，逆に運動刺激は骨格筋量の維持・増大に寄与する。基礎代謝の大部分は骨格筋によるエネルギー消費に依存しており，運動継続が基礎代謝を高い水準で保つことに繋がる。また長期にわたり習慣化された有酸素運動は，骨格筋線維組成を Type IIx から Type IIa へと移行させ，より酸化的な代謝特性を持った骨格筋に変化させる。加えて，骨格筋ミトコンドリア密度の増加や有酸素系酵素活性（コハク酸脱水素酵素，succinate dehydrogenase, SDH）の上昇なども引き起こされ，運動に動員されるエネルギーの脂質への依存度が増し，肥満の予防・改善に貢献する

このような運動による脂質酸化の促進は，特に内臓脂肪の減少に顕著に現れることが知られている。結果として運動は，単純な肥満解消に留まらず，内臓脂肪に深く関連する糖尿病などの生活習慣病全般に対して改善効果をもたらす。脂肪細胞由来の生理活性物質（アディポサイトカイン）の中で，脂質燃焼促進やインスリン抵抗性改善作用を有するアディポネクチン（善玉因子）は，運動で内臓脂肪量（内臓脂肪細胞のサイズ）が減ると分泌が高まり，メタボリックシンドロームの改善にも繋がるとされている。

具体的な運動処方として，中強度の有酸素運動をできるだけ長い時間行うことが必要である。まずは「たくさんのカロリー消費を目指すこと」，あるいは「脂肪細胞における脂肪分解反応を促進すること」を目指した内容にすべきである。日本肥満学会「肥満症診療ガイドライン 2022」では，肥満予防のためには，低～中強度の運動を，1 日 30 ～ 60 分，週 150 ～ 300 分を目標に実施する必要があるとしている。またレジスタンス運動の併用も有効とされている。

4－3－2　運動と糖尿病

インスリンは筋細胞膜上のインスリン受容体と結合するとインスリン受容体基質（insulin receptor substrate, IRS）をリン酸化し，そこに PI3K（phosphatidylinositol-3 kinase）が結合して酵素活性を高めると，糖輸送担体 4（glucose transporter 4, GLUT4）が細胞膜上に移動する。その結果として糖の細胞内への輸送が促進され，血糖値が低下する。運動（筋収縮）は，このようなインスリン依存性糖輸送を促進する急性作用を有し，さらにインスリン非依存性に GLUT4 の細胞膜上への移動を

EPOC

運動後数時間，あるいは翌日まで酸素摂取量の亢進が観察される場合がある。EPOC が生じる機序については詳細に解明されていないが，運動中に減少した ATP の再合成や，乳酸の除去，核心温上昇に伴うエネルギー代謝の亢進など，様々な反応に利用されていると考えられる。

DIT

食事誘発性体熱産生（diet-induced thermogenesis）。食後に観察されるエネルギー消費量の増大，体温の上昇を引き起こす。摂食行為に伴う交感神経系の興奮により生じるエネルギー代謝の亢進と，消化吸収に関わるエネルギー代謝の増加の 2 つの成分から構成されると考えられる。後者については吸収されたアミノ酸や糖が肝臓において，タンパク質やグリコーゲンに合成される反応に起因すると理解されている。正常人の安静状態での DIT は摂取カロリーの約 10 % と算出されている。

コハク酸脱水素酵素

TCA 酸回路における重要なミトコンドリア内膜の酵素で，コハク酸を酸化してフマル酸を生じる。この酵素の活性は TCA 回路の働きを律速するとされている。

レジスタンス運動

筋肉に抵抗負荷（レジスタンス，resistance）をかけて，筋力，筋パワー，筋持久力などの筋パフォーマンスの向上，筋量や筋力の増大，スポーツ傷害の予防などを目的として行うトレーニング方法。抵抗負荷はバーベルやダンベルから，水圧，油圧，空気圧，自重（自分の体重），徒手負荷など様々なものがある。スポーツ科学の萌芽期には「筋力トレーニング」や「ウェイトトレーニング」という表現が盛んに使われたが，ある特定のヒト（スポーツ選手等）にだけ必要とされるような誤解を招きやすい用語であった。疾病を抱えるヒトや加齢に伴って筋力低下の著しい高齢者なども含め，全てのヒトにとって筋機能を一定水準に維持し続けることが，健康づくりという観点からは重要であるという認識に立って用いられるようになった。

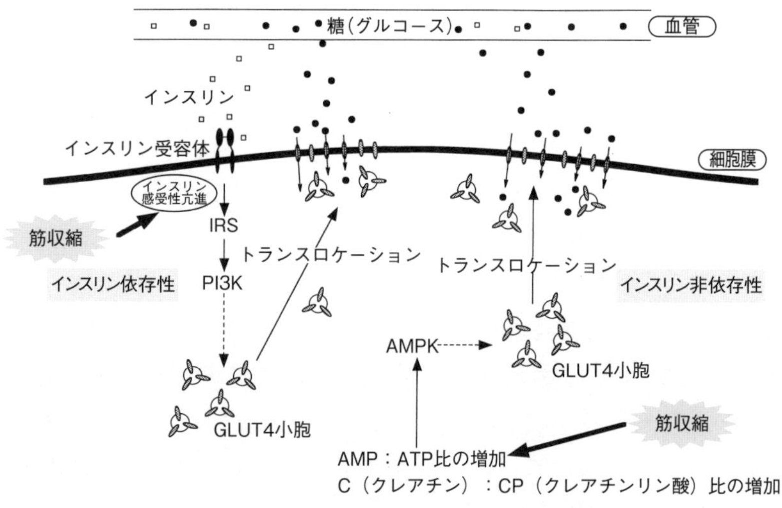

図 4-3　運動による骨格筋への糖取り込み亢進機序

誘導することも知られている。これには収縮時に筋細胞内で観察される，AMP/ATP 比やクレアチン/クレアチンリン酸比の上昇によって活性化される AMPK（AMP-activated protein kinase）が関与していると考えられている（図 4－3）。

長期的な運動習慣も糖尿病の改善に貢献する。これは運動による骨格筋量の増大が糖代謝の場を増やし，脂肪組織量の減少が TNF-α（tumor necrosis factor-α），および遊離脂肪酸（free fatty acid, FFA）などの脂肪細胞からの悪玉アディポカインの分泌を抑制する結果，インスリン感受性が改善され耐糖能を正常化するためであると理解されている。

このように運動が糖尿病治療の大きな柱となり血糖コントロールに用いられているのは，インスリン依存性・非依存性の両メカニズムによる糖輸送活性化の総合的な加算効果に基づくものである。したがってインスリン感受性が低下しているような，2 型糖尿病患者に対する運動療法は特に著明な効果を発揮する。

運動による糖尿病の予防・改善は確実であり，日本糖尿病学会「糖尿病診療ガイドライン 2019」では，最大運動の 40 ～ 60 %程度の有酸素運動を週 150 分間以上，週 3 日（運動しない日が 2 日以上続かないようにする）の頻度で行うことが推奨される。また 10 ～ 15 回の反復が可能な強度で，全身の筋肉を対象にしたレジスタンス運動を週 2 ～ 3 回実施するのも効果的であり，有酸素運動との併用はさらに効果を増幅すると考えられる。

4－3－3　運動と高血圧症

高血圧症と運動との関係については無作為化比較試験（RCT, ran-

GLUT4

グルコースは細胞膜を通過できない。そこで細胞外のグルコースが筋細胞内へ取り込まれる際には，グルコース輸送体タンパク質 GLUT4 が必須となる。安静状態では，GLUT4 は細胞内ミクロソーム分画に GLUT4 小胞として存在するが，インスリンまたは筋収縮により細胞膜上へ移動（トランスロケーション）し，糖取り込みを促進する。骨格筋への糖取り込み能は，GLUT4 の発現と細胞膜へのトランスロケーションに強く影響される。なお 1 回の運動刺激でも GLUT4 の発現が高まるとされており，糖尿病に対する運動の急性効果の機序となっている。

AMPK

AMP が増加すると活性化され，GLUT4 のトランスロケーションを促進する。この応答にはインスリンシグナルは関与せず，筋収縮による細胞内エネルギーバランスの変化それ自体がトリガーとなっている。

TNF-α

TNF-α は，脂肪細胞から分泌される生理活性物質（アディポカイン）であり，脂肪細胞が増加すると分泌産生量が増す。TNF-α はインスリン受容体のチロシンキナーゼ活性の低下を引き起こし，IRS や GLUT4 の発現低下をもたらすためにインスリン抵抗性を惹起する。悪玉アディポカインの一種。

遊離脂肪酸

脂肪細胞に貯蔵されている中性脂肪は分解されると遊離脂肪酸（FFA, free fatty acid）となり血液中を循環する。血中レベルの上昇は，長時間運動時や飢餓時などの糖質不足の状況下で観察されるが，肥満者では脂肪の合成と分解が活発に行われているため常に血中レベルが高い。血中遊離脂肪酸濃度が上昇すると PI3K 活性が低下し，インスリン依存性の糖取り込みが低下する。

インスリン感受性

インスリンの生理的効果（糖取り込みの促進による血糖低下）が効率よく発揮されるかどうかを，インスリン感受性という。インスリン感受性が低下した状態を「インスリン抵抗性」という。

2 型糖尿病

「第 3 章 食生活と健康，3-1-3 生活習慣病と食生活，(3) 食生活と糖尿病」を参照。もう一つの類型，1 型糖尿病に対する運動処方は，ケースに依存する割合が大きく必ずしも確立されてはいない。特にインスリン欠乏が著しい場合，運動療法は禁忌である。

domized controlled trial）で多くの研究があり，好ましい効果が確認されている。血圧は心拍出量と末梢血管抵抗の積によって決定されるため，いずれかの因子に影響を与えるメカニズムによって運動による降圧が得られている。運動療法開始初期の効果には，主に循環血液量の低下に伴う心拍出量の低下が関与している。腎性降圧系の賦活化により，尿中カリクレインが増加して利尿を促しているものと思われるが，肥満の改善による二次的な影響も排除できない。運動療法が進むと，安静時の交感神経活動抑制による血中ノルアドレナリンの低下が，末梢血管抵抗を減少させて降圧が起こる。さらに運動は血管内皮細胞から一酸化窒素（nitric oxide, NO）などの血管拡張物質を生成させるため，末梢血管抵抗の減少が血圧を下げることに寄与する。このように高血圧症に対しては，多因子による運動の効果が降圧を引き出しているものと思われる。

推奨される運動は, 全身の筋群をリズミカルに動的に使用する形態で，ウォーキング，ジョギング，サイクリングや水泳等である。運動強度については最大運動の 40 ～ 50 %が勧められ，やや低めとなる。日本高血圧学会「高血圧治療ガイドライン 2019」では，運動時間について 1 日 30 分間以上，または週 180 分以上が推奨されている。また補助的に，筋力を維持するための軽めのレジスタンス運動や，関節可動域や機能向上のためのストレッチを組み合わせることも効果的である。

4－3－4　運動と脂質異常症

かつて高脂血症（高トリグリセリド血症，高コレステロール血症）は，動脈硬化の危険因子とされたが，コレステロールのうち HDL コレステロールが低値であることが関連疾患のリスクになるとの理解に基づき，「脂質異常症」と呼ばれるようになった。脂質異常症は自覚症状のないまま動脈硬化を進展させ，心疾患や脳血管疾患，つまり循環器系疾患の主要因になると考えられている。

運動が脂質異常症を改善する機序としては，脂質代謝に関連する各種酵素活性等の調節を介して，善玉作用を発揮する HDL コレステロールレベルを高め，逆に悪玉作用を示す LDL コレステロールやトリグリセリドの血中濃度を低下させることが想定されている（図 4－4）。これらは長期的な運動継続の結果として発現すると考えられる。

日本動脈硬化学会「脂質異常症診療ガイド 2018」では，脂質異常症に対して推奨される運動として，ウォーキング，速歩，水泳，エアロビックダンス，スロージョギング，サイクリングなどの中強度以上の有酸素運動を挙げている。毎日合計 30 分以上（10 分程度の運動を休憩を挟んで小間切れに行っても良い），少なくとも週に 3 回は実施することが必要とされる。

無作為化比較試験

ランダム化比較試験ともいう。実験研究をする場合，被験者のグループ（群）分けの段階で実験結果に影響を及ぼす検討項目以外の要因を排除しておく必要がある。例えば，高血圧患者を 2 群に分けて運動療法の効果を検討する際，一方の群にのみ降圧剤を服用している被験者が含まれていると，真の運動療法の効果を公正に評価できなくなる。このように被験者を群分けする際に，年齢や性別などのベースライン因子が群間で均等になり，データの偏り（バイアス）が軽減されるように配慮された研究デザインで行われる実験研究のことを，無作為化比較試験という。

心拍出量

心臓の心室から拍出される血液量。安静時の健康成人の 1 回拍出量は約 70 m*l*，毎分心拍出量は 5 ～ 6 L/min である。

末梢血管抵抗

血圧に大きな影響を与える因子として，血液の流路としての血管内腔半径が重要である。特に細動脈の収縮状態が血管抵抗に深く関わる。

カリクレイン

腎臓の遠位尿細管などで産生される物質。カリクレインが血漿蛋白に作用して降圧物質であるキニンを産生して血圧を低下させる。本態性高血圧患者は，腎でのカリクレイン生成が抑制されているという考え方もあり，降圧作用を有する重要な物質である。

ノルアドレナリン

ノルエピネフリンとも呼ばれ，副腎髄質からアドレナリン（エピネフリン）と共に分泌され，強力な血管収縮作用を発揮して血圧を増加させる。

一酸化窒素

一酸化窒素（Nitric oxide, NO）は，L-アルギニンと酸素から NO 合成酵素を介して合成される。運動による血流増加が伸展刺激やずり応力となって産生され，血管平滑筋を弛緩させて血管を拡張させることで血圧を低下させる。

高脂血症

血漿脂質はコレステロール，中性脂肪（トリグリセリド），リン脂質，遊離脂肪酸から構成され，高脂血症とはコレステロールと中性脂肪のいずれか，あるいは両方が正常値を超えた場合を指す。

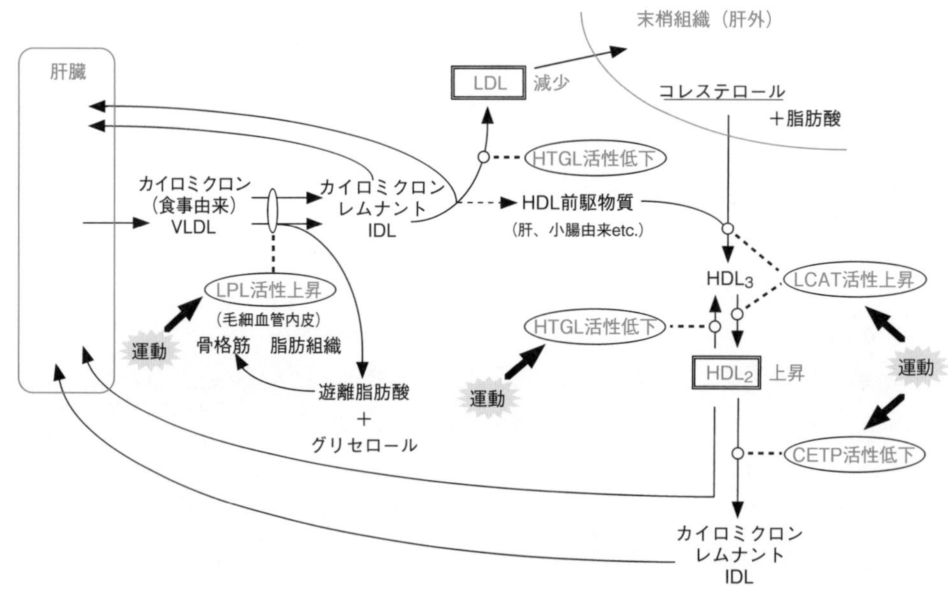

図 4-4　リポタンパク代謝に対する運動の影響

4－3－5　運動と循環器疾患

循環器疾患（心疾患や脳血管疾患）と運動との関係は古くから最もよく検討されており，その関わりの深さを示す証拠も確実と思われる。循環器疾患の危険因子は高血圧症，脂質異常症，糖尿病（耐糖能異常）に加え，喫煙，および多量飲酒である。したがって基本的には，運動の継続による適応効果を通して高血圧症，脂質異常症，および糖尿病の改善を目指すことが，循環器疾患の予防と再発防止に繋がると理解できる。特に循環器疾患の基礎病変には動脈硬化が深く関連しているため，動脈硬化の予防・改善を目指すことが肝要となる。

運動による循環器疾患の予防効果は用量依存的とされており，より多くの運動量を確保することが求められる。日本動脈硬化学会「動脈硬化性疾患予防ガイドライン 2022」では，中強度以上の有酸素運動を毎日合計 30 分以上（10 分程度を数回に分けても良い，少なくとも週 3 回），実施することが推奨されている。また日常生活の中でも，こまめに動くなど，できるだけ座ったままの時間を減らすよう努めると良いとされる。

4－3－6　運動と認知症

日本の 65 歳以上人口の割合（高齢化率）は 28.7 %（男性 25.7 %，女性 31.6 %）と過去最高となり，23.3 %を占めるイタリア（世界第 2 位）を大きく引き離して，世界で最も高い（総務省統計局，2020 年）。高齢化が進むと様々な疾病による要介護・要支援者数が増える傾向になるが，最も高い割合（17.6 %）でその原因となっている疾患が認知症である。認知症では「記憶・学習・判断」といった高次の脳機能が低下し，日常生活に支障を来すようになる。認知症の治療薬は開発途上であり，認知症を発症する前段階での予防が重要となっている。

認知症予防・改善に資する様々な取り組みが検証されつつある中で，最も有力視されているのは習慣的な運動である。特に有酸素運動を継続することで，認知症患者で極度に萎縮する脳領域，海馬容量の低下を抑え，むしろ増大がもたらされる可能性が示唆されている（図 4−5)。

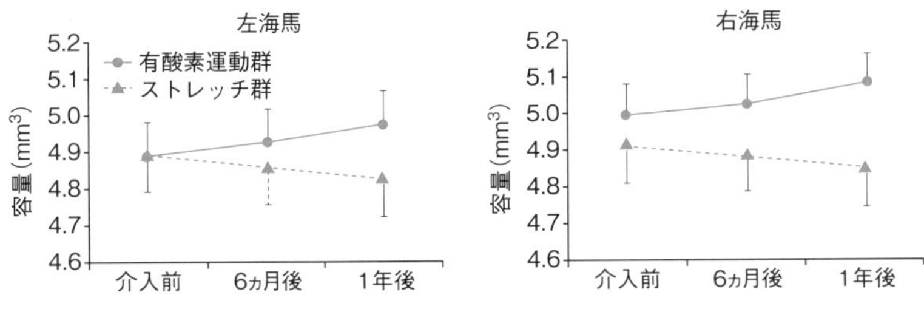

図 4-5　1 年間の有酸素運動による海馬容量の増加
（Erickson, *et al.*, 2011 より引用改変）

運動には認知機能低下を低減する効果があることが認められているが，認知症発症のリスクを減じる可能性については，未だ議論がある。しかし WHO は「認知機能低下および認知症のリスク低減 WHO ガイドライン（2019 年)」の中で，65 歳以上の成人への勧告として，週 150 分の中強度の有酸素運動，週 75 分の高強度の有酸素運動（有酸素運動は最短で 10 分以上)，または同等の中〜高強度の運動を組み合わせた身体活動を行うことを推奨している。

4−3−7　運動とサルコペニア，フレイル

厚生労働省調査（簡易生命表，2019 年）によれば，日本人の平均寿命は男性 81.41 歳，女性 87.45 歳となっており，世界屈指の超高齢国家であるが，「健康寿命」(2019 年）は男性 72.68 歳，女性 75.38 歳であり，単純に両者の差をとると，それぞれ 8.73 年と 12.07 年のギャップが存在している。健康寿命を「生活するのに援助が必要ではない期間，要介護・要支援状態にならない期間」と解釈すると，要介護・要支援に至る原因を排除して予防し，このギャップを縮小することが大切となる。要介護・要支援の原因疾患の半分以上は，運動器（骨格筋，骨，関節など）の機能低下に関連するもので，サルコペニアとフレイルはその中心的病態とされる。

サルコペニアは加齢に伴う骨格筋量の減少を意味し，その発症メカニズムに関して不明な部分も残されているが，加齢，廃用（使わないこと)，炎症，低栄養（栄養摂取・吸収不足)，悪液質などが強く関与しているとされる。一般に加齢現象によって筋肉量は減少するが，その程度が極端な場合を指す。サルコペニアの厳格な定義や診断基準は存在しないが，

サルコペニア
サルコペニア（Sarcopenia）は，ギリシア語の「筋肉（sarx)」と「喪失（penia)」からなる造語である。

フレイル
Frailty に対する日本語訳がフレイルであり，「虚弱」，「老衰」，および「脆弱」を表す。

悪液質
癌や臓器不全など何らかの疾患に起因して，起こる衰弱状態。脂肪の減少の有無にかかわらず，筋肉量の減少を伴う複雑な代謝症候群で，特徴として体重が減少する。

＊1　p.7 参照

＊2　参考文献
Cruz-Jentoft AJ, Baeyens JP, Bauer JM, Boirie Y, Cederholm T, Landi F, Martin FC, Michel JP, Rolland Y, Schneider SM, Topinková E, Vandewoude M, Zamboni M; European Working Group on Sarcopenia in Older People. Age Ageing 39 (4): 412-423, 2010.

＊3　参考文献
Chen LK, Liu LK, Woo J, Assantachai P, Auyeung TW, Bahyah KS, Chou MY, Chen LY, Hsu PS, Krairit O, Lee JS, Lee WJ, Lee Y, Liang CK, Limpawattana P, Lin CS, Peng LN, Satake S, Suzuki T and Won CW, Wu CH, Wu SN, Zhang T, Zeng, Akishita, Arai H. Sarcopenia in Asia: consensus report of the Asian Working Group for Sarcopenia. J Am Med Dir Assoc 15 (2): 95-101, 2014.

ヨーロッパ（The European Working Group on Sarcopenia in Older People, EWGSOP）＊1 やアジア（Asian Working Group for Sarcopenia, AWGS）＊2 の報告が活用されることが多い。どちらも「筋肉量の低下」を必須として，「筋力低下」と「身体能力（歩行速度）低下」のいずれか，もしくは両方が満たされた際にサルコペニアと診断することを推奨している。これに対してフレイルは，「高齢期に生じる様々な生理的予備能の低下によって，ストレスへの耐性が低下し身体機能障害に陥りやすい状態」を意味する。日常生活機能（ADL）障害に至る前段階，換言すれば健康と身体機能障害の中間的な段階であり，適切な介入が施されると健康な状態に戻る可逆的段階を指す点に概念上の特徴がある（図4−6）。一般的には，1)「体重減少」2)「疲労感」3)「身体活動量低下」4)「歩行速度低下」5)「筋力低下」の 5 項目のうち 3 項目以上に該当する場合にフレイルとみなされ，4）と 5）はサルコペニアの診断項目と重複する。またフレイルはこれらの身体的要素に加え，認知機能やうつなどの精神・心理的フレイル，独居，閉じこもりや経済的困窮などの社会

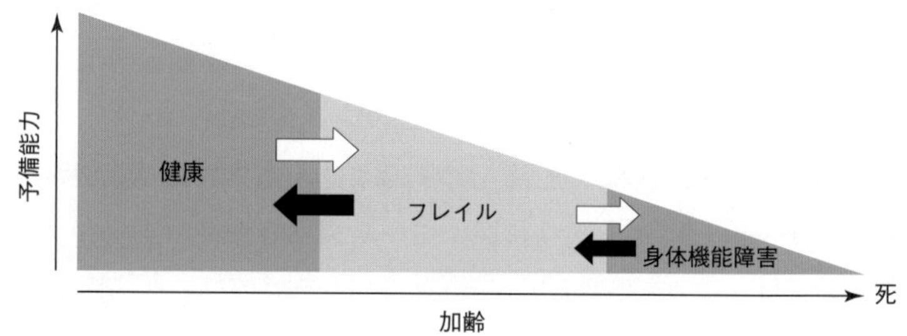

図 4-6　フレイルモデル

的フレイルをも包括したものとして捉えるべきと考えられている。

健康寿命の延伸にはサルコペニアの進行を防ぎ，極力，フレイルの増悪を抑えることが課題となる。その具体的な対策として期待されるのが，運動と栄養の介入である。運動に関しては，骨格筋のタンパク質合成を促して骨格筋量を増大し，筋力向上を図る上で効率的なレジスタンス運動が推奨される。運動に対する応答性は，若年者に比べると高齢者で劣るが，レジスタンス運動と共に十分な栄養素の摂取が行われると効果が顕在化しやすい。特にタンパク質摂取量の不足は，骨格筋のタンパク質合成を抑制することが明らかになっており，レジスタンス運動と積極的なタンパク質摂取（特にロイシンなどの必須アミノ酸の補充が有効）を両輪として回せるよう食事にも配慮すべきである。なおレジスタンス運動は，運動歴，病歴，健康状態，あるいは嗜好等に合った適切なものを選択することが大切で，自重（自分の体重）を負荷とした簡易なものから始めると良い。「フレイル診療ガイド（2018 年版）」によれば，フレ

イルの発症・進行を予防するための運動プログラムとして，レジスタンス運動，バランストレーニング，機能的トレーニングなどを組み合わせる多因子運動プログラムが推奨されている。最終的に目指すべき運動強度は，中等度から高強度の運動強度であり，段階的に運動強度を上げていくことが望ましいと考えられる。

4-3-8　運動と骨粗鬆症

骨強度は骨量（骨塩量）と強く相関するため，骨量が低下すると脆弱となり骨折しやすい状態（易骨折性）に陥り，骨粗鬆症が発症する。骨量は骨形成と骨吸収のバランス（骨リモデリング）によって維持されるが，骨形成が阻害されたり，骨吸収が促進されたりすると減少していく。無重力やベッドレストが廃用性の骨量低下を惹起するように，運動不足は骨への物理的刺激を減らし，骨吸収を促進させる。

骨形成　骨吸収
骨芽細胞が骨にカルシウムを沈着させることを骨形成といい，逆に破骨細胞によって骨からカルシウムを溶出することを骨吸収という。

骨粗鬆症予防のための運動は，2 つの考え方を基に展開される。まず，概ね 20 歳前後にピークに達する骨量（最大骨量，peak bone mass，PBM）*をできるだけ大きなものにし，将来の骨粗鬆症リスクを減少させるという視点である。骨量増大期にあたる小学校から高校（少年期から青年期）時代の習慣的な運動経験が PBM レベルに影響を及ぼしており，当該時期の運動習慣の形成が重要と考えられている。また PBM 獲得以降，加齢に伴い骨量は減少していくが，その低下速度を可能な限り緩除なものにして，骨粗鬆症の発症リスクの高まりを遷延化していく考え方も重要である。男女を問わず，あらゆる年齢層において運動の骨量減少抑制効果は期待できる。特に女性では，閉経後のエストロゲン*欠乏による急速な骨吸収亢進が生じるため，運動による骨粗鬆症予防対策は有用である。

＊ p.45 図 3－14 参照。

＊　p.46 参照。

実施すべき具体的な運動としては，ある程度の強度（物理的刺激）の高い負荷が求められる。これは骨芽細胞による骨形成作用は，骨に対する力学的ストレスの大きさに依存して促進されることによる。そのため，瞬発的な動作を要する運動や，大きな筋力を発揮する運動が，効果的な骨量増大に貢献する（バスケットボール，バレーボール，中～高強度のレジスタンス運動など）。しかし若年者以外が，このような衝撃の強い運動を実施するのは安全性の面から現実的ではなく，自重を使ったスクワットや片脚立ちなどの屋内でもできる運動が，十分な効果が期待できるものとして提案されている。日本骨粗鬆症学会等が示している「骨粗鬆症の予防と治療ガイドライン（2015 年版）」では，複数の種類を組み合わせた運動が効果的とされており，中高年に対しては，歩行を中心とした運動の日常的実施を勧めている。

なお，高齢者の骨折の多くは転倒を契機に発生するため，日常的な運

腸腰筋
股関節を屈曲する際に使われる筋肉で，腰椎と大腿骨を結ぶ。腿上げや歩行動作では常に使用され，歩行速度を規定すると考えられている。この筋が弱ると，歩行時の脚の振り上げが弱くなり，歩幅が狭くなり，足を擦るようになって障害物につまずき転倒しやすい。

前脛骨筋
足関節を背屈（足首を曲げる）させる筋肉。通常，歩行時には足首が曲がって踵が先に地面に着くが，この筋が弱るとつま先が下がったまま着地することになり，障害物につまずきやすくなる。

NK 細胞
非 T 非 B 細胞系のリンパ球で，細胞内顆粒を含む大型の細胞である。ウイルスに感染した自己細胞，腫瘍化して変異した自己細胞を破壊するとともに，インターフェロン-γ（IFN-γ）を分泌しマクロファージを活性化する機能を有する。

動によりバランス・調整力を養い，腸腰筋や前脛骨筋を鍛えて転倒予防に心掛けるべきである。この点においては，力学的ストレスの大きな運動に固執せず，有酸素運動を含めて多様な動きが求められる運動を習慣的に実施していくように心掛けるべきである。

4-3-9　運動とがん

全身持久力が高いことや習慣的な運動の実践が，全がんリスクを低下させることが指摘されている。特に国内外の多くの研究成果を通して，運動が結腸がんの発症リスクを低減するのは確実とされ，乳がんや子宮体部がんに対してもおそらく確実と考えられている。この他にも運動が，食道がん，肺がん，肝臓がんのリスクを低下させる可能性も示唆されている。

運動ががんを予防する機序については不明な点が多いが，免疫機能やインスリン抵抗性の改善を介した作用が奏功している可能性が指摘されている。前者は NK 細胞（ナチュラルキラー細胞）の活性化によるがん細胞の排除が運動で高まること，後者はインスリン抵抗性（インスリン過剰分泌）に伴う腫瘍増殖作用が運動で抑制されること，などがそれぞれ関係していると考えられている。

がん予防のための運動として，国立がん研究センター「日本人のためのがん予防法（2020 年）」は，ほぼ毎日 60 分の歩行と同等程度以上の運動と，週 1 回（60 分程度）の息がはずみ汗をかく程度の運動を実施することを勧めている。また海外のガイドライン（米国がん協会「がん予防のための食事と運動に関するガイドライン（2020 年）」）では，週 150 ～ 300 分の中強度の有酸素運動，または週 75 ～ 150 分の活発な運動を実施すべきとしており，座位時間を減らすことを求めている。

4-3-10　運動と感染症

上気道感染症（いわゆる風邪）と習慣的な運動との関係を検討した疫学的研究*によれば，中等度の運動量，および運動強度であれば，運動不足のヒトより感染リスクを低減できるとされる。また運動が過剰になると逆効果をもたらし，運動不足のヒトより感染リスクが高まるという仮説が提唱されている。いわゆる J 型カーブモデルである（図 4-7）。この仮説に従えば，運動習慣の程度（運動量と運動強度）によって，運動は免疫機能にとって諸刃の剣となり，適度な運動であれば免疫機能を高めて感染症予防に貢献する可能性があると言える。一方，運動の急性影響については，強度の高い運動を行うと，運動後に一過性の免疫機能の低下が認められ，感染症に罹患し易くなると指摘されている。実際に高強度運動後には，粘膜における感染防御に働く分泌型免疫グロブリン A（sIgA）の分泌量と濃度が低下することなどが報告されている。

* Nieman DC. Exercise, upper respiratory tract infection, and the immune system. Med Sci Sport Exerc 26: 128-139, 1994

現在までのところ，運動が免疫機能に影響を及ぼしていることは確かであるが，どのような感染症に対する予防効果がどのような運動に期待できるかは，その機序も含めて解明されていない。

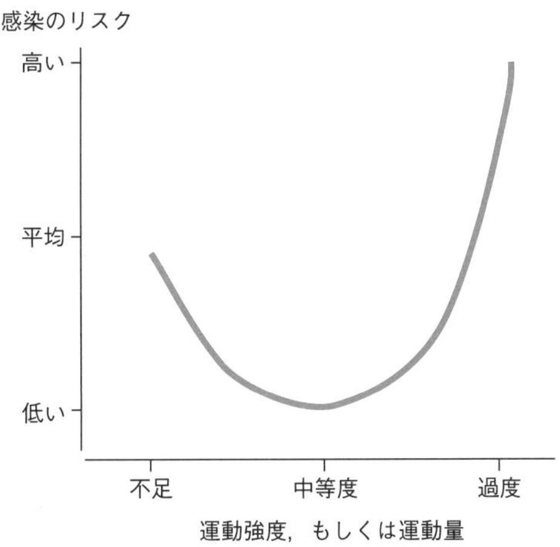

図 4-7　運動と上気道感染症との関係
(Nieman D.C, 1994[5] より引用)

コラム　運動強度を簡単に調べる方法

最も簡便な方法は心拍数（正確には橈骨動脈の脈拍数）を利用するものである。この場合，用意すべきものは秒針付きの時計だけでいい。

1) まず安静状態での心拍数を調べておく（安静心拍数は暑くも寒くもなく，穏やかな環境下で，30 分間程度椅子に座っている状態で測定する）。手首の親指側（脈を感じ取れるところ）に，もう一方の手の指（人指し指から薬指までの 3 本）を置き，1 分間あたりの拍動をカウントする。この時 20 ～ 30 秒だけカウントして，1 分間値に換算しても良い。
2) 自分の予測最大心拍数を，次の式から計算する。予測最大心拍数＝208-0.7 ×年齢（40 歳のヒトは，208 － 0.7 × 40 ＝ 180）。
3) 実施したい運動の強度（最大運動の何％程度を目標にするか）を決め，最大心拍数から安静心拍数を引く（例えば安静時心拍数が 60 の場合，180 － 60 ＝ 120）。
4) 得られた数値に，実施したい運動強度（％）／ 100 を掛ける（例えば最大運動の 55 ％の運動をしたい場合，120 × 55 ／ 100 ＝ 66）。
5) 4）に安静心拍数を加え，運動中に目標とすべき心拍数を知る（66 ＋ 60 ＝ 126）。

一定時間（通常 5 分以上），ウォーキングをした後に立ち止まり，自分で心拍数を測る。126 付近になっていれば意図した強度で運動が実施できていると判断する。不足していればスピードアップせよ，越えていればスピードダウンせよ，というメッセージとして受け取ることができる。

4-4　健康づくりのための運動基準・運動指針

4-4-1　健康づくりのための運動基準と運動指針

1989年に「健康づくりのための運動所要量」が策定され，1993年には「健康づくりのための運動指針」が示されるなど，日本国内において「運動」が健康づくりに寄与することが認識されるようになった。厚生労働省は2005年に「1に運動，2に食事，しっかり禁煙，最後にクスリ」といった標語を作成し，「運動」の予防医学的有用性を最大活用する方向性を明確にした。そして2006年に「健康づくりのための運動基準2006—身体活動・運動・体力—」，および「健康づくりのための運動指針2006（エクササイズガイド2006）」が策定された。この基準，および指針では，8,134件のシステマティック・レビューを経て，生活習慣病等（具体的には肥満，高血圧症，高脂血症，糖尿病，脳血管疾患，循環器病による死亡，骨粗鬆症，日常生活動作，総死亡）の予防に効果のある身体活動量，運動量，および体力の目安が示された。なおこの「身体活動」とは，骨格筋の収縮を伴い安静時よりも多くのエネルギー消費を伴う活動を指しており，日常生活における労働，家事，通勤・通学，趣味などの「生活活動」と，体力維持・向上を目的として計画的・意図的に実施する「運動」の2つに分けられる。

システマティック・レビュー
どのような精巧緻密にデザインされた研究であっても，バイアスや偶然の影響が全く無いとは言えない。そこでそれらの影響を最小限に抑えるため，あるテーマに関して一定の基準を満たした質の高い研究論文をデータベース検索や参照文献リストから収集し，そのデータを統合して総合評価の結果をまとめること。

その後2013年には，上述の生活習慣病等に加え，がん，ロコモティブシンドローム，および認知症に対する予防効果のある身体活動と運動の基準を示した「健康づくりのための身体活動基準2013」，および「健康づくりのための身体活動指針（アクティブガイド）」が策定された。この際，健康づくりを志向する立場からは，身体活動（生活活動と運動）全体に着目する重要性が高いとの認識に基づき，それまでの「運動基準」・「運動指針」から「身体活動基準」・「身体活動指針」へと名称が改められた。「健康づくりのための身体活動基準2013」は表4-2の通り，「18歳未満」，「18歳から64歳まで」，「65歳以上」の3つの年代に分けて基準を明示している（ただし「18歳未満」だけに適用される基準は，科学的根拠が明確ではないために未設定）。身体活動強度についてメッツが用いられているが，様々な身体活動が対応するメッツ値がすで

メッツ
身体活動の強さを「安静時の何倍に相当するか」で表した単位をMET（メット，metabolic equivalent，複数ではMETsメッツ）という。つまりメッツ＝「ある身体活動中の酸素摂取量」÷「安静時の酸素摂取量」で割り出されるもので，「安静状態」は1METとなる。この考え方に基づけば，あらゆる身体活動がどの程度の強さに相当するかをメッツ（数字）で表現できる。

表4-2　健康づくりのための身体活動基準

	身体活動（生活活動＋運動）		運動	
18歳未満	—	今より少しでも増やす （例：10分多く歩く） 〈世代共通の方向性〉	—	運動習慣をもつようにする （30分以上週2日以上） 〈世代共通の方向性〉
18～64歳	3メッツ以上の強度の身体活動を毎日60分（23メッツ・時/週）		3メッツ以上の強度の運動を毎週60分（4メッツ・時/週）	
65歳以上	強度を問わず身体活動を毎日40分（10メッツ・時/週）		—	

表 4-3 生活活動と運動のメッツ表

生活活動のメッツ数

メッツ	3 メッツ以上の生活活動の例
3.0	普通歩行（平地，67 m/分，犬を連れて），電動アシスト付き自転車に乗る，家財道具の片付け，子どもの世話（立位 I，台所の手伝い，大工仕事，梱包，ギター演奏（立位）
3.3	カーペット掃き，フロア掃き，掃除機，電気関係の仕事：配線工事，身体の動きを伴うスポーツ観戦
3.5	歩行（平地，75 ～ 85 m/分，ほどほどの速さ，散歩など），楽に自転車に乗る（8.9 km/時），階段を下りる，軽い荷物運び，車の荷物の積み下ろし，荷づくり，モップがけ，床磨き，風呂掃除，庭の草むしり，子供と遊ぶ（歩く/走る，中強度），車椅子を押す，釣り（全般），スクーター（原付）・オートバイの運転
4.0	自転車に乗る（≒ 16 km/時未満，通勤），階段を上る（ゆっくり），動物と遊ぶ（歩く/走る），中強度）高齢者や障がい者の介護（身支度，風呂，ベッドの乗り降り），屋根の雪下ろし
4.3	やや速歩（平地，やや速めに＝ 93 m/分），苗木の植栽，農作業（家畜に餌を与える）
4.5	耕作，家の修繕
5.0	かなり速歩（平地，速く＝ 107 m/分），動物と遊ぶ（歩く/走る，活発に）
5.5	シャベルで土や泥をすくう
5.8	子供戸遊ぶ（歩く/走る，活発に），家具・家財道具の移動・運搬
6.0	スコップで雪かきをする
7.8	農作業（干し草をまとめる，納屋の掃除）
8.0	運搬（重い荷物）
8.3	荷物を上の階へ運ぶ
8.8	階段を上る（速く）

メッツ	3 メッツ未満の生活活動の例
1.8	立位（会話，電話，読書），皿洗い
2.0	ゆっくりした歩行（平地，非常に遅い＝ 53 m/分未満，散歩または家の中），料理や食材の準備（立位，座位），子どもを抱えながら立つ，洗車・ワックスがけ
2.2	子どもと遊ぶ（座位，軽度）
2.3	ガーデニング（コンテナを使用する），動物の世話，ピアノの演奏）
2.5	植物への水やり，子どもの世話，仕立て作業
2.8	ゆっくりした歩行（兵器，遅い＝ 53 m/分），子ども・動物と遊ぶ（立位，軽度）

運動のメッツ数

メッツ	3 メッツ以上の運動の例
3.0	ボーリング，バレーボール，社交ダンス（ワルツ，サンバ，タンゴ），ピラティス，太極拳
3.3	自転車エルゴメーター（30 ～ 50 ワット），自体重を使った軽い筋力トレーニング（軽・中程度），体操（家で，軽・中程度），ゴルフ（手引きカートを使って），カヌー
3.8	前身を使ったテレビゲーム（スポーツ・ダンス）
4.0	卓球，パワーヨガ，ラジオ体操第 1
4.3	やや速歩（平地，やや速めに＝ 93 m/分），ゴルフ（クラブを担いで運ぶ）
4.5	テニス（ダブルス）*，水中歩行（中等度），ラジオ体操第 2
4.8	水泳（ゆっくりとした背泳）
5.0	かなり速歩（平地，速く＝ 107 m/分）野球，ソフトボール，サーフィン，バレエ（モダン，ジャズ）
5.3	水泳（ゆっくりとした平泳ぎ），スキー，アクアビクス
5.5	バドミントン
6.0	ゆっくりとしたジョギング，ウェイトトレーニング（高強度，パワーリフティング，ボディビル），バスケットボール，水泳（のんびり泳ぐ）
6.5	山を登る（0 ～ 4.1 kg の荷物を持って）
6.8	自転車エルゴメーター（90 ～ 100 ワット）
7.0	ジョギング，サッカー，スキー，スケート，ハンドボール*
7.3	エアロビクス，テニス（シングルス）*，山を登る（約 4.5 ～ 9.0 kg の荷物を持って）
8.0	サイクリング（約 20 km/時）
8.3	ランニング（134 m/分），水泳（クロール，ふつうの速さ，46 m/分未満），ラグビー*
9.0	ランニング（139 m/分）
9.8	ランニング（161 m/分）
10.0	水泳（クロール，速い，69 m/分）
10.3	武道・武術（柔道，柔術，空手，キックボクシング，テコンドー）
11.0	ランニング（188 m/分），自転車エルゴメーター（160 ～ 200 ワット）

メッツ	3 メッツ未満の運動の例
2.3	ストレッチング，全身を使ったテレビゲーム（バランス運動，ヨガ）
2.5	ヨガ，ビリヤード
2.8	座って行うラジオ体操

に明らかにされており，表 4-3 を活用することができる。安静が 1 メッツで，平地での普通歩行（時速 4 km，分速 67 m）は 3 メッツに相当する。行った身体活動のメッツ値と活動時間（時）との積が「メッツ・時」で「身体活動量」を表す。例えば，ラジオ体操第 1（4 メッツ）を 30 分間実施した場合，身体活動量は 2.0 メッツ・時となる（4 メッツ × 0.5 時間 = 2.0）。また身体活動量から消費カロリーの推定も可能であり，消費カロリー（kcal） = 1.05 × 身体活動量（メッツ・時） × 体重（kg）で算出できる。上記の例を，60 kg のヒトが行なったとすれば，1.05 × 2.0（メッツ・時） × 60（kg） = 126.0 kcal を消費したことになる。

4-4-2　全身持久力向上のための運動

「健康づくりのための身体活動基準 2013」では，生活習慣病等のリスク低減効果を高めるためには，身体活動量を増やすだけではなく，体力（全身持久力）を高めることも重要であると指摘し，性・年代別の基準値を示して，3 分間以上継続できる場合に，当該体力が備わっていると判断することを提案している（表 4-4）。

表 4-4　性・年代別の全身持久力の基準

	18 ～ 39 歳	40 ～ 59 歳	60 ～ 69 歳
男性	11.0 メッツ	10.0 メッツ	9.0 メッツ
女性	9.5 メッツ	8.5 メッツ	7.5 メッツ

全身持久力は全身の多くの筋肉を動員して行う身体活動を，長時間にわたり持続できる能力，いわゆるスタミナを指す。このような体力は日常生活における活動量，すなわち身体活動量の多寡に強く影響を及ぼす因子であり，ひいては健康づくり（健康維持・増進）の観点からも高い水準を維持すべき体力といえる。糖尿病，高血圧症，あるいは動脈硬化症の改善を目指すガイドラインや，これまでの多くの知見を総合すると，全身持久力を高めるには，最大運動の 50 ～ 60 %に相当する 30 分間の中～高強度の運動を，週に 2 ～ 3 回程度から開始するのが妥当と思われる。

実際に実践しやすい具体的な運動として，歩行や速歩（ウォーキング）とジョギングが挙げられる。これらは下肢を中心に全身の筋肉を使う運動であり，呼吸循環器系機能の向上に寄与し，全身持久力を高めることが知られている。無理のない範囲で生活の中に取り入れることができるため，簡単なポイントを理解して実施すれば大変効果的である（図 4-8）。特にウォーキングでは，目線を上げて胸を張り上半身を真っ直ぐに保つこと，歩幅をわずかに広くすること，つま先でしっかり蹴って反対足はかかとから着地すること，肘を軽く曲げ肩を中心にリラックスして

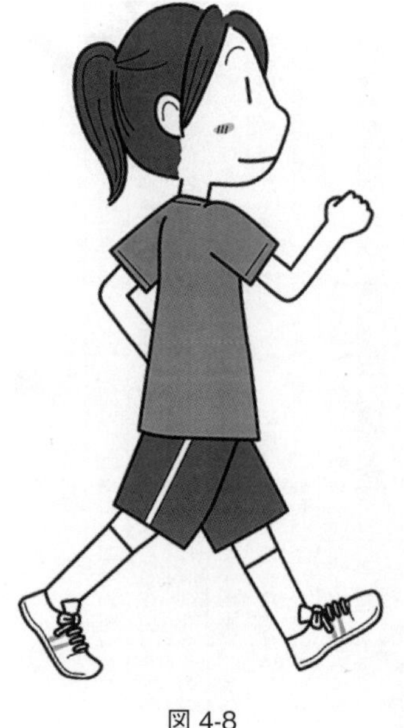

図 4-8

腕を振ること，などを意識すると理想的なフォームとなる。

4－4－3　筋力，バランス能力向上のための運動

「健康づくりのための身体活動基準 2013」は，日常生活動作の低下に繋がる運動器（骨，関節，筋肉）の障害，いわゆるロコモティブシンドロームのリスクを低減できる身体活動も包摂している。ロコモティブシンドロームは骨，関節，筋肉の 3 要素の機能低下が，相互に関連して進行するが，運動によって改善される可能性があるものとして筋肉を賦活することによる筋力やバランス能力が挙げられ，スクワットと開眼片足立ちを主にしたロコモーショントレーニングが推奨されている（図 4－9 と図 4－10）。また各種レジスタンス運動は全身の骨格筋量を維持・増大させ，サルコペニアの抑止に貢献するため，筋力やバランス能力向上にも有効と考えられている。

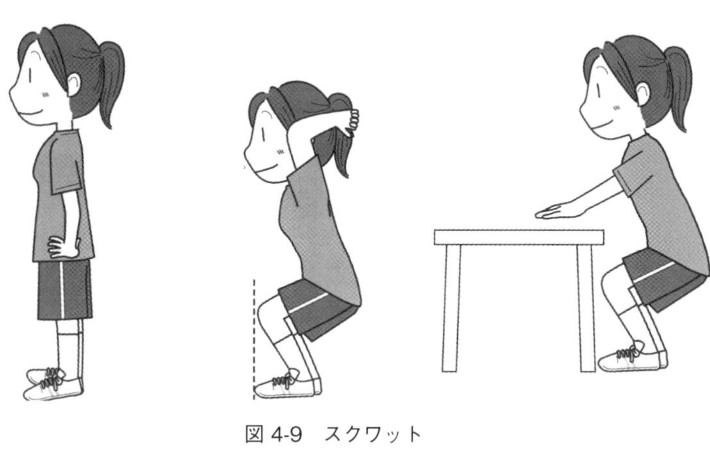

図 4-9　スクワット

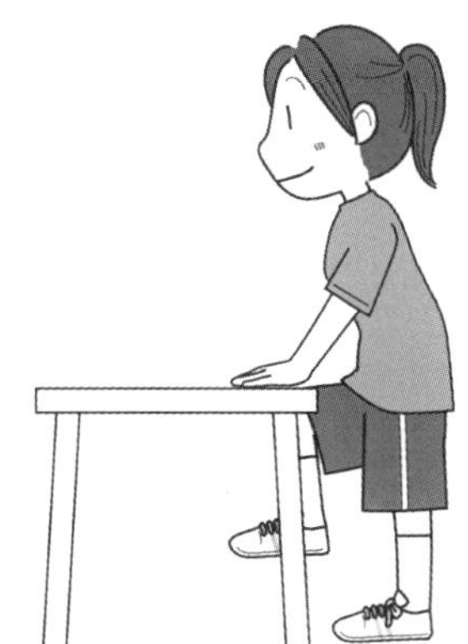

図 4-10　開眼片脚立ち

参考文献

1） Asami S, Hirano T, Yamaguchi R, Itoh H, Kasai H. Reduction of 8-hydroxyguanine in human leukocyte DNA by physical exercise. *Free Radic. Res.*, 29: 581-584, 1998.

2） 伊藤朗　編著,『図説・運動生化学入門』, 医歯薬出版社（1987）.

3）伊藤朗，『図説・運動生理学入門』，医歯薬出版社（1990）.

4）McArdle WD, Katch FI, Katch VL "Essentials of Exercise Physiology", Lippincott Williams & Wilkins (2000).

5）Nieman DC. Exercise, upper respiratory tract infection, and the immune system. ***Med. Sci. Sports Exerc.***, 26: 128-139, 1994.

6）Paffenbarger RS Jr, Hyde RT, Wing AL, Hsieh CC. Physical activity, all-cause mortality, and longevity of college alumni. ***N. Engl. J. Med.***, 314: 605-613, 1986.

7）Morris JN, Everitt MG, Pollard R, Chave SP, Semmence AM.Vigorous exercise in leisure time: protection against coronary heart disease. ***Lancet***, 2: 1207-1210, 1980.

8）角田聡　編著，『健康・スポーツの生理学』，建帛社（1996）.

9）Cruz-Jentoft AJ, Baeyens JP, Bauer JM, Boirie Y, Cederholm T, Landi F, Martin FC, Michel JP, Rolland Y, Schneider SM, Topinková E, Vandewoude M, Zamboni M; European Working Group on Sarcopenia in Older People. ***Age Ageing*** 39 (4): 412-423, 2010.

10）Chen LK, Liu LK, Woo J, Assantachai P, Auyeung TW, Bahyah KS, Chou MY, Chen LY, Hsu PS, Krairit O, Lee JS, Lee WJ, Lee Y, Liang CK, Limpawattana P, Lin CS, Peng LN, Satake S, Suzuki T and Won CW, Wu CH, Wu SN, Zhang T, Zeng, Akishita, Arai H. Sarcopenia in Asia: consensus report of the Asian Working Group for Sarcopenia. ***J Am Med Dir Assoc*** 15 (2): 95-101, 2014.

11）小山勝弘，『内臓脂肪がなくなる筋力トレーニング BOOK』，成美堂（2007）.

5

飲酒・喫煙・薬物乱用と健康

5－1　飲酒と健康

5－1－1　アルコール消費の実態

国税庁統計年報書（2021 年度）によると，日本の酒類消費量は約 772 万k*l* であり，ピークだった 1996 年（966 万k*l*）から 80 %に減少しつつある。成人一人当たりの酒類消費量で見ても同様の傾向である。これらの減少は，飲酒習慣を持つ割合の少ない高齢者の人口に占める割合の上昇，若者のアルコール離れ，低アルコール志向の高まり等に起因していると思われる。「飲酒習慣のある者」（週 3 日以上，1 日 1 合以上飲酒する者）の割合は，男性 33.9 %，女性 8.8 %であり，直近 10 年間で男性は減少傾向，女性が上昇傾向にある（国民健康・栄養調査，2019 年）。未成年者の飲酒状況については，直近 30 日間に 1 日以上飲酒したことがある者の割合が，中学 3 年男子 3.8 %，中学 3 年女子 2.7 %，高校 3 年男子 10.7 %，高校 3 年女子 8.1 %（飲酒や喫煙等の実態調査と生活習慣病予防のための減酒の効果的な介入方法の開発に関する研究，2017 年）であり，こちらも大きく減少している。国税庁は酒類自動販売機の撤廃を目指し，1996 年 3 月 31 日の段階で全国に設置されていた従来型機 18 万 5,829 台に対し撤去指導を進め，2023 年 4 月 1 日現在で 1,414 台（残存率 0.76 %）に減少させることに成功した。未成年飲酒を許さない社会環境づくりが整いつつある成果といえる。このように国内の総アルコール消費量，成人男性の飲酒習慣のある者や未成年の飲酒の割合は総じて低下傾向にある。

しかし一方で，生活習慣病のリスクを高める量*を飲酒している者の割合が，男性 14.9 %，女性 9.1 %と高く（国民健康・栄養調査，2019 年），男性は直近 10 年間で変わらず，女性では顕著に増加している。すなわち一部の多量飲酒者によって，大量のアルコールが消費されているという実態が浮き彫りになっており，この二極化傾向に対する問題意

＊　純アルコール摂取量が，男性 40 g/日，女性 20 g/日以上。

識を高める必要性が指摘されている。

5−1−2　飲酒の健康障害

アルコール（＝エタノール C_2H_5OH，エチルアルコール，分子量 46，比重 0.79）の健康への影響は，急性効果と慢性効果に分けて考えることができる。

急性的な影響で最も危険なものが，急性アルコール中毒である。短時間の大量飲酒によって，肝臓におけるアルコール分解が遅れ，泥酔や昏睡など生命の危険に曝されることがある。飲酒量と酩酊度との間には大きな個人差があるが，血中アルコール濃度 0.5 mg/m*l* 程度で酔いが始まり，2.0 〜 3.0 mg/m*l* になると言語不明瞭や歩行失調といった症状を示す強度酩酊期となる。さらに血中アルコール濃度が 4.0 mg/m*l* 以上になると，昏睡や呼吸麻痺が生じて死に至る可能性がある。(表 5−1)

表 5-1　血中アルコール（エタノール）濃度と酩酊症状，飲酒量

血中アルコール濃度 (mg/m*l*)		症　状	飲酒量 日本酒	飲酒量 瓶ビール（633 m*l*）
ほろ酔い	0.1 〜 0.5	気分爽やか	1 合	1 本
軽度酩酊	0.5 〜 1.0	陽気，緊張・不安の減少	2 合	2 本
中等度酩酊	1.0 〜 2.0	多弁，大胆，人格正常	3 〜 4 合	3 〜 4 本
強度酩酊	2.0 〜 3.0	千鳥足，言語不明瞭，吐き気	5 〜 6 合	5 〜 7 本
泥酔期	3.0 〜 4.0	歩行不能，意識混濁，死の危険性	7 〜 8 合	8 〜 9 本
昏睡期	4.0 以上	昏睡，呼吸麻痺，死	1 升	1 ダース

摂取されたアルコールは主に小腸で吸収された後に肝臓に入り，アルコール脱水素酵素（alcohol dehydrogenase，ADH），ミクロソームエタノール酸化酵素，あるいはミクロソームの NADPH オキシダーゼとカタラーゼの反応によってアセトアルデヒドと還元型補酵素 NADH（NAD^+ の還元型）に変化する。酸化されて生じたアセトアルデヒドが甚しく強い毒性（発がん性等）を有し，アルデヒド脱水素酵素（aldehyde dehydrogenase，ALDH）によって分解（NAD^+ が補酵素として消費）され，酢酸（水と二酸化炭素に分解され無害化）と NADH を生じる。ヒトの ALDH は ALDH-I と ALDH-II の 2 種のアイソザイムがあり，ALDH-I は高濃度のアルデヒドを分解する酵素で万人が共通に保有する（低濃度のアルデヒド分解はできない）。ヒトのアルコール代謝で主役となるのは低濃度のアルデヒドを分解するもう一方の ALDH-II であり，複数の遺伝子型を示す。正常活性を有する NN 型，その 16 分の 1 の活性しか持たない ND 型，全く活性を持たない DD 型の 3 タイプである。白色人種や黒色人種ではほとんどが NN 型だが，日本人は NN 型 50 %強，ND 型 45 %，そして DD 型数%といわれている。つまり日本人の約半数はお酒に弱く，アセトアルデヒド分解が遅延して血中濃度が高くなり，不快なアルデヒド中毒症状を示すことが多くなる。特

にDD型のヒトの飲酒は非常に危険である。

過度のアルコール摂取による慢性的な健康障害としては，アルコール性肝疾患が代表的である。まずアルコール性脂肪肝として発症し，アルコール性肝炎，アルコール性肝線維症，アルコール性肝硬変などを経て肝細胞がんへ進行する。またアルコールの依存性作用によるアルコール依存症も大きな問題であり，患者数は6.0万人と推計されている（患者調査，2020年）。さらに近年，社会進出の目覚ましい女性において，妊娠中の飲酒による胎児性アルコール症候群（fetal alcohol syndrome, FAS）も問題視されている。FASは多彩な症状を示し，顔面奇形のほか，中枢神経系の障害として精神・運動発達障害や情緒不安定，注意欠陥／多動性障害などを生じることもある。

コラム　あなたはお酒に強い人？弱い人？

ALDH-Ⅱ遺伝子型を類推したいときには，消毒用アルコール（70％エタノール）と絆創膏を用意すればチェックが可能である。絆創膏にアルコールを2，3滴落とし，上腕の内側に7分間貼る。その後絆創膏を剥がして10分間経過後，皮膚の色を観察する。赤くならなければALDH-ⅡはNN型であり，赤く変化した場合，ND型，もしくはDD型であると判定する。簡易的に行えるので，自分のアルコール代謝特性を知って健康的な適正飲酒を心掛けよう。

5-1-3　アルコール問題の潮流

古来より祝祭や会食の際に飲酒が行われてきたように，酒類が生活に豊かさと潤いを提供するもので，その伝統と文化は深くヒトの生活に浸透している。アルコールには精神的な緊張感からの解放やリラクセーション，コミュニケーションの促進作用がある。また食欲増進効果や，血管拡張作用，催眠作用なども上手に活用すると，健康上も有益となる。「酒は半酔にのめば長生の薬となる」とされ，貝原益軒も「養生訓（1713年）」の中で，節度ある適度な飲酒の価値に言及している。

これまでに，全く飲酒しない者や多量飲酒者に比べて，適量飲酒者は死亡率が低いという「Jカーブ」効果があることが指摘されてきた。しかしながら，根拠となる多くの疫学研究は循環器疾患が死因の1位を占める欧米を中心に行われたものであり，悪性新生物が死因の1位である現在の日本人に適応するのは困難との認識が示されるようになった。確かに飲酒の健康増進効果を発現する機序として想定されていたのは，血小板凝集能抑制，プラスミノーゲンアクチベーター（plasminogen activator, t-PA）分泌増大による線溶能の亢進，血中HDLコレストロールの上昇などであり，いずれも抗動脈硬化作用を有するものであ

アルコール性脂肪肝

過度のアルコール摂取で生じる肝臓疾患。発生機序には複数の説があるが，肝臓におけるアルコールの代謝過程で大量のNAD^+を消費するため，NADH/NAD^+比が上昇してTCA回路の働きが抑制されることに起因すると考えられる（→「コラム：二日酔い対策」）。結果的に肝臓内での脂肪の消費が抑えられるため，中性脂肪（トリグリセリド）の合成が亢進して肝臓に脂肪が蓄積する。

胎児性アルコール症候群

胎児性アルコールスペクトラム（fetal alcohol spectrum disorders, FASD）と呼ばれることもある。

血小板

血液中の細胞成分で，赤血球と白血球以外の部分を占める。直径2～5 μmで無核であり，血液1 μl中には15～40万程度の血小板が存在する。傷害血管に粘着して凝集し，血小板血栓を形成して機械的に止血を行う。アルコールは血小板凝集能を抑制させることが報告されており，また飲酒により血管壁から産生されるプロスタサイクリン（プロスタグランディンI_2）分泌亢進も血小板凝集能を抑制すると考えられている。これらは血栓形成の抑制により，動脈硬化を抑制する方向に働く。

プラスミノーゲンアクチベーター

プラスミノーゲンを限定分解しプラスミンに転化する分子。生成されたプラスミンは蛋白分解酵素であり，血栓を溶解する作用を持つ（繊維素溶解，または線溶という）。アルコール摂取は組織由来のプラスミノーゲンアクチベーターを活性化し，血栓形成に対して抑制的に働き，抗動脈硬化作用をもたらす。

抗動脈硬化作用

血管壁で血栓形成が促進されたり，コレステロールが蓄積したりすると動脈硬化が進展することになる。そのため血栓形成を引き起こしにくい状態である血小板凝集能の低下や線溶能の亢進，さらには過剰なコレステロールを血管から除去するHDLコレステロールレベルの上昇は，いずれも動脈硬化を抑制する。これらの働きを抗動脈硬化作用と呼ぶ。

る。実際に日本人を対象とした検討では，循環器疾患（脳出血を除く）と飲酒量との間にJカーブが認められる。したがって今後は，現段階で未解明な「がん死を抑制するための適正飲酒量」が存在するのかについて，日本人を対象にした検討*を重ねることが求められる。

* Tsugane S, Fahey MT, Sasaki S, Baba S. Alcohol consumption and all-cause and cancer mortality among middle-aged Japanese men: seven-year follow-up of the JPHC study Cohort I. Am J Epidemiol 150: 1201-1207, 1999

コラム　二日酔い対策

アルコールは主にADHの作用によりアセトアルデヒドに分解されるが，その際，NAD^+ を消費してNADHを生じる。またアセトアルデヒドは，ALDHによって酢酸に代謝される時にも NAD^+ を消費する。つまりアルコールが完全に分解されるまでには，大量の NAD^+ が必要になる。飲酒後の体内では NAD^+ を積極的に生成するため，解糖反応によってピルビン酸を乳酸に還元する反応が生じる。乳酸脱水素酵素（lactate dehydrogenase，LDH）はこの反応を制御する酵素で，NADHと H^+ を使って乳酸を生成し，同時に NAD^+ を獲得する。結果として，乳酸アシドーシスとなり，ブドウ糖とピルビン酸が枯渇する。全身のエネルギー供給を維持するために，肝臓が脂肪酸のβ酸化を進めてアセチルCoAに変換し，ケトン体を生成して血中に放出する（ケトアシドーシス）。このように二日酔いの原因は，低血糖，乳酸アシドーシス，ケトアシドーシス，さらにはアルコールの利尿作用に起因する脱水であると考えられる。したがって二日酔い対策としては，水分，糖質の補給と共に，TCA回路を円滑に動かし，NAD^+ 構成要素でもあるビタミン類（特にビタミンB群，ニコチン酸）の補給に努めることが理想である。市販のスポーツドリンクはこれらの条件を満たす「二日酔いドリンク」となる。

$$C_2H_5OH\text{(エチルアルコール)} + \boxed{NAD^+} \rightarrow \langle ADH \rangle$$
$$\rightarrow CH_3CHO\text{(アセトアルデヒド)} + \boxed{NADH} + H^+$$
$$CH_3CHO\text{(アセトアルデヒド)} + \boxed{NAD^+} \rightarrow \langle ALDH \rangle$$
$$\rightarrow CH_3COO^-\text{(酢酸塩)} + \boxed{NADH} + H^+$$

5－1－4　アルコール対策の展開

WHO は 2010 年に「アルコールの有害な使用を低減するための世界戦略」を採択した。アルコールの有害な作用として，「飲酒者の健康に対する影響」だけではなく，「周囲の者の健康や社会全体に及ぼす影響」にも言及し，全世界的なアクションとしてその内容が SDGs（持続可能な開発目標）の健康分野にも明記された。

これに呼応して日本でも 2013 年，「アルコール健康障害対策基本法」

表 5-2　アルコール使用障害特定テスト（AUDIT）

1. あなたはアルコール含有飲料をどのくらいの頻度で飲みますか？
　0. 飲まない　1. 1 カ月に 1 度以下　2. 1 カ月に 2 ～ 4 度　3. 1 週に 2 ～ 3 度　4. 1 週に 4 度以上
2. 飲酒するときには通常どのくらいの量を飲みますか？
　0. 1 ～ 2 ドリンク　1. 3 ～ 4 ドリンク　2. 5 ～ 6 ドリンク　3. 7 ～ 9 ドリンク　4. 10 ドリンク以上
3. 1 度に 6 ドリンク以上飲酒することがどのくらいの頻度でありますか？
　0. ない　1. 1 カ月に 1 度未満　2. 1 カ月 1 度　3. 1 週に 1 度　4. 毎日あるいはほとんど毎日
4. 過去 1 年間に，飲み始めると止められなかったことが，どのくらいの頻度でありましたか？
　0. ない　1. 1 カ月に 1 度未満　2. 1 カ月 1 度　3. 1 週に 1 度　4. 毎日あるいはほとんど毎日
5. 過去 1 年間に，普通だと行えることを飲酒していたためにできなかったことが，どのくらいの頻度でありましたか？
　0. ない　1. 1 カ月に 1 度未満　2. 1 カ月 1 度　3. 1 週に 1 度　4. 毎日あるいはほとんど毎日
6. 過去 1 年間に，深酒の後体調を整えるために，朝迎え酒をせねばならなかったことが，どのくらいの頻度でありましたか？
　0. ない　1. 1 カ月に 1 度未満　2. 1 カ月 1 度　3. 1 週に 1 度　4. 毎日あるいはほとんど毎日
7. 過去 1 年間に，飲酒後罪悪感や自責の念にかられたことが，どのくらいの頻度でありましたか？
　0. ない　1. 1 カ月に 1 度未満　2. 1 カ月 1 度　3. 1 週に 1 度　4. 毎日あるいはほとんど毎日
8. 過去 1 年間に，飲酒のため前夜の出来事を思い出せなかったことが，どのくらいの頻度でありましたか？
　0. ない　1. 1 カ月に 1 度未満　2. 1 カ月 1 度　3. 1 週に 1 度　4. 毎日あるいはほとんど毎日
9. あなたの飲酒のために，あなた自身か他の誰かがけがをしたことがありますか？
　0. ない　1. あるが，過去 1 年にはなし　4. 過去 1 年間にあり
10. 肉親や親戚，友人，医師，あるいは他の健康管理にたずさわる人が，あなたの飲酒について心配したり，飲酒量を減らすように勧めたりしたことがありますか？
　0. ない　1. あるが，過去 1 年にはなし　4. 過去 1 年間にあり

ドリンク換算表

		ドリンク数	ビール換算（ml）
ビール	コップ 1 杯	0.7	180
	中瓶	2.0	500
	大瓶	2.5	633
	レギュラー缶	1.4	350
	ロング缶	2.0	500
	中ジョッキ	1.3	320
日本酒（15 %）	1 合（180ml）	2.2	540
	お猪口（30ml）	0.4	90
焼酎（20 %）	1 合	2.9	720
焼酎（25 %）	1 合	3.6	900
チューハイ（7 %）	レギュラー缶	2.0	490
	ロング缶	2.8	700
	中ジョッキ	1.8	448
ワイン（12 %）	ワイングラス（120ml）	1.2	288
	ハーフボトル（375ml）	3.6	900
	フルボトル（750ml）	7.2	1,800
ウイスキー（40 %）	シングル水割り（原酒で 3ml0）	1.0	240
	ダブル水割り（原酒で 60ml）	2.0	480
	ボトル 1 本（720ml）	23.0	5,760
梅酒（13 %）	1 合（18ml0）	1.9	486
	お猪口（30ml）	0.3	78

1 ドリンク＝純アルコール 10 g

が成立し，2016 年にはアルコール健康障害対策を総合的かつ計画的に推進するための「アルコール健康障害対策推進基本計画」が策定された(2021 年，同基本計画（第 2 期）が策定)。

アルコール健康障害対策基本法では，アルコール健康障害（アルコール依存症その他の多量の飲酒，未成年者の飲酒，妊婦の飲酒等の不適切な飲酒の影響による心身の健康障害）は飲酒者本人の問題であるだけでなく，家族や社会への影響も大きい点を指摘し，飲酒運転，暴力，虐待，自殺等を含めた重大な問題「アルコール関連問題」でもあると定義し，解決を目指すことが定められている。

基本計画では，「アルコール健康障害」の発生予防の重点目標として，生活習慣病のリスクを高める量を飲酒している者の割合の減少，20 歳未満の飲酒をなくすこと，妊娠中の飲酒をなくすことなどが謳われている。また同様に「アルコール健康障害の進行・重症化予防，再発予防・回復支援」のために，アルコール依存症に関する正しい知識・理解を持つ者の割合を継続的に向上させることなどが示され，アルコール使用障害特定テスト（alcohol use disorders identification test, AUDIT，表 5－2）等を活用し，アルコール依存症の疑いや危険な飲酒への早期介入を図ることが目指されている。さらに同計画内で示された基本的施策の一つとして，適切な飲酒量・飲酒行動の判断に資する「健康に配慮した飲酒に関するガイドライン」(2024 年）が作成され，飲酒に伴うリスクに関する知識の普及推進を目的とした活用が推奨されている。

5－2　喫煙と健康

5－2－1　喫煙の実態

成人喫煙率は男性で 27.1 %，女性で 7.6 %であり，2003 年以降，男女とも減少してきた（国民健康・栄養調査，2019 年)。男性は 30 ～ 50 代の喫煙率が高く，40 代が 36.5 %と最も高い。一方，女性の喫煙率は男性の約 4 分の 1 であるが，50 代で 12.9 %と最も高くなっている。

また全国を代表するような，青少年の喫煙および飲酒行動についての調査は，厚生労働省の研究班により 1996 年度から実施されているが，2017 年度の喫煙経験者率（中学生男子 3.1 %，女子 2.1 %；高校生男子 6.9 %，女子 3.3 %）は，1996 年度（中学生男子 34.6 %，女子 19.9 %；高校生男子 51.9 %，女子 33.5 %）と比べて劇的に減少している。これは将来の成人喫煙率抑制に繋がる可能性を示唆しており，喫煙に起因する疾病等の減少をもたらすことが期待される。

5－2－2　喫煙の健康障害

(1) 喫煙者の健康障害

たばこ煙の成分には「依存性」をもたらすニコチンや，「有害性」を惹起する5,300種類の化学物質が含まれ，後者には約70種類の発がん性物質が含有されている。吸引されたニコチンは脳の報酬系を刺激して，快感や多幸感を生む神経伝達物質ドーパミンの分泌を亢進させるが，喫煙を繰り返してニコチン摂取を継続すると，ニコチン不足（血中ニコチン濃度低下）が起こった際に不快感（ニコチン離脱症状）を覚えるようになる。その時に喫煙をすると不快感が消失するため，喫煙行為を止めることができなくなり，依存性をもたらすと考えられる。この依存性はヘロインやコカインなどの薬物に匹敵する強度を持つと指摘されている。一方発がん性物質としてはニトロソアミンやベンツピレンが知られており，これらがDNA損傷等を通じてがんを発生させると考えられている。

これまでの疫学的検討で喫煙と多くのがんとの因果関係が検証され，肺，口腔・咽頭，喉頭，鼻腔・副鼻腔，食道，胃，肝臓，膵臓，膀胱，子宮頸部のがんについて，科学的証拠が十分であると判定されている。さらに喫煙と虚血性心疾患，脳卒中，腹部大動脈瘤，末梢性動脈硬化症，慢性閉塞性肺疾患，呼吸機能低下，結核（死亡），歯周病，2型糖尿病発症，そして妊婦の喫煙と早産，低出生体重・胎児発達遅延に関しても，科学的根拠が因果関係を推定するのに十分であると解されている。このように喫煙ががんをはじめ全身の疾患リスクを高めることはほぼ確実である。

ニトロソアミン

窒素にニトロソ基（-NO）の結合したN-ニトロソ化合物の一つ。強力な発がん物質であり，生活環境中に存在する亜硝酸と各種アミンとの反応により生成され，生体内でも発生することが知られている。

ベンツピレン

タバコの煙の中に含まれる最も強力な発がん物質の一つ。ベンツピレン自体には発がん性はないが，アリールヒドロカルボンヒドロキシラーゼという酵素によってエポキシドになり，これがDNAと結合してDNA付加体を形成する。DNA付加体量はDNA傷害や発がん性と相関すると考えられている。

(2) 非喫煙者の健康障害

喫煙による健康問題を考える際には，非喫煙者の「受動喫煙」にも言及する必要がある。受動喫煙は，自分の意思に反して吸わされている喫煙であり，乳幼児をはじめとした社会的弱者を健康被害から守るための社会制度の整備が急務である。過去1か月の間に受動喫煙の機会があった人の割合は，近年減少傾向にあるが，「月1回以上」では飲食店29.6％，路上27.1％，職場26.1％と高く，さらなる対策を講じる必要がある（国民健康・栄養調査，2019年）。また受動喫煙の機会を「毎日」，家庭で持つ人の割合は6.9％であり，たばこへの曝露時間から判断して看過することはできない

たばこの煙は主流煙（喫煙者の肺に直接吸い込まれる煙）と副流煙（たばこの燃焼部から空気中に立ち上る煙）とに分類される。一般に，主流煙はフィルターによって成分の一部が除去されるため，有害成分濃度は副流煙の方が高い（ニコチンやベンツピレンは3倍，COは5倍，ニトロソアミンは20～130倍）。これまでに受動喫煙が引き起こす健康障害として，因果関係を推定するのに十分とされているものは，肺が

ん，虚血性心疾患，脳卒中などである。また小児の受動喫煙（胎児期の親の喫煙を含む）と喘息の既往，乳幼児突然死症候群との関連性についても，十分な証拠があるとされている。

5-2-3　たばこ問題の潮流

（1）国際動向

世界保健機関（WHO）は2003年「たばこの規制に関する世界保健機関枠組条約（Framework Convention on Tabacco Control, FCTC）」を採択した（2005年発効）。FCTCは喫煙が健康，社会，環境，および経済に及ぼす悪影響から現在と将来の世代を守ることを目的として定められた，保健分野で最初の国際条約であり，たばこ対策を国際的に推進するための第一歩が踏み出された。

この歴史的策定に先立ち1989年，WHOは5月31日を「世界禁煙デー」として各種の施策を講じてきたが，2002年世界禁煙デーのスローガンで，“Tobacco Free Sports. Play it clean”「たばことスポーツは無縁・無煙です。―きれいにやろう！―」を提示し，スポーツ界のたばこ対策が本格化した。2002年5月31日は国際サッカー連盟（FIFA）ワールドカップ（日韓合同開催）初日で，当該大会が初の禁煙大会となり，FIFAは長く続いたたばこ産業からのスポンサーシップを断ち切った。また欧州連合（EU）で2006年までにたばこ広告が全面禁止になったことを受け，国際自動車連盟（FIA）も，たばこ産業のフォーミュラワン（F1）チームへのスポンサー広告を禁じた（その後，たばこ会社の子会社を使った宣伝広告を行うなど，資金難のF1チームとたばこ産業との繋がりは水面下で続いている）。国際オリンピック委員会（IOC）は1988年のカルガリー冬季大会から禁煙の原則を方針と示し，2010年にはWHOとの間で「たばこのない五輪」を目指す合意文書に調印している。

（2）国内動向

日本では2003年の「健康増進法」により，公共の場における受動喫煙防止措置の努力義務規定が定められていたが，2018年受動喫煙対策を強化する「健康増進法の一部を改正する法律」が公布（2020年全面施行）され，望まない受動喫煙防止に向けた対策が大きく前進した。具体的には健康被害の大きい子どもや患者等に配慮して，学校，病院，児童福祉施設や行政機関は敷地内禁煙とし，事務所や飲食店などの多くの人が利用する施設は，原則として屋内禁煙となった。

様々な医学団体による禁煙宣言も続き，日本医師会は「禁煙推進に関する日本医師会宣言」（2003年）を発表している。学校教育現場においても，2017年に告示された学習指導要領で，小学校体育科保健領域に喫煙や受動喫煙の影響についての内容が取り入れられ，中学校と高等学校（2018年告示）を通じて系統的な学びが行われるようになっている。

このように国際社会と日本社会のいずれにおいても，禁煙推進，受動喫煙防止に向けた大きな流れが形成されつつある。

5-2-4 たばこ対策の新展開

たばこの弊害が科学的に証明され始めた20世紀半ばには，日本を含めた多くの社会がたばこの生産・製造・流通・税収に依存した経済政治システムを有していた。これが，世界的な禁煙運動が推進されなかった原因の一つである。現在も，たばこの税収を含めた経済的貢献は2.8兆円になるとの試算がある。しかしながらたばこによる経済的損失は，喫煙関連疾患による医療費拡大や労働力の喪失など4.3兆円に上ると考えられている。また成人喫煙率の漸減や未成年者喫煙経験率の激減に伴い，喫煙者と非喫煙者を対立構造で捉える視点は弱まり，喫煙者の禁煙を支援する社会的な動きが高まりつつある。喫煙は趣味や嗜好ではなくニコチン依存症であり，保険診療により治療されるべき対象と考える社会的土壌が醸成されてきた。受動喫煙防止の強化や，たばこ製品の値上げ（表5-3）や警告表示内容の国際水準への対応など，さらに日本が推進すべきたばこ対策の課題は多いが，男性喫煙率が50％超えていた1998年（50.8％）と比較すると明らかに様相は変わってきている。

表5-3 先進諸国のたばこ価格（1箱20本入）

国名	米ドル	日本円
米国	6.23	685
カナダ	8.49	934
フランス	9.37	1,031
ドイツ	7.32	805
イタリア	6.69	736
英国	12.69	1,396
オーストラリア	15.9	1,749
日本	4.18	460

1米ドル＝110円として換算
（「喫煙と健康影響に関する検討会報告書」2016年より作成）

ところが国内外で禁煙強化の流れが強まる中，紙巻きたばこに変わる新型たばこが登場した。新型たばこは，たばこの葉を利用する「加熱式たばこ」と使用しない「電子たばこ」に分類される。前者はさらに加熱温度に応じて，高温加熱式（200～300℃）と低温加熱式（30～40℃）に分類される。高温加熱式たばこはたばこの葉が燃焼しない温度で加熱し，発生するエアロゾルを吸引するもので，視認できる煙（副流煙など）は発生しない。低温加熱式たばこはたばこの葉自体を直接加熱せず，低温で気化する溶液を加熱して発生したエアロゾルを，細かく刻んだたばこの薬等を含むカプセル内を通過させて，溶解したニコチン等の有害成分を吸引するものである。これらの加熱式たばこは，有害性の低減を標榜しているが，従来の紙巻きたばこの有害成分を含んでいるため，安全性は証明されておらず，また喫煙者の呼気から出る目に見えない煙（呼出煙）によって受動喫煙のリスクがあると言える。

電子たばこはたばこの葉を使用しないために，たばこではなく「たばこ類似製品」とされる。カートリッジ内の人工香料等を含んだ液体を加熱し，気化したエアロゾルを吸引するもので，ニコチンを含有するものもある。日本国内ではニコチン入りのリキッドの販売は禁止（医薬品，医療機器等の品質，有効性及び安全性の確保等に関する法律，2014 年）されているものの，現状では市場に流通している商品の多くにニコチンが含まれている。仮にニコチンが含有されていなくても，電子たばこの承認は喫煙文化を礼賛する意識を高め，ニコチン依存症へのゲートウェイとなることを懸念する指摘もある。長期的な電子たばこ利用の健康への影響は未知の部分が多いが，米国において肺疾患等の健康被害症例が報告されるなどの状況を踏まえ，使用を控えることが推奨される。

5－3　薬物乱用と健康

5－3－1　薬物乱用の実態

日本において乱用されている主な薬物は，覚せい剤（アンフェタミン類），大麻（カンナビノール），麻薬（ヘロイン，モルヒネ，コカイン，MDMA ＝合成麻薬など），幻覚剤（LSD）などである。2020 年中の薬物事犯の検挙人員は，全体では 1 万 4,567 人で，内訳として覚せい剤事犯が全薬物事犯の検挙人員の 59.4 %を占める（警察庁，厚生労働省，

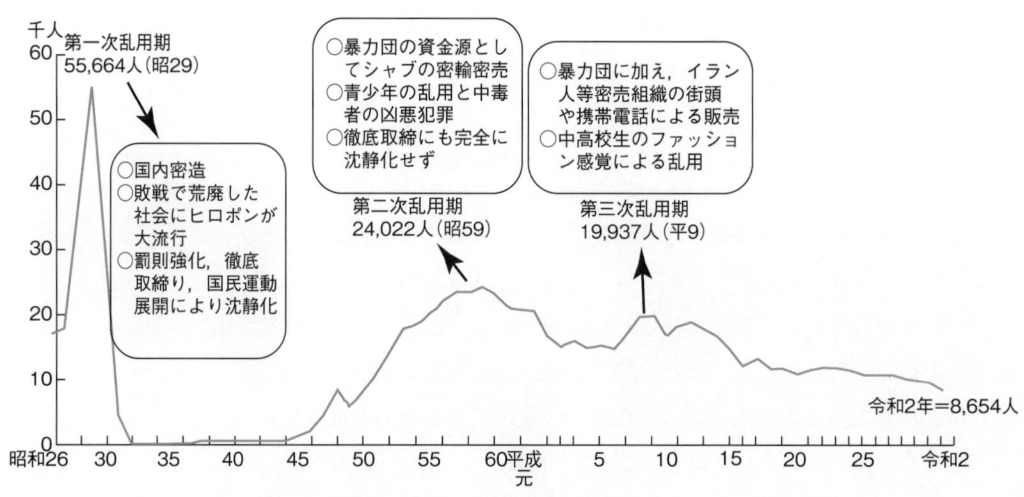

図 5-1　覚せい剤事犯検挙人員の推移(1941(昭和26)～ 2020(令和 2)年)
警察庁，（厚生労働省，海上保安庁（厚生労働省集計）調べ）

海上保安庁（厚生労働省集計）調べ）。覚せい剤事犯検挙人員の年次推移は第三次乱用期から減少し，2020年は8,654人で1万人を下回った（図5−1）。特記すべき点として，大麻事犯の検挙人員（2020年）が5,260人で，7年連続で増大して過去最多となり，その66.7％が未成年か20代の若年層であることが挙げられる。特に20歳未満の人員が899名で，9年前と比較して約11倍に著増している。このように大麻乱用の拡大が顕著であり「大麻乱用期」といえる状況となっている。若年層での乱用拡大が懸念され，早期の薬物乱用防止教育の一層の充実が求められる。

5−3−2 薬物乱用の健康障害

乱用される薬物は，中枢神経に強力に作用するという特徴を持つ。中枢神経を興奮させたり抑制させたりして，幸福感や爽快感をもたらし，お酒に酔ったような感覚，不安が取り除かれていく感覚，実際には無い

表5-4 主な薬物の作用

乱用薬物（法律分野）	薬物名	中枢神経作用	精神依存（強さ）	耐性（強さ）	身体依存（強さ）	乱用時の症状	主な退薬症状	取締法
麻薬	ヘロイン，モルヒネ等	抑制	＋＋＋	＋＋＋	＋＋＋	収瞳，便秘，呼吸抑制，鎮痛，傾眠，陶酔感	流涙，鼻汁，瞳孔散大，嘔吐，腹痛，下痢，苦悶，失神	麻薬及び向精神薬取締法（アヘンはアヘン法）
	コカイン	興奮	＋＋＋	なし	なし	散瞳，発汗，陶酔感，けいれん，幻覚，妄想	反跳減少としての傾眠，脱力，抑うつ，焦燥	
	MDMA	興奮	＋＋＋	＋	なし	散瞳，活力増進，陶酔感，幻覚，妄想	反跳減少としての傾眠，脱力，抑うつ，焦燥	
	LSD	興奮	＋	＋	なし	感覚変容，幻覚	なし	
向精神薬	バルビツール類	抑制	＋＋	＋＋	＋＋＋	鎮静，睡眠，麻酔，運動失調，陶酔感	不眠，抑うつ，振戦，けいれん，せん妄，発熱	
	ベンゾジアゼピン類	抑制	＋	＋	＋	鎮静，傾眠，多幸感	不安，不眠，抑うつ，振戦，けいれん	
覚せい剤	アンフェタミン類	興奮	＋＋＋	＋	なし	散瞳，活力増進，陶酔感，幻覚，妄想	反跳減少としての傾眠，脱力，抑うつ，焦燥	覚せい剤取締法
大麻	カンナビノール	抑制	＋	＋−	なし	幻想，見当識障害，陶酔感，幻覚妄想	不安，不眠，抑うつ，ときどき振戦	大麻取締法
シンナー類（有機溶剤）	トルエン等	抑制	＋＋	なし	＋	精神発揚，運動失調，幻想，多幸感	不安，不眠，抑うつ，ときどき振戦	毒物及び劇物取締法
酒類	アルコール	抑制	＋＋	＋＋	＋＋	精神発揚，抑制，運動失調，陶酔感	不眠，抑うつ，振戦，けいれん，せん妄，発熱	未成年者飲酒禁止法
たばこ	ニコチン	興奮	＋＋	＋＋	＋−	覚せい，鎮静，食欲減退，満足感	焦燥，不安，不眠，集中困難，食欲亢進	未成年者喫煙禁止法

＊たばこ，酒類は依存症という観点から表に含めている。
（和田清，『依存性薬物と乱用・依存・中毒』，星和書店（2000））

ものが見えたり聞こえたりする幻覚・幻聴などをもたらす。さらに薬物の作用の問題は「依存性」にあり，精神依存と身体依存とがある。前者は薬物による快楽や開放感を求めて乱用に向かい，後者は退薬（禁断）症状から逃れるために乱用を繰り返し，負のスパイラルに陥る。中枢神経を興奮させる薬物は，精神依存のみをもたらすが，中枢神経を抑制する薬物は精神依存と身体依存の両方を引き起こす（表 5−4）。

5−3−3　薬物対策の展開

「一度だけ」という好奇心や遊びのつもりで始める薬物乱用，依存症の怖さを十分に理解していないことが，人生を破滅に追い込む結果になる。仮に乱用を止めることができたとしても，睡眠不足や過労，ストレス，飲酒等をきっかけに，突然，幻覚や妄想などの精神障害が現れるフラッシュバック（再燃現象）が起こることが知られている。さらに薬物乱用は本人の問題に止まらず，家族や社会の問題へと発展する。

若年層の薬物汚染，または初犯者の増加を抑制するために，引き続き徹底した薬物乱用防止教育を推進し，学校や医療機関，地域のボランティア，NPO などの民間団体等が連携して取り組んでいくことが必要である。薬物事犯には従来から暴力団や外国人犯罪組織などが深く関与しており，日本国内の薬物はそのほとんどが海外からの密輸入によるものであるため，諸外国と協力して複雑化，巧妙化する密売ルートの取り締まりを強化していく対策も求められる。また薬物乱用者，特に覚せい剤事犯の再犯者の割合は 68.6 %であり（2020 年），薬物へのエントリーを防ぐだけではなく，併せて薬物依存者の治療や社会復帰の支援，再乱用防止なども推進していかねばならない。

若年層での大麻を中心とした乱用拡大の背景には，WHO が大麻を「最も危険な薬物」のカテゴリーから除外（2020 年）し，諸外国で医療用，さらには嗜好用の大麻使用を容認する動きがある。かつて解明されていなかった大麻含有成分のうち，カンナビジオールは依存性や精神作用を持たない，広く医療への活用が期待される成分として認識されており，現在は「大麻等の薬物対策のあり方検討会」における議論が進んでいる。

カンナビジオール
麻に含まれる植物性カンナビノイドの 1 つで，広く医療への効果が期待される精神作用を持たない有効成分。もう 1 つが，テトラヒドロカンナビノールで，摂取することで多幸感を覚えるなど，精神に強く作用する物質である。テトラヒドロカンナビノールはカフェイン程度の依存性を有し，陶酔感や食欲の増進などの効果がある。

さらに日本が採用してきた薬物乱用に対する厳罰政策の限界を指摘する声もある。例えば，覚せい剤事犯の再犯率が高いのは，厳罰主義に基づく刑事司法手続きが再犯防止に役立っていないことを示唆しているという認識である。このような中で注目され始めた公衆衛生政策と実践の理念が，ハーム・リダクション（二次被害低減）である。薬物使用を中止できない人や止めるつもりのない人が一定の割合で存在することを認め，薬物の使用量ではなく，個人および社会レベルにおける薬物使用に起因する「ダメージ」量に注目し，その低減を図ることを目指す。そこでは断薬プログラムを基本に据えるが，それにメリットを感じない薬物使用者も含めて様々な支援を届けようとする点で，厳罰政策によって支援から疎外された薬物使用者を凶悪犯罪者（あるいは恥辱的表現として，モンスターやゾンビ）として扱わない，基本的人権と尊厳を保つ倫理的実践といえる。具体的な支援策として注射室設置，無償注射器交換サービス，断薬を条件にしない住宅サービスや就労プログラム，過量摂取予防教育，治療プログラムの紹介などがあり，カナダやスイス等の諸外国におけるハーム・リダクションとして実施されている。

参考文献

1）Hirayama T. Life-Style and Mortality: A Large-Scale Census-Based Cohort Study in Japan (Contributions to Epidemiology and Biostatistics, Vol 6) Basel: Krager, 1990.

2）Renaud S, de Lorgeril M. Wine, alcohol, platelets, and the French paradox for coronary heart disease. ***Lancet.***, 339: 1523-1526, 1992.

3）Tsugane S, Fahey MT, Sasaki S, Baba S. Alcohol consumption and all-cause and cancer mortality among middle-aged Japanese men: seven-year follow-up of the JPHC study Cohort I. ***Am. J. Epidemiol.***, 150: 1201-1207, 1999.

4）『国民衛生の動向 2021/2022』厚生の指標　臨時増刊，68（9），2021.

5）福岡大学学生部編，『酒・ドラッグそしてエイズ』，三共出版（2002）.

6 メンタルヘルス（心の健康）

6－1　ストレスと疾患

ストレス学説で有名なカナダのセリエ（Selye, 1976）は，「外界からのあらゆる要求に対する生体の非特異的な反応」をストレスと定義した。ストレスの種類や持続時間などの諸条件で異なるが，ストレスに対する生体の反応は，脳神経系－免疫系－内分泌系のバランスの乱れとして顕在化する。ストレスが加わると，視床下部からの副腎皮質刺激ホルモン放出ホルモン（corticotropin releasing hormone, CRH）の分泌が亢進して下垂体前葉から副腎皮質刺激ホルモン（adrenacorticotropic hormone, ACTH）が分泌される。刺激を受けた副腎からはアドレナリンやノルアドレナリン，あるいは免疫抑制作用のある糖質コルチコイドの分泌が促されることになる。

このようなストレス反応が過剰になると，心身の機能に変調をもたらすストレス性の疾患を招くと考えられる。例えばストレス性の潰瘍（胃潰瘍や十二指腸潰瘍)、易感染症，うつ病等の精神神経疾患などである。

6－2　メンタルヘルスの不調

メンタルヘルスとは心の健康，精神的健康のことである。日常生活を送る中で，我々は様々なストレス（心が感じるプレッシャー，緊張感）を受けるが，それを完全に無くすことはできない。そのため，ストレスに対処し，うまくコントロールすることが重要となる。ストレス対処（コーピング）が適切になされていれば，精神面，身体面，行動面における問題（ストレス反応）は軽減できるが，強いストレスや長時間続くストレスを受けるとメンタルヘルスの不調となり，うつ病などの精神神経疾患に繋がる可能性が高くなる。

そもそもストレスは，天候や騒音，病気や怪我，友人や家族とのトラブルによる悩み，多忙な仕事，受験不安，引っ越しによる生活環境の変化などで生じるだけではなく，就職や結婚といった喜ばしい出来事に際

ストレス

反応を引き起こす刺激をストレッサーとして，厳密にはストレスと区別することもある。しかしストレッサーをストレスと呼ぶこともあり，さらにこれら一連の生体反応を合わせてストレスと称する場合もある。

視床下部

間脳の一部位で，自律神経系の中枢であると共に，視床下部ホルモン，神経ペプチド，アミンなどの生理活性物質を産生・分泌しており，下垂体機能を調節する。

副腎皮質刺激ホルモン放出ホルモン（CRH）

視床下部ホルモンの一つで，下垂体前葉からのACTH分泌を特異的に刺激する。生体をストレスに対して適応させる役割を果たし，交感神経の賦活，血圧上昇，心拍数増大などの作用を持つ。

副腎皮質刺激ホルモン（ACTH）

下垂体前葉から分泌されるホルモンの一つ，CRH，および血中糖質コルチコイドの負のフィードバック機構によって調節される。ストレスによって分泌が亢進する。

糖質コルチコイド

グルココルチコイドとも呼ばれ，ACTHの刺激を受けて副腎皮質から分泌される。抗アレルギー・抗炎症作用を有し，過剰になると免疫抑制作用を示す。

しても生じる。さらに現代は高度に発達した情報化社会であり，我々は24時間休みなく押し寄せる情報の波に翻弄されるといった，新たなストレスに曝され続けている。その結果，メンタルヘルスの不調を訴える人は増加し，日本におけるうつ病患者数も増加の一途をたどっている（図6－1）。現在，うつ病は非常に身近な病気になっており，厚生労働省によれば躁うつ病を含めた気分障害の総患者数は1999年の44.1万人から2020年の172.1万人へ約3倍に急増している（2020年患者調査）。うつ病が重要な発生要因となる自殺に関して，1998年から2011年まで年間3万人を越えて推移し，その後は減少傾向が続いていたが，2020年は増加に転じている（令和3年版自殺対策白書）。

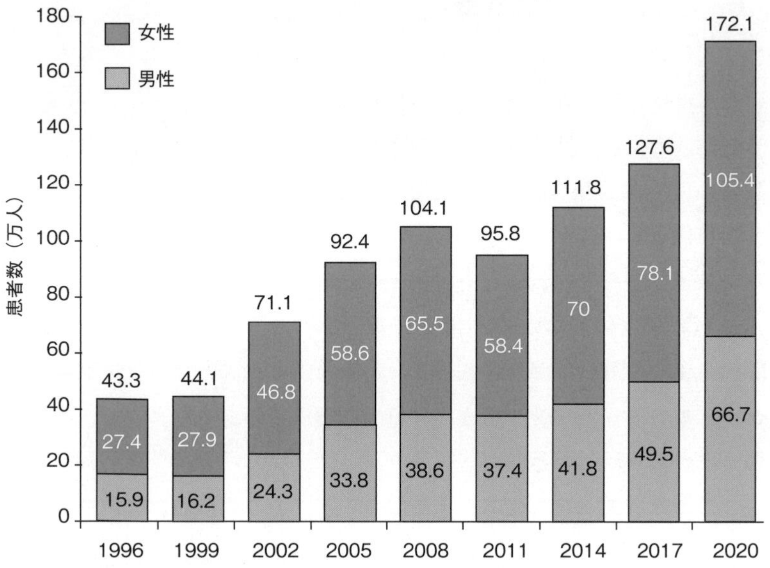

※2011年は，宮城県の石巻医療圏，気仙沼医療圏および福島県を除いた数値。
※2017年調査までは算出上限日数を30日（31日以上は除外する）と設定していたが，2020年調査以降は，算出の上限日数を98日（99日以上は除外する）にする見直しが行われている。

図6-1　日本におけるうつ病患者数の推移
（厚生労働省，患者調査より引用改変）

これらに対し，国は「自殺対策基本法」（2006年）により対策を講じ，中でもうつ病対策やメンタルヘルス対策を強化している。健康日本21では，うつ病は精神保健分野における最重要課題の一つと位置付けられ，自殺予防のためのうつ病の早期発見と適切な治療体制の整備（精神科医療の充実と地域保健医療関係者の有効活用）が急務とされている。個人においても，自らがストレスに気づき，それに対処するための知識と方法を身につけ，メンタルストレスの不調を予防することの重要性が認識されるに至っている。実際，労働者のメンタルヘルスは重要な課題となっており，職域におけるメンタルヘルス対策として「ストレスチェック制度（2015年）」が開始され（第9章参照），最新の高等学校学習指導要領（保健体育編，2018 年告示）でも「精神疾患の予防と回復」が盛り込まれて若年層へのメンタルヘルス教育が推進されるなど，具体的な取り組みが展開されている。

6-3 ストレス反応

メンタルストレスの不調を未然に防止する「一次予防」では，自分の受けているストレスを認識すること，すなわちストレスのサイン（ストレス反応）に気づくことが肝要となる。ストレス反応は，主に 3 つの側面（心理的・身体的・行動的側面）に出現しやすいと考えられている。

心理的側面では，抑うつ感（気分の落ち込み），イライラ感，意欲や集中力の低下などが表出し，身体的側面では，動悸，肩こり，頭痛，腹痛，下痢，便秘，寝つきの悪化，食欲不振，体重減少などが認められることが多い。そして行動的側面では，遅刻や早退，ケアレスミスの頻発，物忘れ，人付き合いの回避，服装の乱れなどの形で現れやすい。

6-4 メンタルヘルスのセルフケア

良好なメンタルヘルスを維持するために，自分に合ったストレス対処の方法を見つけて実践するセルフケアが大切となる。基本的な考え方は身体の健康を図る場合と同様で，適切な運動，食事，休養，および睡眠で調和的な生活を送るよう努め，入浴，ストレッチや体ほぐしの運動を使ったリラクセーション，直面しているストレス反応について他人に話すコミュニケーションなどを介して，ストレスを緩和することができる。

6-4-1 運　動

適度な運動をすることで，満足感や開放感，リフレッシュ効果を得ることができる。過度にならないように「楽しむ」ことを重視した運動が望ましいとされる。また適度な運動は，空腹感や疲労感を適度に高めてバランスのとれた食事や質の高い睡眠に繋がるため，生活リズムが整えられる点でも有用である。

6-4-2 休　養

ストレスの原因と思われるものから離れる時間を作ることは，気分転換になりストレス軽減に繋がる。自宅等で何もせずに心身をじっくり休ませる必要がある場合もあるが，趣味（映画鑑賞等）や自然を楽しむ（旅行等）ために外出するなど，積極的休養を通して英気を養うことが大切である。「働き方改革」（働き方改革を推進するための関係法律の整備に関する法律，2019 年）が目指す改革の一つである「労働時間の改善」や「年次有給休暇の取得促進」は，休養によるメンタルヘルスのセルフケアの実現を後押ししている。

レム睡眠とノンレム睡眠

レム睡眠は原始的な眠りと考えられ，大脳皮質の未発達な変温動物が身体的な休息を図るために獲得したものとされる。よって骨格筋を完全に脱力させ不動化することで，休息を実現する。しかし恒温動物に進化した鳥類やほ乳類においては，レム睡眠は高度に発達した大脳に休息をもたらすことができない。そこでノンレム睡眠が大脳皮質をいろいろなレベルで（第 1 ～ 4 段階）休息させるように開発されたと考えられている。ノンレム睡眠時には意識水準や体温が下がり，呼吸が穏やかになるなど，血圧，ホルモン分泌や免疫機能などの生体諸機能が連動して調節される。大脳を沈静化し，休養させる眠りがノンレム睡眠であり，一方完全な覚醒状態との間で橋渡し役をして大脳を活性化させるのが，レム睡眠の大切な役割である（脳のアイドリング）。新生児は全睡眠のうちレム睡眠の占める割合（約 50 %）が成人（約 20 %）に比べ大きい。新生児の神経系は急速な発達のために，多くの刺激を必要としている。レム睡眠は中枢神経系の活動が高まっている時期であり，脳の刺激剤として適当である。脳の成熟にしたがい外部環境からの感覚刺激を受けられるようになり，その結果として内因性の刺激（レム睡眠）の量が減っていくことになる。

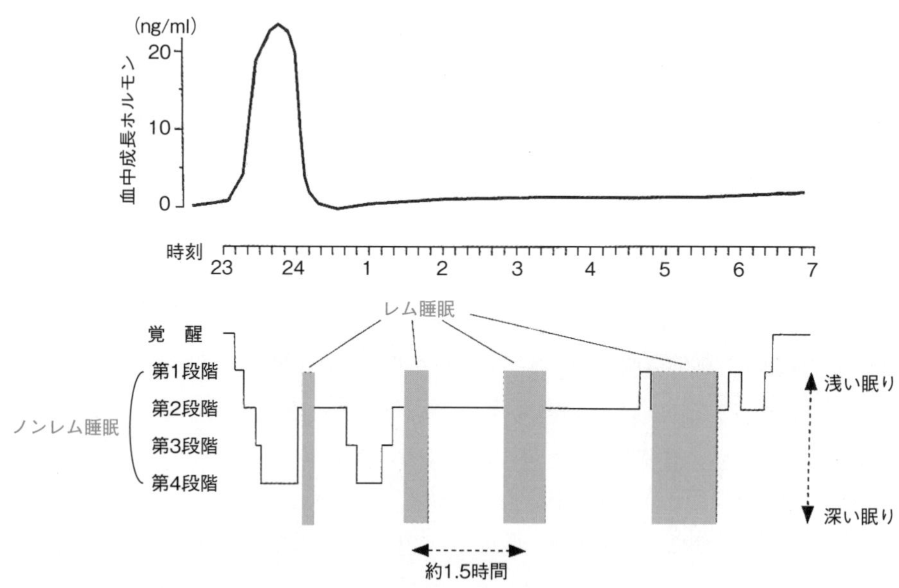

図 6-2　健康成人の睡眠経過（レム睡眠とノンレム睡眠の出現）と成長ホルモンの分泌パターン

6－4－3　睡　　眠

睡眠は精神的・身体的疲労からの回復を図る最も重要な生理的活動であり，ストレス軽減に有効である。睡眠はレム睡眠とノンレム睡眠の 2 種に分類されている。レム睡眠は急速眼球運動（rapid eye movement, REM）を伴う睡眠であり，閉じた瞼の下で眼球が激しく動いている状態での睡眠を指す。レム睡眠では，骨格筋は完全に脱力しているにも関わらず，脳は覚醒に近い状態にあり，心拍数や血圧，体温の変動があり，夢を見る。いわゆる「金縛り」はこの睡眠時に体験されていると考えられる。一方，ノンレム睡眠は REM を伴わない睡眠（non rapid eye movement, Non REM）であり，脳が休息状態にある眠りといえる。浅いまどろみの状態から熟睡状態まで，4 つに分類可能であり（第 1 ～ 4 段階），第 4 段階が最も深い眠りとされる。

健常成人では，これらの 2 種類の睡眠が約 1.5 時間のサイクルで交互に出現して，眠りを構成している（図 6－2）。入眠後，最初に訪れる深いノンレム睡眠（第 4 段階）時に脳下垂体から成長ホルモンがパルス状に分泌され，細胞を修復して疲労回復を促進する作用を発揮する。したがって睡眠では，この深い眠りに達することが重要であり，結果として「ぐっすり寝た」という休養感（満足感）を感じる眠り，すなわち質の高い睡眠となる。夜間の眠気を誘引するとされるメラトニンは，午前中に太陽光を浴びた後，15 ～ 16 時間で松果体から分泌が亢進すると考えられている。したがって良質な睡眠を得るために，スムースな入眠を実現するには，起床後，午前中に日光に当たることが望ましい。また，

成長ホルモン

下垂体前葉から分泌されるホルモンで，幼若哺乳動物の骨の成長を中心とした身体全体の同化促進作用を持つ。成長ホルモンの分泌に促進的に作用する因子として最も重要なのが，深い睡眠，ノンレム睡眠である。特に入眠直後のノンレム睡眠時に拍動的分泌が顕著に確認できる。

メラトニン

メラトニンは脳内にある松果体から外界が暗くなると分泌されるホルモン（松果体ホルモン）で，トリプトファンからセロトニンを経て生合成される。睡眠を促す作用を持つ。外界が明るくなると分泌は低下し覚醒しやすくなるため，一日を基準としたリズムを作っていると考えられる。これはメラトニン合成を律速するセロトニン-N-アセチルトランスフェラーゼが明暗条件による活性調節を受けているためである。光信号は視神経から入力され視交叉上核に入り，松果体でのメラトニン分泌調節に関わるので，視交叉上核がほ乳類での「生物時計」と理解されている。

テレビやパソコン，スマートフォンなどのモニターの光はメラトニン分泌を阻害する可能性があり，就寝前の使用は控えるべきと考えられている。ちなみに必要な睡眠時間については約 6 ～ 8 時間とする指摘もあるが，非常に個人差が大きく，昼間の眠気で困らない程度の時間が確保されれば良いとされる。

一方，過度のストレス等によって睡眠障害（入眠障害，中途覚醒，早期覚醒，熟眠障害など）が生じ，長期化すると，日中の倦怠感や眠気が増強され，集中力・意欲低下などに発展するリスクが高くなる。良質な睡眠を妨げる要因の一つに睡眠時無呼吸症候群があり，生活の質を低下させるだけではなく循環器系疾患や事故を招来すると考えられ，専門医療機関による早期治療が必要である。

コラム　単相性睡眠と多相性睡眠

1 日に何回も眠るパターンを多相性睡眠（複眠），1 日に 1 回まとめて眠るパターンを単相性睡眠（単眠）という。文明社会の大人はたいてい後者であるが，人間の睡眠は元々，多相性睡眠であった。つまり単相性睡眠は社会の規律に睡眠リズムを同調させ，生理的欲求を抑圧したパターンである。レオナルド・ダ・ヴィンチは 4 時間毎に 15 分間の睡眠をとり生活をしていたとも伝えられるように，多相性睡眠を実行することで睡眠欲求を減退させ，精神的，身体的作業効率を一定に維持できる，という考え方は現在も睡眠研究者の関心の的である。

6-4-4　入　　浴

ぬるめと感じる温度で適度な時間の入浴にはリラックス作用があり，睡眠との関わりにおいて非常に有用と考えられている（健康づくりのための睡眠指針 2014，2014 年）。個人差はあるが，40 ℃前後の高過ぎない温度での入浴自体に精神的なリラックス効果が期待できる。また入浴で体温が上昇して末梢血管が拡張すると，入浴後には放熱反応が促進されて体温が効率的に低下していくが，こういった体温変化が入眠を促進し，さらに深いノンレム睡眠（質の高い睡眠）の獲得にも貢献することがわかっている。就寝 0.5 ～ 6 時間前の入浴に認められている効果であるが，個人にあったタイミングの入浴方法を見つけると良い。ただし，湯温を上げ過ぎると交感神経を緊張させてしまい，心身のリラックス効果が消失し，むしろ入眠を妨げることになるので注意したい。

6-4-5　リラクセーション

リラクセーションは心身の緊張を意図的に緩めることで，様々な方法がある。

(1) ストレッチング

筋肉をゆっくりと時間をかけて伸展させること(静的ストレッチング)で，筋肉の緊張を和らげ，血行を促進し，ストレス反応を軽減する。首，肩，腰，背中，尻，太腿などの筋肉を対象に，弾みをつけずに，少なくとも 30 秒間程度，痛みを感じない範囲で，自然な呼吸を維持したまま行うのがポイントである。また伸ばしている筋肉群を意識すると，より大きなストレッチング効果が得られるとされている。

(2) 腹式呼吸

緊張や不安があると，無意識のうちに呼吸は浅く，速くなりがちである。呼吸機能は随意的にも制御できる特性があるため，意図的に深くゆっくりとした呼吸（深呼吸）を行うと緊張が解けてくる。まず椅子に座って手を腹部に当て，ゆっくりと十分に時間をかけて口から呼息（息を吐く）して腹部を凹ませる。次に鼻から，やはりゆっくりと吸息（息を吸う）し，横隔膜を下げて腹部を膨らませる。このような腹式呼吸を，呼出を強調して数分間実施することでストレス軽減効果が発揮される。

6-4-6　コミュニケーション

ストレス反応を示している時は，物事を固定的に思考してしまう傾向がある。問題点ばかりに固執して，マイナス思考の悪循環に陥り，考え方や物の見方を変えづらい状況である。そのような時，友人や家族，同僚など，他人に話を聞いてもらうことも有効なストレス解消法となる。他人に話すこと，言葉によるコミュニケーションを図ることで気持ちが楽になったり，気持ちを客観視できるようになったりすることもあり，メンタルヘルスのセルフケアとなる。

しかしメンタルヘルスの不調が続く場合には，早めに専門家へ相談して援助を求めることも大切である。医師や公認心理師だけでなく，地域の保健所や精神保健福祉センターなど，相談できる窓口はたくさん用意されている。

参考文献

1) 本郷利憲，廣重力，豊田順一，熊田衛編，『標準生理学（第 5 版)』，医学書院（2000).
2) 池谷裕二，『記憶力を強くする』，講談社（2001).
3) 井上正康，倉恒弘彦，渡辺恭良編，『疲労の科学』，講談社（2001).

7

生活環境と健康

7－1　環境要因と健康

7－1－1　環境要因と健康の関係

環境とは，人または生物を取り巻くまわりの状況を示す。そのものと何らかの関わりを有し，影響を与えうる。

われわれの生活を取り巻く社会には，健康に深く関わる環境要因が多数ある。化学物質などの化学的要因，微生物やアレルゲンなどの生物的要因，温熱や電磁波などの物理的要因，その他，社会的要因や文化的要因なども関わっている。これらの環境要因と個体要因（または宿主要因）が相まって，健康増進や健康障害に結びつく。これらの相互作用や作用因子を解明することで，健康障害の予防に結びつけることができる。

7－1－2　化学物質による生体への影響

(1) 化学物質の体内動態

化学物質によって生ずる毒作用，損傷部位，毒作用の強さと回復可能性は，ADME［吸収（Absorption），分布（Distribution），代謝（Metabolism），排泄（Excretion）］の4つの過程に依存している。これらの過程の複合効果が，体内へ入った化合物やその代謝物の組織や細胞中での濃度や持

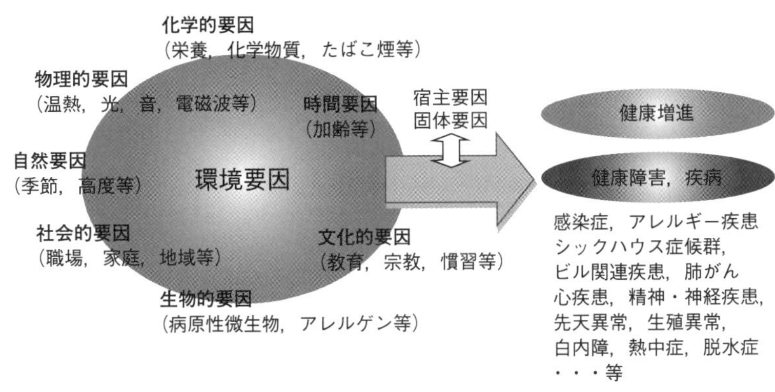

図 7-1　環境要因と健康の関係

曝露と ADME

曝露とは，飲食物，空気，生活用品などの外的因子にさらされることである。経口，吸入，経皮などの経路の違い，急性や慢性などの曝露時間の違いがある。吸収とは，接触した細胞表面から血液やリンパ系といった脈管系に入るまでの過程である。代謝とは，生体内で起こる全ての化学的・物理的変化であり，吸収された物質を分解して代謝物に変化させる化学反応である。代謝にはほとんど酵素が関与している。吸収後，体内の各器官へ分布されるが，消化管で吸収されずに排泄されると糞便へ移行する。排泄は体外への移行過程である。

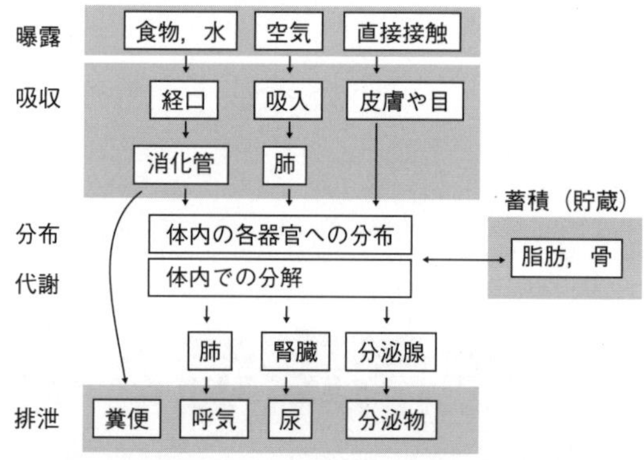

図 7-2　化学物質の ADME

続時間を決定する。

表 7−1 は水銀の ADME である。金属水銀は消化管からはほとんど吸収されないが，水銀蒸気になると高い割合で肺から吸収される。生物学的半減期が長いと蓄積性が高く，水銀は肺から吸収された後，全身にわたり長期間蓄積する。

生物学的半減期
代謝や排泄などの生物学的過程により生体内での濃度が半減するまでに要する時間

表 7-1　水銀の ADME

概要	吸収
金属水銀	消化管からの吸収は極めて少ない。大量に飲んだ場合、その重みで胃穿孔を起こして吸収されることがある。 水銀蒸気：肺で 70 ～ 80 %が吸収され、肺に高濃度沈着する。
代謝・排泄	誤飲後 2 ～ 3 日後には便中に排泄される。
生物学的半減期	呼気　18 時間，肺　1.7 日，頭部　21 日，腎　64 日，胸部　43 日，全身　58 日

（UMIN ：中毒時の対応に関する情報（中毒情報）について，0003 体温計水銀を元に作成）

(2) 化学物質の毒性

時間的尺度から，急性毒性，亜急性毒性，慢性毒性に分類される。また，毒性の性質により，発がん性，生殖毒性，催奇形性，変異原性，感作性，遺伝毒性，肝臓や腎臓などへの臓器毒性，神経毒性，免疫毒性に分類される。

表 7-2　化学物質の毒性の種類

種類	概要
急性毒性	1 日または短時間の曝露
亜急性毒性	3 ヶ月程度の曝露
慢性毒性	長期間あるいは反復した曝露
発がん性	正常細胞をがん化させる能力
生殖毒性	生殖過程に何らかの有害作用を起こす能力
催奇形性	次世代に対して先天異常を引き起こす性質
変異原性	遺伝子に作用して変質させる性質
感作性	アレルギー様症状を起こす性質
遺伝毒性	遺伝子の突然変異等で生じる遺伝的過程の障害
肝毒性	肝臓機能の異常等を誘発する毒性
腎毒性	腎臓機能の異常等を誘発する毒性
神経毒性	神経組織に対する毒性
免疫毒性	免疫機能に有害な作用を示す毒性

(3) 化学物質による発がん

化学物質によるがんの発生は，正常な細胞の核染色体中の DNA（デオキシリボ核酸）が化学物質によって修飾され，遺伝子がもつ情報に変化が起こること（イニシエーション）から開始される。刺激を受けた細胞がイニシエーション，プロモーション，プログレッションなどの段階を経ることで発がんに至る。

このように遺伝子の障害性を有する物質を遺伝毒性発がん物質という。DNA と直接反応して突然変異を誘発するイニシエーターである。遺伝子の障害性を有しない，DNA と直接反応しない物質を非遺伝毒性発がん物質という。がん細胞を異常増殖させてがん組織とする過程をプログレションという。

世界保健機関（World Health Organization: WHO）の研究機関の 1 つである国際がん研究機関（International Agency for Research on Cancer: IARC）は，人の疫学調査，動物実験，生物学的知見など基づいて，化学物質，混合物，環境の発がん性を評価し，発がん性分類を公表している。

表 7-3　国際がん研究機関の発がん性分類（2021 年 3 月 26 日 IARC 最終更新）

分類	定義	数	例
グループ 1	人に対して発がん性がある Carcinogenic to humans	121	石綿、たばこ、喫煙、受動喫煙、ベンゼン、ホルムアルデヒド、結晶性シリカ、ラドン、木材粉塵、ベンゾ[a]ピレン、塩化ビニル、X 線、γ 線、100-400nm 波長の紫外線照射（A,B,C)、大気汚染、アルコール飲料、ディーゼル排気ガス、ヒ素・無機ヒ素化合物、トリクロロエチレン、1,2-ジクロロプロパン、加工肉
グループ 2A	人に対しておそらく発がん性がある Probably carcinogenic to humans	89	無機鉛化合物、アクリルアミド、ポリ塩化ビフェニル、赤身肉、テトラクロロエチレン、スチレン、65 ℃以上の飲み物
グループ 2B	人に対して発がん性があるかもしれない Possibly carcinogenic to humans	318	アセトアルデヒド、エチルベンゼン、クロロホルム、パラジクロロベンゼン、耐火セラミック繊維、ナフタレン、無線周波数電磁界、鉛、ガソリン排気ガス
グループ 3	人に対する発がん性を分類できない Not classifiable as to its carcinogenicity to humans	499	トルエン、キシレン、イソプロパノール、断熱用グラスウール、ロックウール、フタル酸ジ-2-エチルヘキシル、ポリエチレン、ポリスチレン、ポリウレタンフォーム、ポリ塩化ビニル、コーヒー、カプロラクタム

(4) 量反応関係

一群の生物が化学物質に曝露されると，その曝露量に応じて特定の反

遺伝毒性発がん物質

反応性に富み，DNA と直接反応してがんを誘発する「一次発がん物質（直接型）」と，生体内で代謝されて反応性に富む物質となり発がんを誘発する「二次発がん物質（前駆型）」がある。一次発がん物質は，反応性に富むため環境中で分解されやすく，日常生活における発がん要因としての寄与は少ないと考えられる。二次発がん物質は，生体内で代謝的活性を受けてはじめて DNA への反応性を獲得する。一般に化学的に安定で環境中に存在することから発がん要因の大部分は二次発がん物質と考えられている。一次発がん物質の例としては，マスタードガス類，エチレンイミン，過酸化水素などがある。二次発がん物質の例としては，ベンゾ[a]ピレンなどの多環式芳香族炭化水素類，ベンジジンなどの芳香族アミン類，芳香族ニトロ類，脂肪族ニトロソアミン類，塩化ビニルなどがある。

非遺伝毒性発がん物質

プロモーターなどが含まれる。プロモーターは，イニシエートされた細胞の増殖を促進し，がん化に導く働きを有する。ポリ塩化ビフェニル類，サッカリン，アルコール飲料，たばこの喫煙などがある。

毒とは何か

「毒性学の父」と呼ばれるスイスの医学者パラケルスス（1493 － 1541）は，「毒でないものが存在するだろうか？すべての物が毒であり，毒とならない物はない。毒でなくするものは，ただ量だけである。」と述べている。

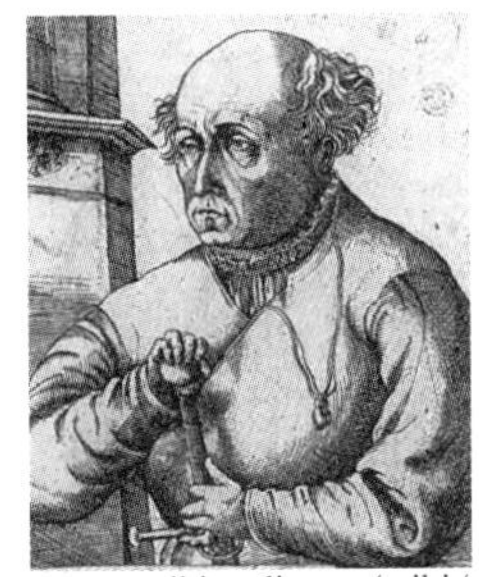

https://commons.wikimedia.org/wiki/File:Paracelsus_1.jpg?uselang=.

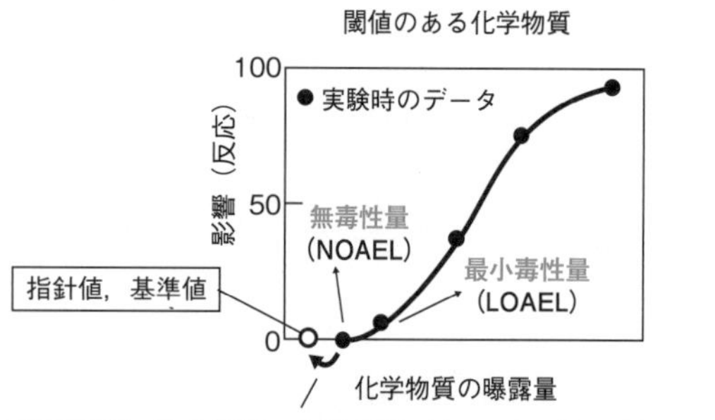

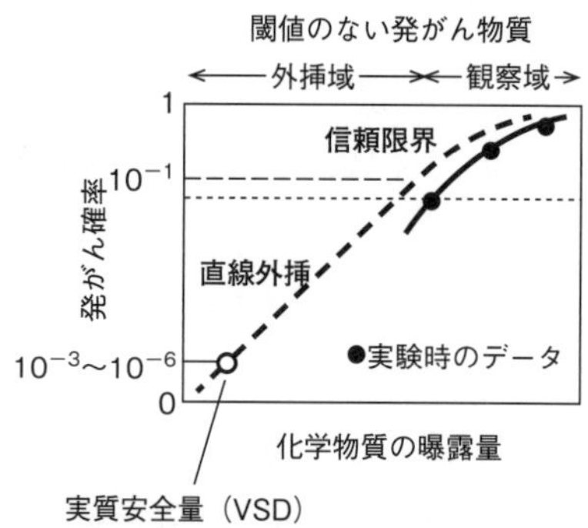

図 7-3　量反応曲線

閾値（しきい値）

量反応関係において，量を低くすると反応率が急激に低下する。そして，解毒などの生体防御機構よって，生体に全く影響しない領域があると考えられる。つまり，反応率が 0 %である限界量が存在すると考えられる。これを閾値という。遺伝子障害性を有する発がん物質や放射線による障害の場合，たとえ 1 分子でも生体成分と反応する，あるいは生体分子の障害を引き起こせば，それに応じた反応が確率的に生じるため，閾値が存在しないという考え方が支配的である。この場合，量がゼロの原点を通る曲線が推定される。

無毒性量と最小毒性量

曝露群において，対照群と統計的に毒性影響の有意な差が認められない最大の量を無毒性量（no observed adverse effect level: NOALE）という。また，有意な毒性影響の差が認められる最小の量を最小毒性量（lowest observed adverse effect level: LOALE）という。有害な影響ではない作用に基づく場合は，それぞれ無影響（無作用）量（no observed effect level: NOLE），最小影響（最小作用）量（lowest observed effect level: LOLE）という。一般的に，NOEL や LOEL は，それぞれ NOAEL や LOAEL より低いか等しい。

応を示す個体の数が変化する。この関係を量反応関係という。量反応関係は，化学物質の毒性を把握する有効な手段として利用される。

一般に，毒性が認められる標的臓器は複数存在する。多くの場合，例えば，悪性腫瘍の形成，各臓器における病理組織学的変化，関連する血液パラメータの変化，粘膜刺激，神経行動機能への影響など，ある化学物質への曝露によって観察される有害性指標は複数存在する。化学物質による生体影響を評価する場合，量を増加させたときに最初に観察される問題となる重要な作用（critical effect）の特定が重要となる。この作用における量反応関係をもとに，環境中の指針値や基準値が検討される。

7－1－3　放射線による生体への影響

(1) 放射線の種類

物体から粒子線あるいは波動形態の電磁波として放射されるものを広く放射線という。粒子線としては，α 線，β 線，電子線，中性子線，陽子線，重陽子線，重粒子線などがある。電磁波としては，γ 線，X 線，紫外線，可視光線，電波などがある。一般に，短波長のものほど物質透過力やエネルギーが強く，生体影響も強い。

物質を通過する際に物質から電子を放出させる（イオン化または電離）ものを電離放射線という。一般に，放射線といえば電離放射線のことを示すことが多い。紫外線以上の長波長の電磁波は，物質をイオン化する作用がないため，非電離放射線という。

(2) 電離放射線

電離放射線の生体影響の評価に用いられる被曝線量を実効線量という。単位はシーベルト（Sv）であらわされる。実効線量は，吸収線量に生物学的効果比（Q）を乗じたものである。吸収線量の単位はグレイ（Gy）である。1Gy は，照射された物質 1 kg に 1 ジュール（J）のエネルギーを発生させる吸収線量である。α 線の Q 値は 20，β 線，γ 線，

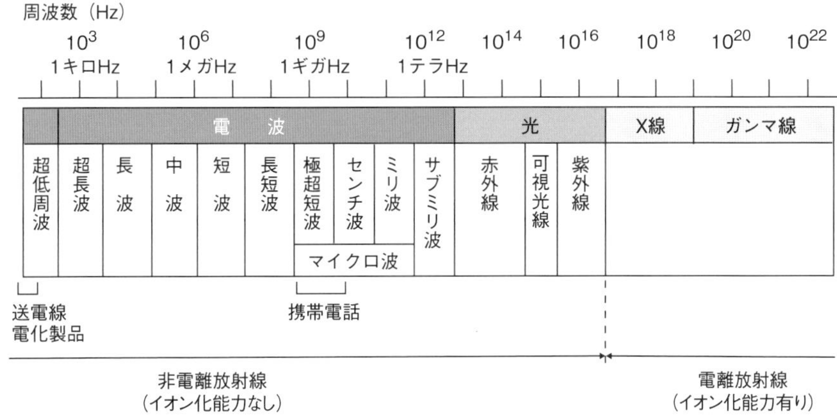

電離放射線
- 粒子線
  - 荷電粒子線：α線，β線，電子線，陽子線，重陽子線，重粒子線など
  - 非荷電粒子腺：中性子線
- 電磁波：Y線，X線

図 7-4　放射線の種類
（引用：「新版 生活健康科学」三共出版，図 9 — 11 に加筆）

X 線の Q 値は 1 である。つまり，α 線の有害性は極めて高い。但し，α 線は線源からの到達距離が短い特徴がある。

放射線に曝露した場合の人体への影響は，その人の体にあらわれる「身体的影響」と，その人の子孫にあらわれるかもしれない「遺伝的影響」の大きく 2 つに分けられる。身体的影響は，放射線に曝露して数週間以内に症状があらわれる「急性障害」と，数ヶ月から数年後になって症状があらわれる「晩発障害」のさらに 2 つに分けられる。これらの影響は，曝露した放射線の種類や量，全身か局所曝露かによって異なる。

急性障害の例では，全身に一度に 1,000 mSv 程度の放射線に曝露すると，嘔吐や吐き気の症状があらわれる。また，4,000 mSv 程度の場合，半数が死亡する。晩発障害は，放射線に曝露してからある程度時間が経過した後に症状が出るものであり，症状が出るまでの期間を潜伏期間という。

放射線の人体への影響については，「確定的影響（組織反応）」と「確率的影響」という 2 つの分け方がさらにある。これは，化学物質の毒性影響における「閾値有り」「閾値なし」と同じ考え方に基づく。つまり，確定的影響は，低線量の放射線では影響のないことがはっきりしているもので，脱毛や白内障などがある。確率的影響は，放射線の曝露によって，わずか 1 つの細胞が変化しても，一定の段階を経ればがんなどになる可能性があるというものであり，がんや遺伝的障害がある。確率的影響は，線量の増加とともに影響の発生確率のみが増加し，重篤度は変化しない。確定的影響において，急性影響の閾値は 200 ～ 250 mSv 以上

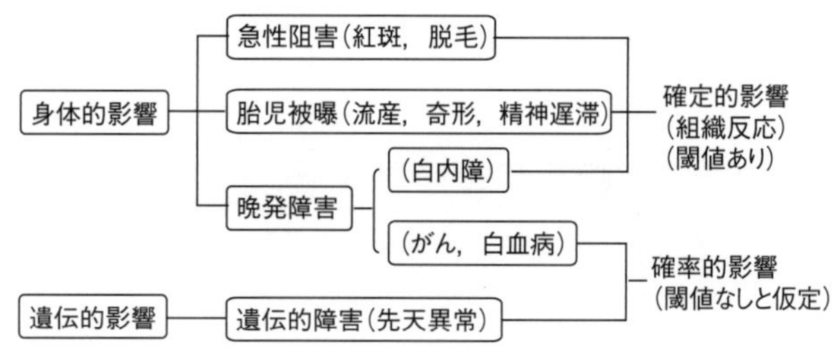

図 7-5　放射線の人体への影響

（引用：公益財団法人放射線影響協会「放射線の影響がわかる本(2020 改訂版)」より引用）
http://www.rea.or.jp/wakaruhon/kaitei2020/wakaruhon_main_.html

と考えられており，それ以下の線量では急性影響を引き起こす可能性は極めて低い。

放射線の線量限度

国際放射線防護委員会は，人が曝露する放射線の線量はできるだけ少ない方がより安全であるという立場から，閾値がない，つまりどれほど低い線量でも何らかの影響があると仮定し，放射線防護の基準を定めている。具体的には，放射線業務従事者等の職業被曝の実効線量の線量限度は 5 年間の平均が 20 mSv（いかなる 1 年も 50 mSv を超えないこと），一般の人の線量限度は 1 mSv/年である。

(3) 非電離放射線

非電離放射線としては，ラジオ波やマイクロ波などの電波，赤外線，可視光線，紫外線などがある。

家電製品や送電線から放射される電磁波は，波長が非常に長いため，エネルギーは弱く，生体への影響は低いと考えられる。米国やスウェーデンで，高圧送電線の近くの住民に小児白血病が増加するとの報告があるが，その因果関係はいまだに明確にはなっていない。国際がん研究機関（IARC）は，無線周波数電磁界をグループ 2B（人に対して発がん性があるかもしれない）に分類している。

波長が約 780 nm ～ 1000 nm の電磁波を赤外線という。物体に吸収されて発熱をもたらすため，熱線や熱輻射とも呼ばれる。赤外線は物質透過性が強く，表皮から 1 ～ 1.4 mm の皮下組織にまで到達する。赤外線による健康障害としては，照射局所の皮膚の火傷，直視し続けた場合の網膜の火傷などがある。また，長時間の曝露は熱による水晶体のタンパク質の変性を引き起こして水晶体の混濁を生じ，赤外線白内障を起こす。

可視光線は，波長が 400 ～ 780 nm の電磁波である。可視光線そのものは，通常人体に有害性はないが，強い可視光線が目に入ると網膜の火傷の危険性がある。

紫外線は，約 10 ～ 400 nm の波長の電磁波の総称である。波長の長い方から UVA（320 ～ 400 nm），UVB（280 ～ 320 nm），UVC（190 ～ 280 nm）に分類されている。

UVA は，メラニン生成に基づく体表面の褐変，いわゆる日焼けを引き起こす。しかし，生体への直接的な影響は，UVB や UVC よりも小さい。UVA は，組織への浸透力が強く，水晶体にまで達するので，過度な曝露は白内障の原因となる。

UVBは，光子エネルギーが大きく，UVAよりも生体に大きな傷害を与える。皮膚に発赤，腫脹，水泡といった紅斑を形成した後，メラニン色素沈着による遅発型黒化の日焼けを引き起こす。DNAの吸収波長を含むため，DNAに吸収されてDNA塩基の修飾や鎖切断を引き起こす。このような傷害は，通常，除去修復機能によって修復されるが，修復されずに残った場合は，突然変異を誘発して皮膚がんの原因になると考えられている。UVBは，角膜に吸収されやすく，雪目と呼ばれる角膜炎などの眼の光障害の原因となる。また，活性酸素の発生や酸化作用を示し，老人性白内障の主要因である。

UVCは，光子エネルギーが大きく，UVBよりも低線量で生体に対して大きな傷害を引き起こす。その傷害はUVBとほとんど同じである。

7－1－4 騒音・振動による生体への影響

(1) 騒音による障害

日常聞いている音は，周波数の異なる複数の音からなる複合音である。音の周波数が異なると感じる音の大きさが異なるため，人の聴感に類似した周波数応答性をもたせた騒音計で騒音を測定する。騒音計の指示値は，騒音レベル（単位：dB）であらわされる。騒音レベルのおよその目安としては，100 dBがガード下の電車音，60 dBが普通の会話，40 dBが静かな事務室である。

騒音レベルが130 dB程度になると耳に疼痛を感じ，鼓膜損傷のおそれがある。85 dB以上の騒音に繰り返し曝露されて数年以上経過すると，騒音性難聴が生じる。低い騒音レベルでも，睡眠妨害，集中力の妨げなどの心理的影響がみられ，循環器系や消化器系などの生理的影響がみられる場合がある（7－3－4 騒音と健康を参照）。

(2) 振動障害

振動の生体への影響としては，局所振動によるものと全身振動によるものがある。局所振動によるものとしては，手持ち鋲打機や削岩機の作業従事者にみられる振動病や白ろう病がある。激しい振動を受け続けたために起こる末梢血管の血行障害と考えられており，手や指の不快感，しびれ感，蒼白化，間接の変形などが生じる。

全身振動によるものとしては，車両の運行や建設工事等に伴って発生する，悪心，嘔吐，胃腸障害，月経異常，脊椎の異常などがある。体感される振動周波数は0.1～500 Hzであり，公害振動として問題になるのは60～80 dBの強さであることが多い。

7－1－5 環境の把握とその評価（リスク評価）

視覚，聴覚，嗅覚，味覚，触覚，痛覚などの感覚は，それぞれの感覚受容器によって中枢神経に伝達され，認知される。つまり人間は，環境

活性酸素と酸化ストレス

活性酸素とは，大気中の酸素よりも活性化された酸素およびその関連分子で，酸素原子を含む反応性の高い化合物の総称をいう。呼吸で体内に取り込まれた酸素の一部は通常の状態よりも活性化された活性酸素となる。ヒトを含めた哺乳類では，取り込んだ酸素の数%が活性酸素に変化すると考えられている。体内で白血球から産生した活性酸素は，免疫機能や感染防御の重要な役割を有し，細胞間の生理活性物質としても利用されている。しかしながら，活性酸素は不安定でさまざまな物質と反応しやすい性質を有しているため，体内の代謝過程でさまざまな成分と反応し，過剰になると細胞傷害を引き起こす。生体内では活性酸素の産生と抗酸化防御のバランスを取るように活動しているが，活性酸素の産生が過剰になり，抗酸化防御のバランスが崩れた状態を酸化ストレスという。紫外線，放射線，大気汚染への曝露，たばこ，薬剤ならびに酸化された物質の摂取などは酸化ストレスを引き起こすリスク因子と考えられている。

白ろう病（白蠟病）

手足の血管が収縮することで生じる血管運動神経障害で，削岩機，鋲打機，ハンマー，ドリル，チェーンソーなどの強い振動を伴う工具を長期間使用することで起こる障害である。血管運動神経の働きが振動によって狂うため血液障害が起こり，手指や前腕の皮膚がろうのように白くなり，しびれや疼痛，冷感などの症状が起こる。感覚が鈍くなったり，過敏になったりすることがあり，進行すると皮膚の硬化，爪の変形，筋萎縮，骨関節障害がみられることがある。

認知機能を持っている。しかし，環境中の化学物質濃度，紫外線，放射線などを人間は生理学的に認知できない。そこで，科学的思考や機器などの手段を使って認知し，客観的に環境を把握することができる。化学物質の ADME，量反応関係，計測機器による環境中の濃度の測定などもその思考や手段の１つである。

感覚は，外的因子による有害影響に対して防御行動をとるために重要であるが，低濃度の化学物質や放射線による有害影響のように，知覚できないこともある。そのため，健康被害事例の調査，疫学調査，動物実験などにより，環境を客観的に評価することが必要となる。

近年，化学物質の多様化と量的拡大により，世界で約７～８万種類，日本で約５万種類の化学物質が流通している。そのため，個々の化学物質の有害性に着目した従来の規制措置は限界にきている。そこで，化学物質の製造や使用等における実際の曝露条件下での生体に対する現実に起り得る危害の程度を把握し，その低減を図ることが重要となっている。この程度はリスクといわれる。リスクとは，作用因子への曝露によって，特定の状況下で引き起こされる，生体・システム・集団における有害影響の確率，または有害な影響が起こる可能性を示す。つまり健康被害などの望ましくない結果をもたらす可能性や予測値を示す。リスクは，有害性と曝露量であらわされる。有害性が高くても適切に管理すればリスクの低減が可能であるが，有害性が低くても管理を怠ればリスクは増大する。そのため，リスクを適切に把握して管理することが重要である。

媒体別に曝露量を表す単位

・吸入濃度（空気）
体積分率または質量分率（ppm など），質量濃度（mg/m^3 など）
・経口曝露（飲食物など）
飲食物中の濃度（%，mg/g など），投与量（mg/kg 体重など）
・経皮曝露
製品中の濃度（%，mg/g など），投与量（mg/kg 体重など）

濃度を表す単位

・ ppm（parts per million）は 100 万分の 1（10^{-6}）を表す。
（例）1000 L（リットル）（約 1 トン）の水に 1mL（ミリリットル）（約 1 グラム）の物質が含まれる濃度。
・ ppb（parts per billion）は 10 億分の 1（10^{-9}）を表す。
（例）百万 L（リットル）（約千トン）の水に 1 mL（ミリリットル）（約 1 グラム）の物質が含まれる濃度。
・ ppt（parts per trillion）は 1 兆分の 1（10^{-12}）を表す。
（例）10 億 L（リットル）（約百万トン）の水に 1 mL（ミリリットル）（約 1 グラム）の物質が含まれる濃度。

環境リスク対策は，研究，リスク評価，リスク管理の３つの要素で構成されるリスク評価・リスク管理の体系と，リスクを正しく伝達し相互理解をはかるリスクコミュニケーションから成り立っている。

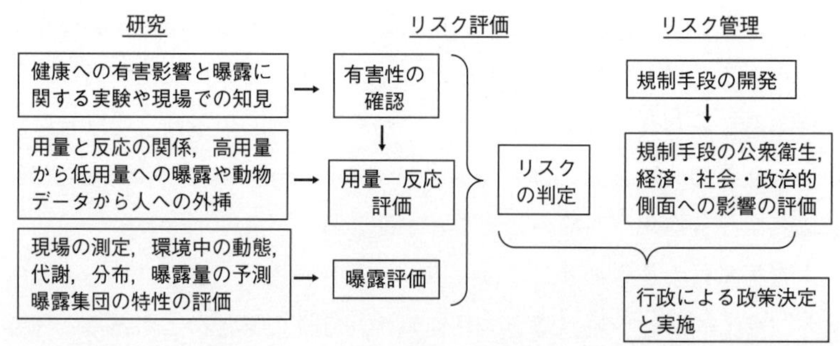

図 7-6　リスク評価・リスク管理の体系

化学物質の毒性から人の健康を守るためには，毒性を発現しない曝露量や摂取量を定め，その量よりも低くなるように環境中の化学物質を管理する必要がある。そこで，人が一生涯摂取し続けても有害な影響が生じないと考えられる１日当たりの摂取量が決定される。環境汚染物質については耐容一日摂取量（tolerable daily intake: TDI），食品添加物や農薬については一日許容摂取量（acceptable daily intake: ADI）が設定される。

化学物質の体内での挙動は，生物種の間で差がある場合があること，人の間でも化学物質に対する感受性の個人差があること，反応の内容によっては生体にもたらす障害に差があることなどを考慮し，無毒性量（NOAEL）や最小毒性量（LOAEL）をリスク評価に適用する場合，これらの不確実さを考慮した不確実係数が使用される。そして，NOAEL や LOAEL を不確実係数で除して耐容一日摂取量が求められる。環境中の指針値や基準値も，同様に NOAEL や LOAEL に不確実係数を適用して導出される（図 7－3 参照）。不確実係数は，最大でおよそ 3000 までの値が使用される。

遺伝子障害性を有する発がん物質など，量反応関係に閾値のない場合，TDI や ADI を設定することはできない。リスクをゼロにするには曝露量をゼロにする必要があるが，実際上は困難な場合が多い。そのため一定のリスクは受け入れざるをえないと考え，それに対応する曝露量として実質安全量（virtually safe dose: VSD）を設定してリスク評価を行う。日本では，1997 年に規定されたベンゼンの大気環境基準の作成にあたり，10 万人の 1 人の過剰発がん確率に対応して VSD が設定されている。VSD の設定に際しては，10 万分の 1 の過剰発がん確率に対応する曝露量を動物実験や疫学調査で確認できないため，高濃度曝露の結果を数学モデルで低濃度に外挿して算出されている（図 7－3 参照）。

7－2　環境汚染と健康

7－2－1　環境汚染の歴史と取り組み

古来より，われわれの暮らしは化学工業によって支えられてきた。その発達によって，さまざまな新しい技術が開発され，われわれは便利で快適な生活が送れるようになった。しかしながら，同時に数多くの環境汚染を引き起こした。二十世紀における高度な化学工業の発達は，さらに環境汚染を広域化，複雑化していった。その対策として，化学物質等に関する法規や指針が策定されていった。

7－2－2　環境汚染と公害の最近の状況

環境基本法で定める大気汚染，水質汚濁，土壌汚染，騒音，振動，地盤沈下，悪臭を典型 7 公害という。総務省公害等調整委員会に寄せられた全国の公害苦情件数は，昭和 41 年度の調査開始以降，6 万件から 10 万件の間を推移しており，大幅な減少はみられない。典型 7 公害においても大幅な減少はみられておらず，ここ 20 年ほどの間，全体の約 7

公害

環境基本法第 2 条第 3 項において，「公害」とは，環境の保全上の支障のうち，事業活動その他の人の活動に伴って生ずる相当範囲にわたる大気の汚染，水質の汚濁（水質以外の水の状態又は水底の底質が悪化することを含む），土壌の汚染，騒音，振動，地盤の沈下（鉱物の掘採のための土地の掘削によるものを除く）及び悪臭によって，人の健康又は生活環境（人の生活に密接な関係のある財産並びに人の生活に密接な関係のある動植物及びその生育環境を含む）に係る被害が生ずることをいう。

表 7-4　化学工業の発達と環境汚染の歴史

時期	化学工業	環境汚染
エジプト文明（紀元前 6 千～2 千年）	・錬金術（金属器、貴金属） ・ガラス ・石けん ・パピルス、文字板、印刷技術	
古代	・バター、チーズ ・ビール、ぶどう酒、食酢	
中世	・火薬（銃火器） ・硝酸、塩酸 ・石炭エネルギー	煤煙による大気汚染（英国評議会, 1661）
産業革命（18～19 世紀）	・蒸気機関 ・電気の利用 ・合成染料 ・都市化による工場の集約と人口の集中	・衛生環境の悪化 ・屎尿による河川の汚染 ・鉱毒
近代戦争	・ポリ塩化ビフェニル（PCB）（潤滑油、絶縁油、難燃剤） ・毒ガス（化学兵器） ・原子力（原子爆弾、発電） ・農薬（DDT など）	・環境破壊 ・農薬汚染
戦後～現代	・石油化学工業 ・化学肥料 ・プラスチック ・合成繊維 ・医薬品 ・半導体	・産業公害（メチル水銀、カドミウム） ・河川、海洋汚染（洗剤、農薬、肥料） ・廃棄物汚染（重金属、ダイオキシン） ・地下水汚染（トリクロロエチレン） ・食品汚染（PCB、ヒ素、残留農薬） ・環境ホルモン ・シックハウス

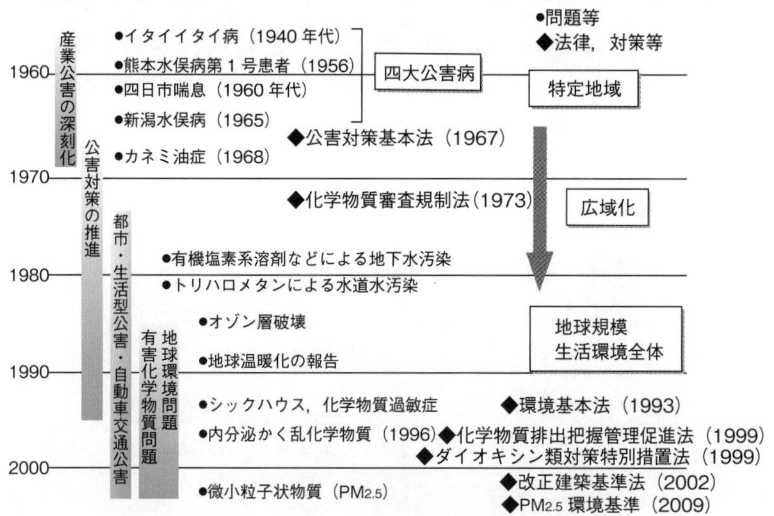

図 7-7　高度成長期の環境汚染の歴史

割を典型 7 公害が占めている。

典型 7 公害のうち，近年，騒音が最も多く，次いで大気汚染，悪臭となっており，これらの 3 つの公害で全体の約 8 割を占めている。その他，水質汚濁が約 1 割を占めており，振動が数%，土壌汚染と地盤沈下は 0.5 %未満と少ない。典型 7 公害以外の中では，廃棄物投棄の割合が約4～5割と最も高く，その他として，高層建築物等による日照不足，通風妨害，深夜の照明や光等に対する苦情，テレビ・ラジオ等の受信妨害や違法電波等に対する苦情が報告されている。

被害の種類別にみると，感覚的・心理的被害が約7割と最も多くなっており，健康被害は5％程度となっている。感覚的・心理的被害の割合は，騒音，振動，悪臭では約9割を占めている。従って，近年の特徴としては，四大公害などの極端な環境汚染による健康被害の発生は減少しているが，産業型から都市（生活）型汚染に移行し，騒音，悪臭，振動などの感覚公害が多くなっている。

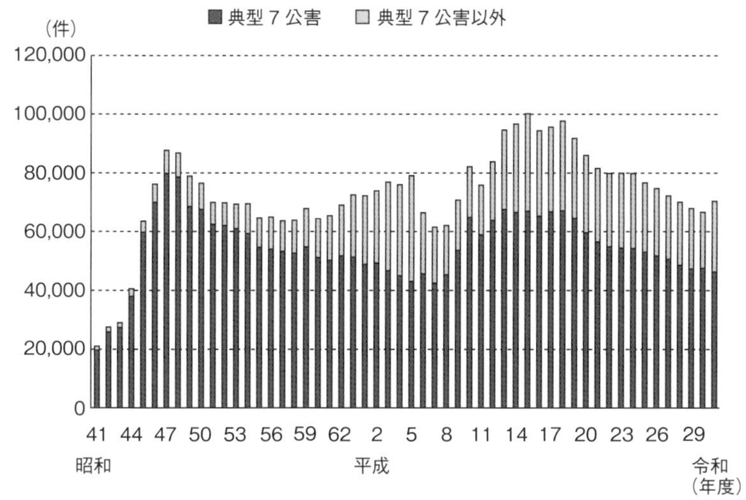

図7-8　公害苦情件数の推移
（総務省公害等調整委員会：公害苦情調査より作成）

7－2－3　環境基準

環境要因による有害影響から個人・集団・子孫を守るための基準として，環境衛生基準値がある。世界保健機関（WHO）は，「健康保護の原則は，基準で定義される適切な曝露限界を超えない状態で，合理的に達成可能な限り低く，あらゆる曝露を保持すること。」としている。また，基準作成にあたっては，文化的，社会的，経済的状態が考慮されるべきであるが，それらが一番念頭におくべき健康保護を損なう原因となってはならないとしている。また一般に，有害性評価（特に量反応関係）（図7－3参照），社会経済分析，政策分析，他での経験の評価などが含まれる。

日本では，環境基本法第16条で環境基準が規定されている。大気の汚染，水質の汚濁，土壌の汚染及び騒音に係る環境上の条件について，人の健康を保護及び生活環境を保全するうえで維持されることが望ましい基準として定められる。ダイオキシン類の環境基準は，ダイオキシン

環境基準について

人の健康等を維持するための最低限度としてではなく，より積極的に維持されることが望ましい目標を定めたものである。現に得られる限りの科学的知見を基礎として定められているものであり，常に新しい科学的知見の収集に努め，適切な科学的判断が加えられていかなければならない。

類対策特別措置法に基づき設定されている。

7-2-4　大気環境と健康

(1) 空気の組成

人は生命を維持するために空気中の酸素を体内に取り入れ，ガス交換後に二酸化炭素を体外に排出している。体内に取り込んだ酸素は組織の細胞内で糖や脂肪やタンパク質などの栄養素を代謝してエネルギーを産生する。

空気は，地球を取り巻く大気層の最下層部の混合気体である。汚染が生じていない清浄な空気の組成は，窒素 78.08 %，酸素 20.95 %，アルゴン 0.93 %，二酸化炭素 0.04 %，ネオン 0.0018 %，ヘリウム 0.00052 %である。この空気の組成に対して，各成分の割合が変化する，あるいは他の有害な成分が混入して空気が汚染されると，人の健康に対して有害な影響を生じることがある。

空気中の酸素濃度が 18 %未満になると酸素欠乏となり，16 %程度以下になると頭痛等の症状が出現する。10 %以下になると意識障害やけいれんを生じ，4 %以下では瞬時の意識低下，即死を生じることがある。

酸素欠乏
労働安全衛生法に基づく厚生労働省令である酸素欠乏症等防止規則（酸欠則）では，第 2 条第 1 項において，空気中の酸素濃度が 18 %未満である状態を酸素欠乏（酸欠）と定義している。

窒素は人体に対して直接作用しない。しかし急速に潜水した場合などの高圧下では中枢神経系に麻酔作用を生じ，窒素酔いを起こす。高圧作業後に急速に常圧に戻った場合は，減圧症の原因となることがある。

減圧症
潜水などで水中深く潜ると増加した水圧で高圧にさらされ，肺内の空気中の窒素が血液中に溶け込む。潜水後，急速に常圧に戻る（減圧する）と窒素が血液中で気泡化し，小血管や組織で閉塞や圧迫を起こして関節痛や息苦しさなどの症状が出現する。減圧で生じる疾病であることから減圧症という。潜函病，潜水病ともいう。

二酸化炭素は物質の燃焼で生成し，人や動物の体内で代謝によって生成され呼気で排出される。人の呼気中には約 4 %存在する。空気中の二酸化炭素濃度が 3 ～ 4 %になると，頭痛，めまい，血圧上昇等の症状が出現する。10 %を超えると，激しい呼吸困難に続き，嘔吐，失見当，高血圧，意識消失を生じる。

(2) 大気汚染に係る環境基準や指針値

大気汚染とは，火山噴火などの自然災害ではなく，人間の経済的あるいは社会的活動によって大気が有害物質で汚染され，人の健康や生活環境，動植物に悪影響が生じる状態のことである。大気汚染に対しては，表 7-5 に示す環境基準が定められている。環境基準を目標に発生源を規制するために，規制基準（または排出基準）が定められる。

大気環境基準の適用範囲
工業専用地域，車道その他一般公衆が通常生活していない地域または場所には適用しない。

環境基準以外の環境目標値として，環境中の有害大気汚染物質による健康リスクの低減をはかるための指針となる数値（指針値）が設定されている。指針値は，自治体等で実施されている大気モニタリングの評価や事業者による排出抑制の指標に利用される。

表 7-5　大気汚染に係わる環境基準

物質	環境上の条件	
二酸化硫黄	0.04 ppm 以下	1 時間値の 1 日平均値
	0.1 ppm 以下	1 時間値
一酸化炭素	10 ppm 以下	1 時間値の 1 日平均値
	20 ppm 以下	1 時間値の 8 時間平均値
浮遊粒子状物質	0.10 mg/m^3 以下	1 時間値の 1 日平均値
	0.20 mg/m^3 以下	1 時間値
二酸化窒素	0.04 ppm から 0.06 ppm までのゾーン内かそれ以下	1 時間値の 1 日平均値
光化学オキシダント	0.06 ppm 以下	1 時間値
ベンゼン	0.003 mg/m^3 以下	1 年平均値
トリクロロエチレン	0.13 mg/m^3 以下	1 年平均値
テトラクロロエチレン	0.2 mg/m^3 以下	1 年平均値
ジクロロメタン	0.15 mg/m^3 以下	1 年平均値
ダイオキシン類	0.6 pg-TEQ/m^3 以下	1 年平均値
微小粒子状物質	15 μg/m^3 以下	1 年平均値
	35 μg/m^3 以下	1 日平均値

浮遊粒子状物質

大気中に浮遊する粒子状物質で粒径が 10 μ m 以下のもの

光化学オキシダント

オゾン，パーオキシアセチルナイトレートその他の光化学反応により生成される酸化性物質

ダイオキシン類の基準値

2,3,7,8-四塩化ジベンゾ－パラ－ジオキシンの毒性に換算した値

微小粒子状物質

大気中に浮遊する粒子状物質であって，粒径が 2.5 μ mの粒子を 50 %の割合で分離できる分粒装置を用いて，より粒径の大きい粒子を除去した後に採取される粒子

表 7-6　有害大気汚染物質に係わる指針値

物質	指針値	
アクリロニトリル	2 μg/m^3 以下	1 年平均値
アセトアルデヒド	120 μg/m^3 以下	1 年平均値
塩化ビニルモノマー	10 μg/m^3 以下	1 年平均値
塩化メチル	94 μg/m^3 以下	1 年平均値
クロロホルム	18 μg/m^3 以下	1 年平均値
1,2-ジクロロエタン	1.6 μg/m^3 以下	1 年平均値
水銀及びその化合物	0.04 μg Hg/m^3 以下	1 年平均値
ニッケル化合物	0.025 μg Ni/m^3 以下	1 年平均値
ヒ素及び無機ヒ素化合物	6 ng As/m^3 以下	1 年平均値
1,3-ブタジエン	2.5 μg/m^3 以下	1 年平均値
マンガン及び無機マンガン化合物	0.14 μg Mn/m^3 以下	1 年平均値

(3) 代表的な大気汚染物質と有害性

1) 二酸化硫黄

亜硫酸ガスとも呼ばれる。硫黄分を含む石油，石炭などが燃焼すると発生する。無色で刺激臭があり，水に溶けやすい。吸入すると鼻粘膜，咽頭，気管支など上気道を刺激し，長時間吸い続けると慢性気管支炎や喘息を起こす。酸性雨の原因物質。日本では四日市など各地で健康被害をもたらした。

2) 一酸化炭素

有機物が不完全燃焼したときに発生する。主として自動車がその発生源と考えられている。無色，無臭，無味，無刺激性のガス。人間の感覚器ではその存在を確認できない。赤血球のヘモグロビンと強く結合する。その強さは酸素の約 250 倍であり，脳などで酸素の利用を妨げる。10 ppm を超すと精神活動の低下がみられ，100 ppm 程度で頭痛やめまいが生じ，5,000 ppm では 1 時間以内に死亡する。

3）浮遊粒子状物質

SPM（Suspended Particulate Matter）と略される。大気中に浮遊する粒子状物質（大気エアロゾル）であって，その粒径が10μm以下のもの。その成分には煙，粉じん，石綿，病原体，ディーゼル排気微粒子（DEP：Diesel Exhaust Particle）などがある。発生源には，工場や事業場のばい煙中のばいじん，ディーゼル自動車排出ガス中の黒煙，窒素酸化物や硫黄酸化物などのガス状物質が大気中で粒子状物質に変化する二次生成粒子，土壌など自然界に起因するものなどがある。

SPMは微小なため，大気中に長時間滞留し，肺や気管などに沈着して呼吸器に影響を与える。DEPは，人に対する発がん性がある。気管支喘息・花粉症などのアレルギー性疾患との関連性が懸念されている。

4）二酸化窒素

空気中で物が燃焼する際に発生し，その温度が高いほど発生量が多い。自動車などの移動発生源，工場のボイラーなどの固定発生源がある。刺激性のある物質であるが，水にあまり溶けないため，吸入すると肺の深部にまで到達し，慢性気管支炎や肺気腫を起こす。二酸化窒素は，光化学オキシダントや酸性雨の主要な原因物質である。

光化学オキシダント

オゾン，パーオキシアセチルナイトレート，アルデヒド等の光化学反応で生成される酸化性物質。90％以上がオゾン。

5）光化学オキシダント

二酸化窒素や炭化水素を原料として太陽光のエネルギーにより生成される。つまり二次汚染物質である。刺激性の強いオゾンやアルデヒド類を総称している。目や喉などの粘膜への刺激，呼吸器への影響などを生じる。いわゆる光化学スモッグの原因となる。

6）ベンゼン

化学工業製品の合成原料として広範囲に使用されている。ガソリン中にも含まれる。人に対する発がん性があり，骨髄性白血病を起こす。

7）トリクロロエチレン，テトラクロロエチレン

化学工業製品の合成原料，溶剤，洗浄剤など広範囲に使用されている。トリクロロエチレンは人で発がん性（膵臓がん）を示す。中枢神経障害，肝臓障害，腎臓障害などを起こす。

8）ジクロロメタン

化学工業製品の洗浄と脱脂溶剤，塗料の剥離剤など広範囲に使用されている。中枢神経に対する麻酔作用，高濃度吸収により精巣毒性を起こす可能性が報告されている。

9）微小粒子状物質

$PM_{2.5}$と称される。SPMのうち粒径2.5μm以下の小さなものを微小粒子状物質という。発生由来でみると，ディーゼルエンジン，工場・事業場での燃料の燃焼などからの一次粒子（粒子の形で大気中に排出され

たもの）と，ガス状で排出されたものが大気中で反応生成してできた硫酸塩，硝酸塩，揮発性有機化合物から生成した有機炭素粒子などの二次粒子がある。

$PM_{2.5}$ は粒径がより小さくなることから，肺の奥深くまで入りやすく，呼吸器系や循環器系など，健康への影響も大きいと考えられている。具体的には，喘息，気管支炎あるいは咳，喘鳴などの症状や動悸，呼吸数の増加，不整脈，心臓発作などの症状の原因とされている。また，人で発がん性（肺がん）を示す。

7-2-5　水環境と健康

(1) 水と健康

われわれは水がなくては生命や生活を維持できない。成人の体の約 60 %は水である。体内の水の働きは，体温調節，栄養素や老廃物の運搬，体液濃度や浸透圧の調整等の内部環境の維持である。体内の水分量は，1 日の水分の摂取と排泄で一定に調節されている。人間が生理的に必要とする水の量は，1 日に約 2.5 リットルである。食事から 1.0 リットル，飲み水から 1.2 リットル，体内で作られる水が 0.3 リットル程度となる。そして尿や糞便として 1.6 リットル，呼吸や汗として 0.9 リットルの計約 2.5 リットルが体外に排泄されてバランスを維持している。

水の摂取量が不十分であるとさまざまな健康障害が生じる。体から 2 %の水を失うとめまいや吐き気，食欲減退などの症状を生じる。5 %の水を失うと脱水症状や熱中症などの症状が出現する。10 %失うと筋

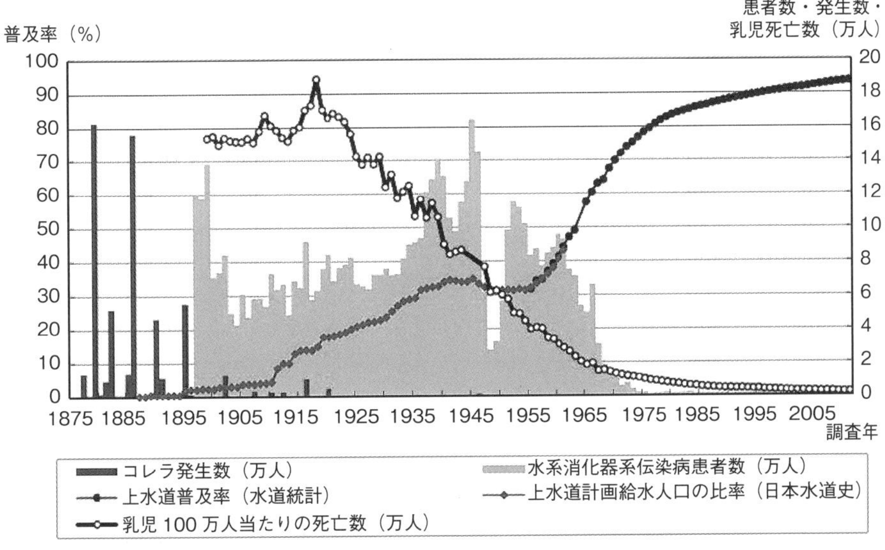

図 7-9　上水道の普及と水系消化器系伝染病患者数および乳児死亡数の推移
（国土交通省水資源部「日本の水」より）

※　水系消化器系伝染病患者数はコレラ，赤痢，腸チフス，パラチフスの 1897 年以降の患者数；1921 年に東京市水道で塩素消毒開始

肉の痙攣や循環不全などが生じる。20 %失うと死に至るとされている。

(2) 上水道

人が飲用するために供給される水を上水，それを供給する設備を上水道という。イギリスでは 1847 年に全土でコレラが流行し，日本でも明治初頭にコレラが発生した。水道の汚染は水系消化器系伝染病の罹患リスクを増大させる。そのため水道施設の整備が始まった。日本では，水道施設の整備が進み，塩素消毒が導入されたのに伴い，乳幼児死亡率やコレラ，赤痢，腸チフス，パラチフスなどの水系消化器系伝染病患者数が急激に減少した。日本の上水道普及率は，2022 年には 98.2 %に達し

表 7-7 水道法の水質基準に関する省令で規定する水質基準

（令和 2 年 4 月 1 日施行）

項目	基準	項目	基準
一般細菌	1 ml の検水で形成される集落数が 100 以下	総トリハロメタン	0.1 mg/L 以下
大腸菌	検出されないこと	トリクロロ酢酸	0.03 mg/L 以下
カドミウム及びその化合物	カドミウムの量に関して、0.003 mg/L 以下	ブロモジクロロメタン	0.03 mg/L 以下
水銀及びその化合物	水銀の量に関して、0.0005 mg/L 以下	ブロモホルム	0.09 mg/L 以下
セレン及びその化合物	セレンの量に関して、0.01 mg/L 以下	ホルムアルデヒド	0.08 mg/L 以下
鉛及びその化合物	鉛の量に関して、0.01 mg/L 以下	亜鉛及びその化合物	亜鉛の量に関して､1.0 mg/L 以下
ヒ素及びその化合物	ヒ素の量に関して、0.01 mg/L 以下	アルミニウム及びその化合物	アルミニウムの量に関して、0.2 mg/L 以下
六価クロム化合物	六価クロムの量に関して、0.02 mg/L 以下	鉄及びその化合物	鉄の量に関して、0.3 mg/L 以下
亜硝酸態窒素	0.04 mg/L 以下	銅及びその化合物	銅の量に関して、1.0 mg/L 以下
シアン化物イオン及び塩化シアン	シアンの量に関して、0.01 mg/L 以下	ナトリウム及びその化合物	ナトリウムの量に関して、200 mg/L 以下
硝酸態窒素及び亜硝酸態窒素	10 mg/L 以下	マンガン及びその化合物	マンガンの量に関して、0.05 mg/L 以下
フッ素及びその化合物	フッ素の量に関して、0.8 mg/L 以下	塩化物イオン	200 mg/L 以下
ホウ素及びその化合物	ホウ素の量に関して、1.0 mg/L 以下	カルシウム、マグネシウム等（硬度）	300 mg/L 以下
四塩化炭素	0.002 mg/L 以下	蒸発残留物	500 mg/L 以下
1,4-ジオキサン	0.05 mg/L 以下	陰イオン界面活性剤	0.2 mg/L 以下
シス-1,2-ジクロロエチレン及びトランス-1,2-ジクロロエチレン	0.04 mg/L 以下	ジェオスミン	0.00001 mg/L 以下
ジクロロメタン	0.02 mg/L 以下	2-メチルイソボルネオール	0.00001 mg/L 以下
テトラクロロエチレン	0.01 mg/L 以下	非イオン界面活性剤	0.02 mg/L 以下
トリクロロエチレン	0.01 mg/L 以下	フェノール類	フェノールの量に換算して、0.005 mg/L 以下
ベンゼン	0.01 mg/L 以下	有機物(全有機炭素(TOC)の量)	3 mg/L 以下
塩素酸	0.6 mg/L 以下	pH 値	5.8 以上 8.6 以下
クロロ酢酸	0.02 mg/L 以下	味	異常でないこと
クロロホルム	0.06 mg/L 以下	臭気	異常でないこと
ジクロロ酢酸	0.03 mg/L 以下	色度	5 度以下
ジブロモクロロメタン	0.1 mg/L 以下	濁度	2 度以下
臭素酸	0.01 mg/L 以下		

※人の健康の保護の観点から設定された項目は、「一般細菌」から「ホルムアルデヒド」までの 31 項目。生活利用上障害が生ずるおそれの有無の観点から設定された項目は、「亜鉛及びその化合物」から「濁度」までの 20 項目。

ている。衛生環境の向上に対する水道の果たす役割は極めて大きい。

(3) 水質基準

われわれが飲用する上水は，病原微生物や有害化学物質などで汚染されていないことが必要不可欠である。日本では水道法で水質基準が定められている。上水は，水質基準に適合するものでなければならず，水道法により，水道事業体等に検査の義務が課されている。

昭和 32 年に制定された水道法で水質基準を規定して以降，新たな科学的知見に基づき随時改正がなされている。

(4) 水質汚濁に関わる環境基準

広い範囲の水域環境にとって維持することが望ましい基準であり，環境保全上の目標値である。工場排水工場立地，土地利用等の規制，下水道整備，しゅんせつ等の公共事業等の諸施策を総合的に推進することによって，維持及び達成すべきものであり，「人の健康の保護に関する環境基準」と「生活環境の保全に関する環境基準」に分けられる。「人の健康の保護に関する環境基準」は，河川，湖沼を問わず，すべての公共用水域に適用される。

表 7-8　人の健康の保護に関する環境基準

項目	基準値	項目	基準値
カドミウム	0.003 mg/l 以下	1,1,2-トリクロロエタン	0.006 mg/l 以下
全シアン	検出されないこと。	トリクロロエチレン	0.01 mg/l 以下
鉛	0.01 mg/l 以下	テトラクロロエチレン	0.01 mg/l 以下
六価クロム	0.05 mg/l 以下	1,3-ジクロロプロペン	0.002 mg/l 以下
砒素	0.01 mg/l 以下	チウラム	0.006 mg/l 以下
総水銀	0.0005 mg/l 以下	シマジン	0.003 mg/l 以下
アルキル水銀	検出されないこと。	チオベンカルブ	0.02 mg/l 以下
ＰＣＢ	検出されないこと。	ベンゼン	0.01 mg/l 以下
ジクロロメタン	0.02 mg/l 以下	セレン	0.01 mg/l 以下
四塩化炭素	0.002 mg/l 以下	硝酸性窒素及び亜硝酸性窒素	10 mg/l 以下
1,2-ジクロロエタン	0.004 mg/l 以下	ふっ素	0.8 mg/l 以下
1,1-ジクロロエチレン	0.1 mg/l 以下	ほう素	1 mg/l 以下
シス-1,2-ジクロロエチレン	0.04 mg/l 以下	1,4-ジオキサン	0.05 mg/l 以下
1,1,1-トリクロロエタン	1 mg/l 以下		

※基準値は年間平均値、全シアンでは最高値。海域にはふっ素及びほう素の基準値は適用しない。

(4) 下水処理

家庭や工場などから流す汚水と雨水を併せて下水という。有機物を多く含むため腐敗しやすく，病原微生物が増殖する可能性があるため，適切に処理する必要がある。下水の処理は，公共の下水道を経て終末処理場で処理するのが最も衛生的である。

日本の下水道普及率は 2022 年度末で 80.6 %であり，上水道普及率に比べると低い。日本ではし尿を肥料に使用していたため，下水処理の必要性が低かったことがその理由としてあげられている。

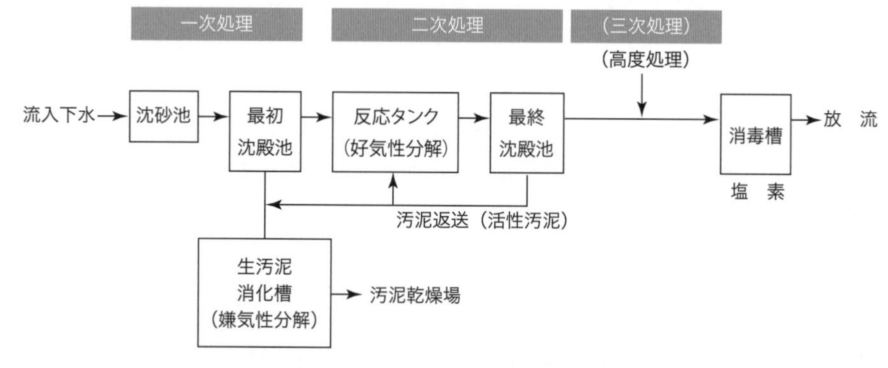

図 7-10 活性汚泥法による下水処理
(引用:「新版 生活健康科学」三共出版,図 9-6 に加筆修正)

好気性微生物
有機物などの栄養源を空気中の酸素で酸化して生育・増殖する微生物。

BOD
Biochemical Oxygen Demand の略。水中の有機物が好気性微生物で分解される過程で消費される水中の酸素量。BOC が大きいと水中に存在する有機物の量が多いことを示し,有機物による水の汚染度が高いことを意味する。

COD
Chemical Oxygen Demand の略。酸化剤を用いて化学的に有機物を分解するために必要な水中の酸素量。COD が大きいと有機物による水の汚染度が高いことを意味する。

DO
Dissolved Oxygen の略。水中に溶解している酸素の量。水が汚染されて有機物が増えると,好気性微生物による有機物の分解で酸素が消費され,水中の DO が低下する。DO が低下すると,好気性微生物の活動が鈍って水の浄化作用が低下する。

下水処理の方法としては,好気性微生物に水中の有機物を処理させる活性汚泥法が多用されている。沈砂池で大きなごみ,石,砂などを沈下させて除去し,最初沈殿池で細かい汚れをゆっくり流して沈下する。その後,反応タンクで活性汚泥(微生物の固まり)と空気とともに汚水を攪拌し,汚水中の有機物を微生物で分解する。次に最終沈殿池で活性汚泥を沈殿させ,浄化された上澄みを消毒する。下水処理後に河川等に放流される処理水の水質は,BOD(生物化学的酸素要求量),COD(化学的酸素要求量),DO(溶存酸素)などの指標で管理される。

7-3 住宅と健康

7-3-1 住宅と健康の基本原則

アメリカ公衆衛生協会(APHA)の住宅衛生委員会は,1938 年に健康住宅の基本原則を定めた(表 7-11)。この原則では,生理学的要求,心理学的要求,感染予防,事故防止の 4 要素に関する 30 項目の基本原則を定め,肉体的,精神的,社会的健康のための必要最低限度としている。この原則では,産業の発達に伴う都市生活環境の悪化に対応し,衛生的な環境を確保するための基礎的要件として,防湿を含む温熱環境,空気質,採光や照明,騒音などの生理学的要求,個人のプライバシー保護や家族の団らん,地域社会とのつながりの確保や景観への配慮などに関する心理的要求,住居の過密防止や飲食物の衛生確保などによる感染予防,火災や転倒や感電などによる事故防止など,幅広い要素が網羅されている。

APHA の基本原則は,世界保健機関(WHO)の「住宅の健康原則」や「住宅と健康のガイドライン」,米国保健社会福祉省と住宅・都市開発省が共同で作成した「健康住宅参照マニュアル」にも受け継がれ,日本の厚生労働省(旧厚生省)や国土交通省(旧建設省)の施策などでも参考にされている。イギリスの住居法でもこの基本原則に基づいた住宅の健康安全評価システムが作成されている。

生理学的要求

1．寒さに対する適切な温熱環境
2．暑さに対する適切な温熱環境
3．良質な空気質
4．適度な日光照明の導入
5．直射日光の導入
6．適度な人工照明の設置
7．騒音防止
8．運動や子どもの遊戯用の適切な空間

感染予防

16. 安全で衛生な給水
17. 住居内での汚染に対する給水システムの保護
18. 伝染病の感染予防に配慮した屋内便所
19. 住居内における下水汚染に対する保護
20. 住居近辺の不衛生状態の回避
21. 伝染病を媒介する害虫の駆除
22. ミルクと食品の貯蔵設備
23. 感染予防のため寝室の空間を十分に確保

心理学的要求

9. 個人のプライバシーの確保
10. 家族の団らんの確保
11. 地域生活への参加が可能な場所
12. 過度な疲労をもたらさない適切な住宅設備機器
13. 住居や居住者を清潔に維持する設備機器
14. 良好な景観への配慮
15. 地域社会の一般的な社会基準との調和

事故防止

24. 構造的な倒壊危険性の防止
25. 火災や延焼防止
26. 火災時の適切な避難設備
27. 感電や電気火災の危険防止
28. ガス中毒の防止
29. 転倒や負傷の防止
30. 自動車交通による近隣への危害防止

図 7-11 健康住宅の基本原則
（Winslow et al: Am J Public Health Nations Health 28:351-372，1938 をもとに作成）

水の衛生については，「7－2－5　水環境と健康」で概説を行った。ここでは温熱環境，室内空気汚染，騒音，居住面積水準，住居内負傷対策としてのユニバーサルデザインについて概説する。

7－3－2　温熱と健康

人が感じるさまざまな熱的感覚を温熱感覚という。これには暑さ寒さの温冷感，空気の乾湿感や気流感などが含まれる。温熱感覚には気温だけでなく，湿度，気流，輻射熱が影響し，温熱の 4 要素と呼ばれている。さらに人の着衣量やエネルギー代謝量の 2 要素も温熱感覚に影響することから，これら 6 要素が重要となる（第 2 章参照）。

高温環境における生体の障害は熱中症と総称される。近年，地球温暖化や都市部のヒートアイランド現象などにより，熱中症が増加している。年齢の増加とともに熱中症の死亡数は増加し，特に 65 歳以上で多くなる。いずれの年齢層でも発生場所では住居が多い。部屋に冷房装置（エアコン等）を設置していない，あるいは冷房装置を使用していないと重症度が高くなる。熱中症のリスク要因には，気温以外に運動や労働，高齢，独居，日常生活動作の低下，精神疾患や心疾患などの基礎疾患などが関与するが，室温の確認と適切な調節は熱中症予防に重要な役割を果たす。高齢者，有病者，薬物服用者，乳幼児などは熱中症を発症しやすい。外気温が連日 35 ℃を超えるような異常な暑さが続く時は，室温が 28 ℃を超えないよう積極的に冷房を行う必要がある。自宅に冷房装置がない場合は，冷房の効いた公共施設や商業施設に避難することも重要である。

寒冷な居住環境では，室温の低下により血圧が上昇し，循環器疾患のリスクが増大する。また，寒冷な空気は，喘息等の閉塞性気道疾患や気

熱中症
体温を平熱に保つために汗をかき，体内の水分や塩分（ナトリウムなど）の減少や血液の流れが滞るなどして，体温が上昇して重要な臓器が高温にさらされたりすることにより発症する障害の総称

ヒートアイランド現象
都市部の気温が郊外に比べて高くなる現象。等温線を描いた時に，都市部の気温が高いため島のように都市部が浮き上がることがこの名称の由来。樹木や土壌が減り，地表からの水分蒸発が減少して冷却能力が低下した，アスファルト舗装やコンクリート建造物により地表での熱吸収が低下した，空調設備，電化製品，自動車等の使用で排熱量が増加したことなどが原因とされている。

道感染のリスクを上昇させる。世界保健機関（WHO）は，室内の寒冷による健康影響を防止するために十分な室温を確保すること，具体的な室温としては，温暖または寒冷な気候の国では寒冷期の室温として18℃以上を推奨することを住宅と健康のガイドラインで勧告している。但し，高齢者，小児，慢性疾患（特に循環器疾患）の有病者に対しては，長期間の影響等を考慮し，18℃よりも高い温度が必要とされる可能性を示唆している。

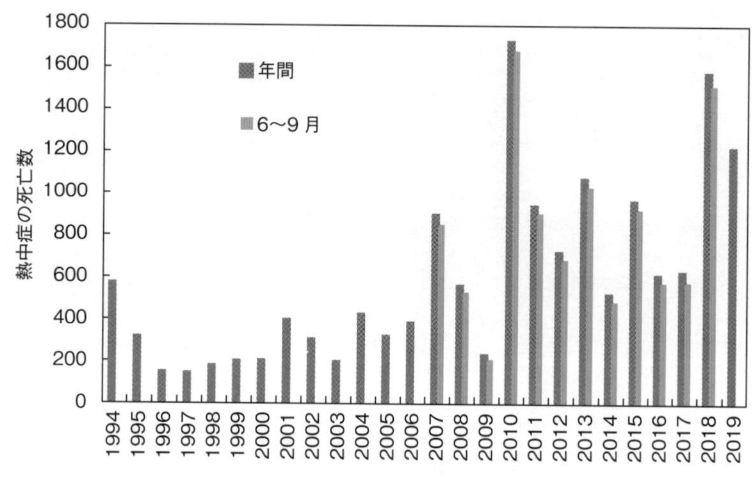

図 7-12　熱中症の死亡数の年次推移

（厚生労働省人口動態統計より作成）

※ 国際疾病傷害死因分類における「自然の過度の高温への曝露」として集計；1994 年から2006 年までは年間のみ、2019 年は年間のみ

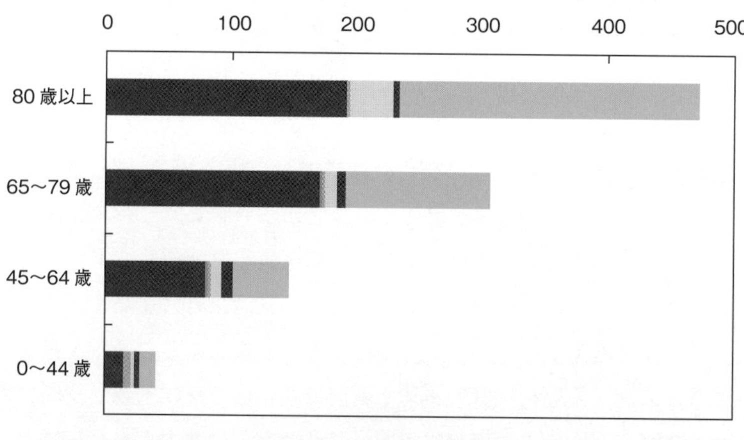

図 7-13　2015 年における年齢階級別の熱中症死亡数とその発生場所

（厚生労働省人口動態統計より作成）

温度と同様に，湿度においても，低湿度側と高湿度側での影響がある。湿度を表す指標として，相対湿度がよく利用される。相対湿度とは，ある温度の飽和水蒸気量に対するその時の空気中の水蒸気量の比率である。

エアロゾル化したA型インフルエンザウイルスは低湿度で最も安定で，培養細胞によって異なるが，ウイルスの不活性化率が最も高い相対湿度は約 40 〜 60 %の範囲といわれる。カビの生育防止には 70 %以下が必要であり，ダニの至適生育湿度は 70 〜 80 %であるといわれる。上気道のアレルギー症状は 20 〜 30 %から 30 〜 40 %への加湿で改善されると報告されている。目や皮膚の乾燥防止には 30 %超，鼻粘膜の乾燥防止には 10 %超必要といわれており，相対湿度が低いと目の刺激症状や角膜前涙液層（PTF）の変質が増加することから，40 %以上の相対湿度が PTF には好適とされている。これらの知見より，相対湿度 40 %は 30 %以下のレベルよりも目や気道には良好であると考えられている。また，30 %や 35 %の相対湿度では，建物室内に関連した鼻水や鼻づまり，息切れ，めまい等の症状が増加することから，相対湿度 40 %以上が推奨されている。従って，これらの知見を総合すると，相対湿度の推奨範囲はおおよそ 40 〜 70 %となる。

7－3－3　室内空気汚染

(1) 室内空気質と健康

室内空気中に存在して人の健康に影響を及ぼす可能性のある因子は多数存在する。これらの因子の対象となる作用物質の排出源は，合板・接着剤・塗料・防蟻剤などの建築材料，洗浄剤・防虫剤・芳香剤などの家庭用品，開放燃焼型暖房器具や調理器具・空調設備などの設備器具，喫煙やヒトの代謝物・衛生状態などの生活起因があげられる。つまり住宅や建物だけでなく，居住者の住まい方や暮らし方も強く影響する。

物理因子では，前述のように温度と湿度が特に重要である（7－3－2 温熱と健康を参照)。生物因子では，人やペットが持ち込む病原微生物が感染症の原因になり，同様に花粉がアレルギーの原因になることがある。室内に湿気が多いとカビが増殖しやすい。カビは喘息の増悪，上気道症状，喘鳴，喘息の進行，呼吸困難，1年以内に発症した喘息，呼吸器感染に関わる。カビの増殖による健康影響を防ぐには，水や湿気の侵入を防ぐ，温度制御や換気による湿度管理など，建物の適切な設計施工や維持管理が重要である。

化学因子では，鉱物繊維の1つである石綿（アスベスト）の吸入は，肺がんや悪性中皮腫を引き起こす原因となる。喫煙によるたばこ煙は喫煙者のみならず，受動喫煙といって，その煙を吸う周囲の非喫煙者の健康にも影響を及ぼす。開放燃焼型暖房器具や調理器具等の不完全燃焼によって発生する一酸化炭素は，重篤な中毒症状を引き起こす原因となる。また，建築材料から放散される揮発性の化学物質が，シックハウス症候群や化学物質過敏症などの健康障害に結びついていると考えられてい

表 7-9　健康に影響を及ぼす可能性のある室内空気の因子

	形態や特性	例
物理因子	知覚可能 知覚不能	温度、湿度、光、音 電磁場、電離放射線（ラドン）
化学因子	無機物（気体） 無機物（粒子） 有機物	二酸化窒素、一酸化炭素、二酸化硫黄、オゾン、塩素 ダスト（鉛、銅、木粉）、鉱物繊維、粒子状物質、たばこ煙 揮発性化合物（ホルムアルデヒド、有機溶剤、殺虫剤）
生物因子	微生物 植物 節足動物 その他	ウイルス、細菌、糸状菌、カビ、原生動物、真菌由来の毒素 種子植物（花粉） ダニ類、媒介生物（蚊、ゴキブリ） げっ歯動物（ラット、マウス）、ペット（皮膚片、毛）

る。

(2) シックハウス症候群と化学物質過敏症

日本では 1990 年代半ば頃より，シックハウス症候群や化学物質過敏症と呼ばれる病態が大きく取り上げられるようになり，室内空気中の化学物質に焦点をあてた対策が進められてきた。これらの病態について，厚生労働省の研究班は，2004 年に医学的知見をまとめている。化学物質過敏症は，必ずしも居住に由来する健康障害ではないが，化学物質過敏症の多くが住宅の新築や改装などで生じていることから，居住環境との関係が深い。

厚生労働省は，室内空気中の化学物質対策として，これまで 13 種類の物質に対して室内濃度指針値を定めてきた。室内濃度指針値は，現状において入手可能な科学的知見に基づき，ヒトがそれぞれの化学物質で示された指針値以下の曝露を一生涯受けたとしても，健康への有害な影響を受けないであろうとの判断により設定された値であって，シックハウス症候群や化学物質過敏症の発症との間の明確な対応関係は証明されていない。しかしながら，これらが明確になる前であっても，現時点で入手可能な医学的及び毒性学的知見から指針値を定め，指針値を満足するような建築材料等の使用，住宅や建物の提供ならびにそのような住まい方を普及啓発することで，多くの人たちの健康障害を防止できるだろうという理念のもとに定められている。

室内濃度指針値の適用範囲

工場その他特殊な発生源があるような室内空間でない限り全ての室内空間が対象となる。例えば，住居（戸建，集合住宅），オフィスビル（事務所，販売店など），病院・医療機関，学校・教育機関，幼稚園・保育園，養護施設，高齢者ケア施設，宿泊・保養施設，体育施設，図書館，飲食店，劇場・映画館，公衆浴場，役所，地下街，車両，その他。

シックハウス症候群の予防策は，室内の汚染物質の濃度を低減させることである。建築時の対策としては，住宅建材には有害性の高い揮発性化学物質が含まれない材料を選択することである。入居後は，有害性の高い揮発性化学物質を含む家具や家庭用品の使用を控え，日常的な換気を心掛けることである。空気清浄機などを補完的に使用することも有効である。

シックハウス症候群	化学物質過敏症
① 医学的に確立した単一の疾患ではなく，居住に由来するさまざまな健康障害の総称を意味する用語 ② 主な症状： (i)皮膚や眼，咽頭などの皮膚・粘膜刺激症状 (ii)全身倦怠感，頭痛・頭重などの不定愁訴 ③ 発症関連因子： ホルムアルデヒド等化学物質，カビ，ダニ等 ④ 室内濃度指針値は，必ずしもシックハウス症候群を直ちに引き起こす閾値ではないため，診断に際しては総合的な検討が必要。	① 微量化学物質に反応し，非アレルギー性の過敏状態の発現により，精神・身体症状を示すとされるもの。 ② その病態や発症機序について，未解明な部分が多い。 ③ 診断を受けた症例には，中毒やアレルギーといった既存の疾病による患者が含まれている。 ④ 病態解明を進めるとともに，感度や特異性に優れた臨床検査方法及び診断基準が開発されることが必要

図 7-14　シックハウス症候群と化学物質過敏症に関する医学的知見
(厚生労働省研究班室内空気質健康影響研究会報告書より作成)

表 7-10　厚生労働省の室内濃度指針値

化学物質	室内濃度指針値（$\mu g/m^3$）	主な排出源
ホルムアルデヒド	100（0.08）	合板、接着剤
トルエン	260（0.07）	接着剤、塗料
キシレン	200（0.05）	接着剤、塗料
パラジクロロベンゼン	240（0.04）	防虫剤
エチルベンゼン	3800（0.88）	断熱材、塗料、床材
スチレン	220（0.05）	断熱材、塗料、床材
クロルピリホス	1（0.00007）※小児 0.1	シロアリ駆除剤
フタル酸ジ-n-ブチル	17（0.0015）	軟質塩ビ樹脂、塗料
テトラデカン	330（0.04）	接着剤、塗料
フタル酸ジ-2-エチルヘキシル	100（0.0063）	軟質塩ビ樹脂、塗料
ダイアジノン	0.29（0.00002）	シロアリ駆除剤
アセトアルデヒド	48（0.03）	合板、接着剤
フェノブカルブ	33（0.0038）	シロアリ駆除剤
ノナナール	41（0.007）暫定値	合板、接着剤
総揮発性有機化合物	400 暫定目標値	内装材、家具、家庭用品

（　）内は 25 ℃換算時の体積濃度 ppm

総揮発性有機化合物
Total Volatile Organic Compound (TVOC)。個々の揮発性有機化合物の混合物の濃度レベル（総量）を示し，室内空気の汚染の程度を表す指標として扱われる。そのため TVOC の暫定目標値は健康影響の閾値とは無関係に設定されている。日本の住宅の室内濃度に関する全国実態調査の結果から設定されている。

7-3-4　騒音と健康

不快や迷惑に感じたり聴覚障害を起こしたりする好ましくない音を騒音という。人に対する騒音の影響は，睡眠妨害，睡眠障害，アノイアンス（騒音による不快感の総称），小児の認知機能障害，心血管系疾患，聴力障害，耳鳴り，精神疾患などである。騒音の発生源には，道路交通，鉄道，航空機，工場，建築や土木工事，公共事業，風力タービン，近隣騒音などがある。屋内の騒音では，空調機器の音，事務機器の音，家電製品の音，近隣騒音などがある。住居内での典型的な騒音影響は，睡眠

表 7-11　世界保健機関欧州事務局による環境騒音のガイドライン

	昼間	夜間（睡眠障害）
交通騒音	53 dB（L_{den}）	45 dB（L_{night}）
鉄道騒音	54 dB（L_{den}）	44 dB（L_{night}）
航空機騒音	45 dB（L_{den}）	40 dB（L_{night}）
風力発電騒音	45 dB（L_{den}）	現時点は設定不可
娯楽騒音（ナイトクラブ，パブ，フィットネス，スポーツイベントコンサート，音楽イベント，音楽鑑賞（ヘッドホン）など）	年平均 70 dB（$L_{aeq,24h}$）	

妨害，アノイアンス，会話妨害であるが，夜間騒音と不眠症，認知力の低下，高血圧，心筋梗塞，精神疾患との関係が示唆されている。

世界保健機関（WHO）欧州事務局は，家屋正面における屋外騒音レベルのガイドラインを公表している。夜間のガイドラインは睡眠障害に基づいている（表 7－11）。

7－3－5　居住面積水準

住居内で人の密度が過密であると，結核やインフルエンザ等の呼吸器感染症や，下痢や胃腸炎等を生じる感染症の二次感染リスク，精神的ストレスや睡眠障害のリスクが高まる。世界保健機関（WHO）は，住居内の過密性を低減するための対策をとるよう住宅と健康のガイドラインで勧告している。

日本では，1941 年に日本建築学会が定めた庶民住宅基準の中で，居住室の収容許容限度を畳数に基づき規定して以降，建設省（現，国土交通省）の住宅建設五ヶ年計画における居住水準を経て，現在では 2006 年 9 月に閣議決定された住生活基本計画において，最低居住面積水準と誘導居住面積水準が定められている。

表 7-12　世帯人数別の居住面積水準の例

		世帯人数別の住戸専用面積（例）（単位：㎡）			
		単身	2 人	3 人	4 人
誘導居住面積水準	一般型	55	75	100	125
	都市居住型	40	55	75	95
最低居住面積水準		25	30	40	50

※ 一般型誘導居住面積水準：2 人以上の世帯は 25 ㎡×世帯人数＋ 25 ㎡；都市居住型誘導居住面積水準：2 人以上の世帯は 20 ㎡×世帯人数＋ 15 ㎡；最低居住面積水準：2 人以上の世帯は 10 ㎡×世帯人数＋ 10 ㎡；但し 3 歳未満の者は 0.25 人、3 歳以上 6 歳未満の者は 0.5 人、6 歳以上 10 歳未満の者は 0.75 人として算定

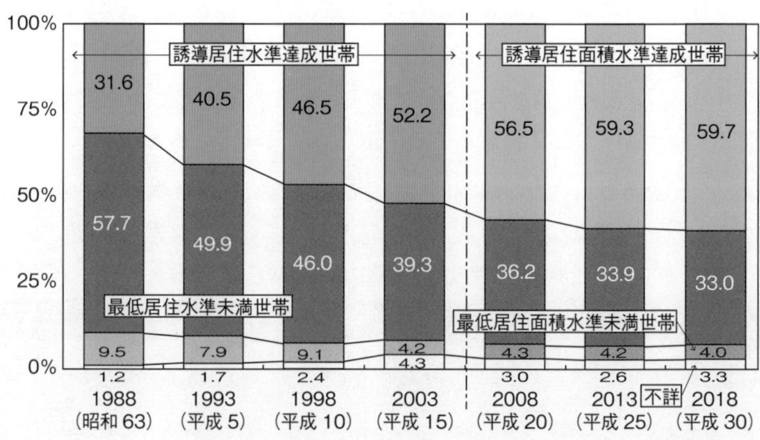

図 7-15　日本における居住面積水準の推移

（国土交通省集計令和 2 年度住宅経済関連データより）

※ 2008 年以降の最低居住面積水準及び誘導居住面積水準は 2003 年以前の基準とは若干異なるため単純比較はできない

最低居住面積水準は，健康で文化的な住生活を営むのに必要不可欠な住宅の面積に関する水準として設定されている。誘導居住面積水準は，豊かな住生活の実現に向け，多様な生活様式に対応するために必要と考えられる住宅の面積の水準として設けられており，都市の中心及びその周辺における共同住宅での居住を想定した「都市居住型」，都市の郊外及び都市部以外の一般地域における戸建住宅居住を想定した「一般型」の二つの水準が設定されている)。

日本における居住面積水準は徐々に向上しており，2018年の統計によると，9割以上の世帯が最低居住面積水準を確保している。また，誘導居住面積水準以上の世帯はほぼ6割に達している。但し，大都市圏，その中でも特に借家では一人当たりの住宅床面積が低くなっている。

7-3-6　ユニバーサルデザイン

できる限り多くの人々に利用可能なように最初から意図して機器，建築，身の回りの生活空間などを設計することを「ユニバーサルデザイン」という。とりわけ高齢者や障害者には，段差でつまずく，床が滑って転倒する，急な階段で落下する，浴槽で溺れるなど，さまざまな危険が住

表7-13　高齢者が居住する住宅の設計に係る指針の抜粋
（住宅の専用部分の一部を要約）

	基本レベル
部屋の配置	・便所は高齢者等の寝室と同じ階（推奨レベルでは玄関、浴室、食事室、脱衣室、洗面所も含む）
段差	・日常生活空間の床は段差のない構造（5 mm 以下の段差が生じるものを含む）
手すり	・階段、便所、浴室、玄関、脱衣所、廊下に設置
通路および出入口の幅員	・日常生活空間内の通路の有効な幅員が 78 cm 以上（推奨レベル 85 cm 以上） ・日常生活空間内の出入口が 75 cm 以上（推奨レベル 80 cm 以上）
階段	・安全な勾配と形状（勾配 22 ／ 21 以下、蹴込み 3 cm 以下等）
便所	・介助可能な広さを確保（長辺の内寸 130 cm 以上、便器と壁の距離 50 cm 以上） ・腰掛け式の便器
浴室	・介助可能な広さを確保（短辺の内寸が一戸建て 130 cm 以上、一戸建て以外 120 cm 以上、浴室の面積が一戸建て 2 m^2 以上、一戸建て以外 1.8 m^2 以上） ・浴槽の縁の高さ等への配慮
高齢者等の寝室	面積 9 m^2 以上（推奨レベル 12 m^2 以上）
床と壁の仕上げ	住戸内の床と壁の仕上げは滑りや転倒等に対する安全性に配慮
温熱環境	・居室、便所、脱衣室、浴室等の間における温度差をできる限りなくす ・ヒートショック防止のため断熱と換気に配慮し暖冷房設備等を使用可能とする
その他	・可能な限り便所と浴室に通報装置を設置 ・ガス漏れ検知器と火災報知器を高齢者が使用する台所に設置

宅には潜んでいる。特に高齢者では，浴室から脱衣所に移動後など，住居内の急激な温度変化でヒートショックを引き起こし，循環器疾患を引き起こす危険性もある。ユニバーサルデザインには，このような事故を未然に防止し，危険な要因を取り除き，居住者の日常生活動作を回復させ，さらに維持向上させる効果がある。世界保健機関（WHO）は，身体高齢者や障害者がアクセスしやすい住宅を適切な割合で確保するよう，住宅と健康のガイドラインで勧告している。

日本では，「高齢者の居住の安定確保に関する法律」（平成十三年四月六日法律第二十六号）の基本指針に基づき，「高齢者が居住する住宅の設計に係る指針」（平成十三年国土交通省告示第千三百一号）が定められている。この指針では，一般的な住宅の設計上の配慮事項のほか，現に心身の機能が低下し，または障害が生じている「要配慮居住者」が住み続けるために必要とされる個別の住宅の設計上の配慮事項が示されている。

食物連鎖

生体内での蓄積性が高い物質は，食物連鎖を通じて濃縮（生物濃縮）される。有機塩素系農薬であるDDTは，海水を1とすると，藻類やプランクトンで1000倍，貝類で1万倍，魚類で1万～10万倍，鳥類で10万～100万倍に濃縮される。人間は食物連鎖の頂点にたち，これらの生物を食べている。4大公害の1つである水俣病では，工場から水俣湾に排出されたメチル水銀を海洋中のプランクトン類が吸収し，それを小魚が食べ，さらに小魚を大きな魚が食べてメチル水銀が濃縮された。高濃度のメチル水銀を含む魚を食べた水俣周辺の住民に水俣病が生じた。

温室効果

太陽の光で暖められた地球の表面からは，地球の外に向かって赤外線が放出されている。大気中の二酸化炭素や水蒸気などの気体は，この赤外線の多くを吸収して熱として大気に蓄積し，再び地球の表面に赤外線を放出して地球の表面付近の大気を暖める。これを温室効果という。温室効果の作用を有する気体を温室効果ガスという。温室効果が無い場合の地球の表面温度は氷点下19℃程度と考えられており，温室効果で現在の世界の平均気温は14℃程度に保たれている。人為的な活動で増加した主な温室効果ガスは，二酸化炭素，メタン，一酸化二窒素，フロンガスなどである。大気中の温室効果ガスが増えると温室効果が強まり，地球表面の気温が高くなる。

7－4　地球環境と健康

7－4－1　生態系とその成り立ち

ある生物種の個体群は他の多くの生物種の個体群と関係を持つ。生物種が食うか食われるかの関係を結んだものを**食物連鎖**という。食物連鎖の出発点は植物である。緑色植物は，空気中に二酸化炭素と水から日光の紫外線エネルギーを利用して有機物を生成する。そのため植物を生産者という。食物を食べて生活する昆虫，イワシ，ヤギなどの草食動物を第一次消費者，これを食べて生活する鳥やハマチなどの肉食動物を第二次消費者，さらにこれを食べて生活するタカやライオンなどの上位肉食動物を第三次消費者という。この生産者から第三次消費者にいたる関係を生態系のピラミッドという。

生物の落葉，落枝，排泄物，死体は，細菌やかびなどの分解者によって分解される。そして，栄養塩類になり再び植物に利用される。このように，物質は閉鎖した生態系を循環する。これを生態循環という。

7－4－2　地球環境の変化と健康影響

(1) 地球温暖化

二酸化炭素，メタン，一酸化二窒素，オゾン，フロンなどは太陽光線の熱を閉じこめる**温室効果**の作用があり，このような作用を有するガスを温室効果ガスという。特に二酸化炭素の温室効果に対する寄与度が大きい。これらの物質の大気中濃度が増加すると，温室効果で地球の平均気温が上昇する。これらの物質は，化石燃料の消費，生産物の製造過程などで大気中に放出されている。現在のまま温室効果ガスを排出し続けると，1986 年から 2005 年の平均と比べて 21 世紀末に平均気温が 2.6 ～ 4.8 ℃上昇すると予測されている。

気候が変化すると，水資源や食糧生産に影響する。人の健康では，熱波の影響だけでなく，マラリア蚊の生息地が変化してこれまで発生がなかった地域にマラリアが発生するなど，感染症媒介蚊の生息域が拡大している。日本ではデング熱やチクングニア熱を媒介するヒトスジシマカの分布域が北へ広がっており，デング熱の感染が広まる可能性が懸念されている。

地球温暖化に伴う気候変動による水害（洪水，内水，高潮）の頻発化，激甚化が懸念されている。世界の洪水発生件数は，1980 年代は年平均で 52 件，1990 年代は 87 件，2000 年以降は 162 件と増加傾向にある。

(2) 脱炭素社会

地球温暖化対策として，温室効果ガスの排出量を抑制し，排出された温室効果ガスを回収することで，温室効果ガスの実質的な排出量をゼロにする社会を脱炭素社会という。

温室効果ガスの中でも地球温暖化に対する二酸化炭素の寄与率が高いが，植物は光合成により大気中の二酸化炭素を吸収して栄養化する。実質ゼロの排出量を達成するために，二酸化炭素をはじめとする温室効果ガスの排出量と，森林などによる二酸化炭素の吸収量が同じである状態をカーボンニュートラルといい，脱炭素社会の主要な取り組みとなっている。

カーボンニュートラルを実現するためには，1) 温室効果ガスの削減，2) エネルギー消費量の削減，3) カーボン・オフセットなどの方法がある。例えば温室効果ガスの削減では，石油や石炭や天然ガスなどの化石燃料を燃焼させない再生可能エネルギーや原子力発電などの非化石燃料にエネルギーの生成方法を転換する。エネルギー消費量の削減では，輸送や事業や家庭などにおけるエネルギーを消費する機械設備等で省エネルギーを推進する。カーボン・オフセットは，どうしても排出される温室効果ガスについて，排出量に見合った温室効果ガスの削減活動に投資することなどにより，排出される温室効果ガスを埋め合わせ（オフセット）るという考え方である。

(3) オゾン層破壊

オゾン層は成層圏に存在し，有害な紫外線を吸収することで生物を保護する効果をもっている。しかし，地上から放出されるフロンが成層圏で紫外線の影響を受けて塩素ラジカルを発生し，オゾンを酸素原子へと分解する。その結果，オゾン層が破壊される。

オゾンの減少によって，地表に到達する紫外線量が増加すると，植物

気候変動枠組条約締約国会議

地球温暖化対策については，1992 年に採択された気候変動に関する国際連合枠組条約（UNFCCC）に基づいて，気候変動枠組条約締約国会議（COP）で協議がなされてきた。COP は 1995 年にベルリンで第 1 回会議（COP1）が開催されて以来，新型コロナウイルス感染症の世界的大流行で中止となった 2020 年を除き，毎年 1 回開催されている。COP では，1997 年の COP3 で採択された「京都議定書」において，2020 年までの地球温暖化対策が取り決められた。京都議定書では，二酸化炭素，メタン，一酸化二窒素，ハイドロフルオロカーボン（HFC），パーフルオロカーボン（PFC），六ふっ化硫黄を削減すべき 6 種類の温室効果ガスに選定し，それぞれの先進国における排出量の削減について数値目標などが定められた。2020 年以降の新たな枠組みについては，2015 年に開催された COP21 で採択された「パリ協定」で定められた。パリ協定では，世界共通の長期目標として，「世界的な平均気温上昇を産業革命以前に比べて 2 ℃より十分低く保つとともに，1.5 ℃に抑える努力を追求すること」が掲げられている。また 2023 年ドバイで開催された COP28 では世界全体の進捗状況を評価する「グローバル・ストックテイク」が実施された。

カーボン・オフセット

例えばある企業が，他の場所で実現した温室効果ガスの排出削減や吸収量等のクレジットを購入する，あるいは他の場所で排出削減や吸収の活動を実施する。その結果，ある企業が温室効果ガスを排出しても，同量の温室効果ガスが他の場所で削減される。

フロン

フルオロカーボン（フッ素と炭素の化合物）の総称である。フロン排出抑制法では，CFC（クロロフルオロカーボン），HCFC（ハイドロクロロフルオロカーボン），HFC（ハイドロフルオロカーボン）を「フロン類」と呼んでいる。CFC は化学的に極めて安定であり，冷蔵庫やエアコンの冷媒，スプレーの噴射剤など幅広い用途に使用されてきた。CFC が大気中に放出されると成層圏に到達し，オゾン層を破壊する。そのため CFC は世界的に規制され，2009 年末までに全廃された。現在では，オゾン層を破壊しない HFC などの代替フロンの使用が増えている。

プランクトンの減少，農作物の減収などを生じる。人の健康では，皮膚がんや白内障の増加が懸念されている（表 7－14）。オゾン層の破壊で影響を受けるのは UV-B であり，オゾン層が 1 %減ると地表の UV-B 量は約 1.5 %増えるといわれている。

表 7-14　紫外線の種類と生体への影響

種類（波長）	地表への到達度	生体影響）
UV-A（320 ～ 400 nm）	大半が地表に到達する	メラニン生成に基づく体表面の褐変，いわゆる日焼けを引き起こす。しかし，生体への直接的な影響は，UVB や UVC よりも小さい。過度な曝露は白内障の原因となる。
UV-B（280 ～ 320 nm）	ほとんどは成層圏のオゾン層などに吸収されるが，一部は地表へ到達する	光子エネルギーが大きく，UVA よりも生体に大きな障害を与える。皮膚に発赤，腫脹，水疱といった紅斑を形成した後，メラニン色素沈着による遅発型黒化の日焼けを引き起こす。DNA を傷害し，皮膚がんの原因となる。
UV-C（100 ～ 280 nm）	大気中の酸素分子や成層圏のオゾン層に吸収され，地表には到達しない	非常に有害。光子エネルギーが大きく，UVB よりも低線量で生体に対して大きな傷害を引き起こす。その傷害は UVB と殆ど同じである。

（4）酸性雨

一般に pH5.6 以下の雨を酸性雨という。通常の雨水は 5.65 ～ 5.70 である。レモン水の pH が 2.0 付近，酢酸水が 3.0 付近である。石炭や石油などの燃焼で硫黄酸化物や窒素酸化物などが生じるが，それらが大気中の浮遊粒子状物質などに取り込まれて遠方に運ばれ，pH2 ～ 4 の強い酸性の雨となって地上に降る。建造物の損傷だけでなく，湖沼や森林など生態系への影響，土壌の酸性化などが懸念されている。

7－4－3　ダイオキシン類

炭素，酸素，水素，塩素が熱せられる過程で非意図的に生成する物質。主に廃棄物の焼却施設，製鋼用電気炉，たばこの煙，自動車排気ガスなどの発生源がある。ダイオキシン類とは，75 種類の異性体をもつポリ塩化ジベンゾ-パラ-ジオキシン（PCDDs），135 種類の異性体をもつポリ塩化ジベンゾフラン（PCDFs），29 種類の異性体をもつコプラナーポリ塩化ビフェニル（Co-PCBs）の総称である。ダイオキシン類の中では，2,3,7,8-TCDD（2,3,7,8-tetrachloro-dibenzo-p-dioxine）の毒性が最も強い。2,3,7,8-TCDD は，人に対する発がん性物質である。

ダイオキシン類は脂溶性が高い。生物学的半減期は平均約 7.5 年とされており，生体内での残留性が高い。ダイオキシン類の耐容一日摂取量（TDI）は 4 pg-TEQ/kg 体重/day である。TDI は人が一生涯にわたり摂取しても健康への有害な影響が生じないとされる 1 日体重 1kg 当たりの摂取量である。

ダイオキシン類の排出

1998 年から廃棄物焼却施設等から排出されるダイオキシン類による環境汚染が大きな問題となったが，2003 年末までに全国の焼却炉は廃棄，改修，新設，整備された。その結果，2004 年の年間排出量は 1997 年と比較して 95 %以上削減された。

TEQ

Toxicity Equivalency Quantity の略。ダイオキシン類には異性体が多数存在するため，2,3,7,8-TCDD の毒性を 1 として他の異性体に毒性等価係数(TEF: Toxicity Equivalency Factor)を設定し，それらを合計した毒性等価換算量（TEQ）がダイオキシン類の量として使用されている。

7-4-4　内分泌かく乱化学物質

内分泌かく乱化学物質（いわゆる環境ホルモン）は，動物の生体内に取り込まれた場合に，本来，その生体内で営まれている正常ホルモンの作用に影響を与える外因性の物質である。内分泌かく乱化学物質として疑われる物質には，医薬品のジエチルスチルベステロール等の合成ホルモン剤，DDT 等の有機塩素系殺虫剤，ポリ塩化ビフェニルやダイオキシン類，合成洗剤や殺虫剤として使用されているアルキルフェノール類，ポリ塩化ビニルの可塑剤等に使用されるフタル酸エステル類，漁網や船底に使用されていたトリブチルスズ，植物性エストロゲン等がある。

人の健康に対する影響としては，女性生殖器系および乳腺への影響（子宮がん，子宮内膜症，乳がん），男性生殖器系への影響（精子数の低下，前立腺がん，精巣がん，尿道下裂，停留精巣などの先天性奇形），甲状腺ホルモン低下，知能指数の低下，学習障害，精神障害，自己免疫性疾患，アレルギーなどがある。

7-4-5　石綿（アスベスト）

石綿は，天然に存在する繊維状鉱物の 1 種である。蛇紋岩系の白石綿（クリソタイル），角閃石系の青石綿（クロシドライト），茶石綿（アモサイト）などがある。耐熱性，耐薬品性，絶縁性，抗張力，耐摩耗性，防音性などに優れており，耐火，耐熱，防音などの目的で建材に主に利用されてきた。

奇跡の鉱物，静かな時限爆弾

耐熱性，機械的強度，耐久性，耐薬品性，耐摩耗性等に優れており，かつては「奇跡の鉱物」と呼ばれた。しかしながら，このような性質から，石綿に曝露すると体内に長期間蓄積し，数十年の潜伏期間を経て悪性腫瘍を引き起こすことから，「静かな時限爆弾」といわれている。

石綿繊維は細くて長い。石綿繊維を吸入すると，気管支や肺胞の組織に石綿の細長い結晶が沈着し，例えば 15 ～ 40 年の潜伏期間を経て石綿肺，肺がん，悪性中皮腫などを発症するおそれがある。発がん性は青石綿が最も強い。

日本では 1995 年に青石綿と茶石綿の使用が禁止され，2004 年には白石綿の使用も原則禁止となった。日本では 1970 ～ 1990 年にかけて最も石綿の消費量が多く，潜伏期間が長いため，悪性中皮腫の発症者は現在でも増加している。2006 年には，石綿による健康被害者を救済するため，悪性中皮腫や石綿が原因の肺がん患者に医療費などを支払うことを定めた「石綿による健康被害の救済に関する法律」（石綿健康被害救済法）が成立した。また 2021 年には，建設現場で石綿を吸って肺がんや悪性中皮腫などを患った元労働者や遺族のうち，国などに損害賠償を求める訴訟を起こしていない人を対象とした給付金制度を創設する法律として，「特定石綿被害建設業務労働者等に対する給付金等の支給に関する法律」（建設石綿給付金法）が制定された。

7-4-6　廃棄物処理

「廃棄物の処理及び清掃に関する法律（廃棄物処理法）」において，産

産業廃棄物

燃えがら，汚泥，廃油，廃酸，廃アルカリ，廃プラスチック類，紙くず，木くず，繊維くず，動物性残さ，動物系固形不要物，ゴムくず，金属くず，ガラスくず，コンクリートくず及び陶磁器くず，鉱さい，がれき類，動物のふん尿，動物の死体，ばいじん，上記種類の産業廃棄物を処分するために処理したもの，以上の合計20種類が廃棄物処理法施行令で規定されている。

業廃棄物を定義し，それ以外を一般廃棄物としている。一般廃棄物は，市町村区域内での処理を原則とし，市町村に処理責任がある。産業廃棄物は，事業活動に伴い排出され，都道府県境を越えた広域移動もあることから，事業者に処理責任がある。

産業廃棄物と一般廃棄物のうち，爆発性，毒性，感染性その他の人の健康又は生活環境に係る被害を生ずるおそれがあるものを，それぞれ特別管理産業廃棄物，特別管理一般廃棄物と区分している（表7－15）。特別管理産業廃棄物は，排出から処理までの間，取り扱いに注意しなければならず，産業廃棄物とは処理基準が異なり，処理業の許可も区別さ

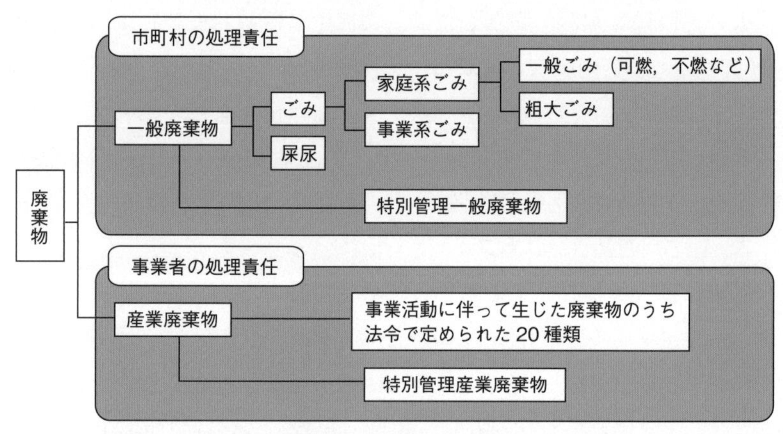

図7-16　廃棄物の区分

表7-15　特別管理廃棄物の一覧

	主な分類		概要
特別管理 一般廃棄物	PCB使用部品		廃エアコン・廃テレビ・廃電子レンジに含まれるPCBを使用する部品
	ばいじん		ごみ処理施設の集じん施設で生じたばいじん
	ダイオキシン類含有物		ダイオキシン特措法の廃棄物焼却炉から生じたもので、ダイオキシン類を3 ng/g以上含有するばいじん、燃え殻、汚泥
	感染性一般廃棄物		医療機関等から排出される一般廃棄物であって、感染性病原体が含まれ若しくは付着しているおそれのあるもの
特別管理 産業廃棄物	廃油		揮発油類、灯油類、軽油類（難燃性のタールピッチ類等を除く）
	廃酸		pH 2.0以下の廃酸
	廃アルカリ		pH 12.5以上の廃アルカリ
	感染性産業廃棄物		医療機関等から排出される産業廃棄物であって、感染性病原体が含まれ若しくは付着しているおそれのあるもの
	特定有害産業廃棄物	廃PCB等	廃PCB及びPCBを含む廃油
		PCB汚染物	PCBが付着等した汚泥、紙くず、木くず、繊維くず、プラスチック類、金属くず、陶磁器くず、がれき類
		PCB処理物	廃PCB等又はPCB汚染物の処理物で一定濃度以上PCBを含むもの
		指定下水汚泥	下水道法施行令第13条の4の規定により指定された汚泥
		鉱さい	重金属等を一定濃度以上含むもの
		廃石綿等	石綿建材除去事業に係るもの又は大気汚染防止法の特定粉じん発生施設から生じたもので飛散するおそれのあるもの
		ばいじん又は燃え殻	重金属等及びダイオキシン類を一定濃度以上含むもの
		廃油	有機塩素化合物等を含むもの
		汚泥、廃酸又は廃アルカリ	重金属、有機塩素化合物、PCB、農薬、セレン、ダイオキシン類等を一定濃度以上含むもの

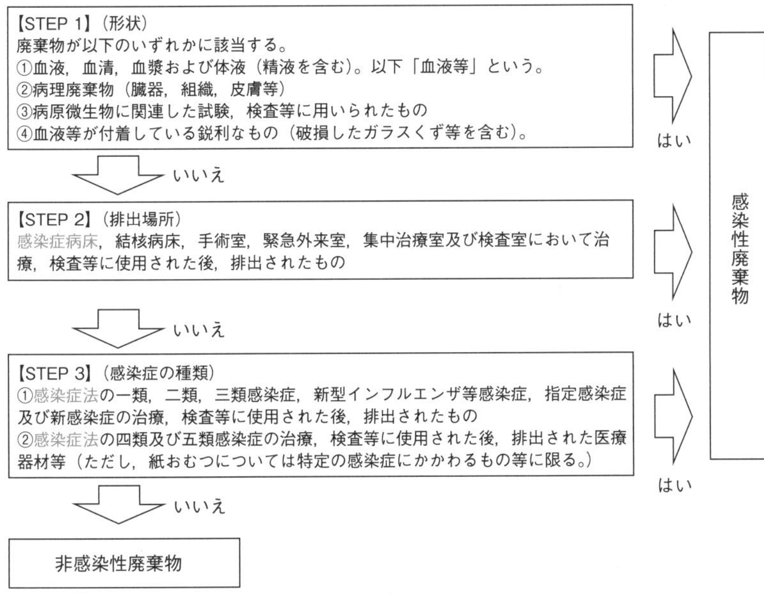

図 7-17　感染性廃棄物の判断フロー
（環境省「廃棄物処理法に基づく感染性廃棄物処理マニュアル」より作成）

れている。

医療関係機関等で発生し，人が感染または感染するおそれのある病原体が含まれる，あるいはそれが付着している廃棄物を感染性廃棄物という。感染性廃棄物かどうかについては，1）形状，2）排出場所，3）感染症の種類の3つの観点から判断される（図 7－17）。

医療関係機関等の施設内における感染性廃棄物の処理においては，発生時に他の廃棄物と分別し，液状・泥状のものと固形状のものは分別する。施設内では，途中で内容物が飛散・流出するおそれがないように，密閉可能で収納しやすく，損傷しにくい容器に密閉して収集運搬を行う。梱包では，「鋭利なもの」，「固形状のもの」，「液状または泥状のもの」の3種類に区分し，内容物が容器の外に飛び出し針刺し事故が発生することのないよう十分配慮する。保管は極力短期間で行い，関係者以外立ち入れないように配慮し，他と区別する。また，取扱注意事項を表示する。容器には，感染性廃棄物であることを識別できるようバイオハザードマークを付けることが推奨されている（表 7－16）。

表 7-16　感染性廃棄物の区分とバイオハザードマーク

マーク	色	性状	梱包	例
	赤色	液状または泥状のもの	廃液等が漏洩しない密閉容器	血液，血清，汚泥等
	橙色	固形状のもの	丈夫なプラスチック袋を二重にして使用または堅牢な容器	血液等が付着したガーゼ，注射筒，手袋等
	黄色	鋭利なもの	耐貫通性のある丈夫な容器	注射針，メス，カミソリ等

感染症法の感染症分類
「第8章　感染予防と健康」を参照。

感染症病床
感染症法により入院措置が講ぜられる一類，二類感染症，新型インフルエンザ等感染症，指定感染症及び新感染症の病床

7-4-7　マイクロプラスチック

プラスチック

樹木から分泌された樹液が固まった物質を樹脂という。松脂，柿渋，漆などがある。これらは天然ゴム，接着剤，塗料，表面保護材などに使用されている。樹脂のうち，石油などを原料として化学的に合成したものを合成樹脂という。プラスチックは，可塑性物質（物質に物理的な力を加えることで変形させ，その形を保持する性質）の意味をもつ。一般的にプラスチックは，主に石油に由来する高分子物質（主に合成樹脂）を主原料とした可塑性の物質と定義される。

プラスチックは，我々の生活に利便性と恩恵をもたらしている有用な物質である。しかしながら，海洋に流出すると長期間にわたり環境中にとどまることとなる。世界全体で年間数百万トンを超えるプラスチックごみが海洋に流出していると推計されている。このため，海洋プラスチックごみによる地球規模での環境汚染による生態系，生活環境，漁業，観光等への悪影響が懸念されている。

プラスチックの中でも 5 mm 以下のプラスチックをマイクロプラスチックという。さらに小さい数 μm 以下のものはナノプラスチックとも呼ばれる。もともとこのような大きさで製造されたものを一次マイクロプラスチックといい，洗顔料や歯磨き粉等のスクラブ材等に利用されているマイクロビーズがある。排水溝等を通じて自然環境中に流出している。また，大きなプラスチック製品やプラスチックごみが紫外線や物理的な摩耗や破砕などにより，自然環境中で微細化したものを二次マイクロプラスチックという。発泡スチロール片などが海洋で採取されている。マイクロプラスチックは，魚の体内で発見されるなど，すでに海洋を中心に環境中に広く存在している。

マイクロプラスチックによる生体影響は，まだ十分な科学的知見が得られていない。ただし，大きさがミクロンサイズなため，消化管を通じて消化管以外の組織へ入り込む可能性があり，その際に，環境中の有害な物質がマイクロプラスチックに付着したまま体内に入ることが懸念されている。生物による実験では，マイクロビーズの毒性はサイズに依存しており小さなマイクロビーズほど毒性が強い，形状ではビーズよりも破片や繊維状の方が毒性は強いといった報告がなされている。ヒトへの影響では，酸化ストレス，炎症性障害，遺伝子障害などによる代謝障害，神経毒性，発がんなどが懸念されている。

参考文献

1）宮本純之訳，『危険は予測できるか！―化学物質の毒性とヒューマンリスク―』，化学同人（1994）.
2）大沢基保，内海英雄編著，『環境衛生科学』，南江堂（2006）.
3）IARC, IARC monographs, Volume 1-129. International Agency for Research on Cancer，Lyon（2021）.
4）安原昭夫，『しのびよる化学物質汚染』，合同出版（1999）.
5）公害等調整委員会，公害苦情調査，総務省公害等調整委員会，東京（2020）.
6）WHO, Principles and methods for evaluating the toxicity of chemicals: Part I. Environmental Health Criteria 6, World Health Organization,

Geneva（1978）.
7）環境省，熱中症環境保健マニュアル 2018，環境省環境保健部環境安全課，東京（2018）.
8）国土交通省水管理・国土保全局水資源部，日本の水，国土交通省，東京（2014）.
9）佐藤祐造，柴田英治編著，『テキスト健康科学改訂第２版』，南江堂（2017）.
10）Winslow CEA, et al, Basic Principles of Healthful Housing. Am. J. Public Health Nations Health., 28.351-372（1938）.
11）日本救急医学会，熱中症診療ガイドライン 2015，日本救急医学会 熱中症に関する委員会，東京（2015）.
12）日本生気象学会,日常生活における熱中症予防指針 Ver.3.1，日本生気象学会，東京（2021）.
13）WHO, WHO Housing and Health Guidelines. World Health Organization, Geneva（2018）.
14）東 賢一，内山巖雄，建築物環境衛生管理基準の解説と近年の知見，ビルと環境，134，4-17（2011）.
15）UNCHS（Habitat），Building Materials and Health. HS/459/97E, United Nations Center for Human Settlements（Habitat），Nairobi（1997）.
16）室内空気質健康影響研究会編集，『室内空気質と健康影響』，ぎょうせい（2004）.
17）WHO Europe, WHO guidelines for indoor air quality: dampness and mould. World Health Organization Regional Office for Europe, Copenhagen（2009）.
18）WHO Europe, WHO guidelines for indoor air quality: selected pollutants. World Health Organization Regional Office for Europe, Copenhagen（2010）.
19）WHO Europe, Environmental Noise Guidelines for the European Region. World Health Organization Regional Office for Europe, Copenhagen（2018）.
20）環境省，STOP THE 温暖化 2017，環境省地球環境局，東京（2017）.
21）環境省，廃棄物処理法に基づく感染性廃棄物処理マニュアル，環境省環境再生・資源循環局，東京（2018）.
22）環境省，海洋プラスチックごみに関する既往研究と今後の重点課題（生物・生態系影響と実態），環境省水・大気環境局水環境課海洋プラスチック汚染対策室，東京（2020）.

8 感染予防と健康

8－1　感染と健康

8－1－1　感染とは

人類の長い歴史の中で感染症は幾度も流行を繰り返し多くの人命を喪失してきた。わが国もその例外ではなく，近代になってからも，コレラや赤痢などの消化器感染症や，第 2 次世界大戦後にも多くの若い生命を奪った結核など，様々な感染症と対峙してきた。衛生状態や栄養状態が大きく改善し，医療が発達した現代においても感染症の流行は繰り返されている。私たちが直面している 2019 年 12 月初旬に確認された新型肺炎は，わずか数カ月の間に世界的大流行（パンデミック）をきたした。原因ウイルスは重症呼吸器症候群コロナウイルス２（SARS-CoV-2），疾患名は Coronavirus Disease 2019（COVID-19）と名付けられた[1)]。そして，2020 年 3 月 12 日 WHO がパンデミックを宣言した。WHO のパンデミック宣言は，2009 年のインフルエンザ A/H1N1pdm2009 ウイルスの流行以来である。

では，感染と感染症とは何か。感染とは，病原体である微生物が生体内に侵入し，定着，増殖し，何らかの病的変化を与えることである。しかし，感染は必ずしも発病を意味していない。一方，感染症とは，病原体である微生物がヒトまたは動物の体内に侵入して，臓器や組織あるいは細胞の中で分裂増殖し，その結果として引き起こされる疾病のことという。

8－1－2　感染症の成立要因

感染が成立するためには３つの要因が必要になる。（図 8－1）この要因には，①感染源として病原微生物の存在（病因因子），②微生物が体内に入り込むための感染経路（環境因子），③感受性者（感染の可能性がある人（宿主））の３つがある。

① 感染源は，感染しているヒト，動物である。この中には発症しているもの，潜伏期のもの，感染しているが明らかな症状を呈して

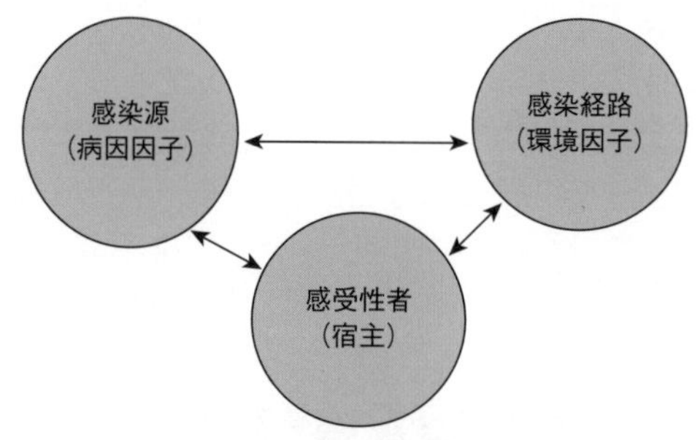

図 8-1　感染の成立

いないもの（保菌者）がある。また，感染者や感染動物の排泄物，嘔吐物，血液，体液，さらには病原体で汚染された物や食品がある。感染症を引き起こす主な病原体には細菌，ウイルス，真菌がある。

② 感染経路は，大きく接触感染・飛沫感染・空気感染・経口感染に分けられる。「接触感染」は，感染者から病原微生物が直接伝播すること，微生物に汚染されたものや人を介して伝播することで成立する。「飛沫感染」は，感染している患者が咳やくしゃみ，会話などで放出した微生物を含む 5 μm より大きい飛沫が，感受性のある人の口腔粘膜，鼻粘膜，結膜等の粘膜に付着することで感染する。「空気感染」は，微生物を含む 5 μm 以下の飛沫核が，長時間空中を浮遊し空気の流れによって広範囲に拡散し，その飛沫核を感受性のある人が吸入することによって感染する。「経口感染」は主には汚染された飲食物の摂取によっておこる。

③ 感受性者とは，病原体に対する抵抗性が低く感染しやすい状態にある宿主である。逆にいえば,病原体に対して免疫を持っていれば，感染が成立しないこともあり，また感染しても重症化を防ぐことができる。

最終的に感染が成立するか否かは，病原微生物の起病力，毒力，宿主の持つ抵抗力の力関係で決まる。

8－1－3　顕性感染と不顕性感染

通常，病原体による感染が成立して発病し症候を伴う感染を顕性感染といい，病原体が宿主に感染してから発病するまでの期間を潜伏期という。潜伏期は，感染症の種類によって期間に幅があるが，同じ感染症ではほぼ一定である[2)]。

また，不顕性感染といわれ感染が成立していても発病しない場合もある。しかし，不顕性感染している人は，感染源として気が付かないうちに感染を広げてしまうおそれがある[2)]。

8-2　感染症対策の体系

1999 年 4 月 1 日わが国において「感染症の予防及び感染症の患者に対する医療に関する法律」(以下，感染症法) が施行された。この施行の背景には，①医学，医療の進歩，②衛生水準の向上，③国民の健康・衛生意識の向上，④人権の尊重及び行政の公正透明化への要請，⑤国際交流の活発化，⑥航空機による大量輸送の進展など感染症を取り巻く状況が大きく変化したことがある。また，世界では 1970 年以降，少なくとも 30 種類以上のこれまで知られていなかった感染症 (エボラ出血熱，後天性免疫不全症候群，大腸菌O 157，C 型肝炎等) が出現している。この法律の中で感染症を一類感染症から五類感染症，新型インフルエンザ等感染症，指定感染症および新感染症に分類した (表 8-1)[3)]。

COVID-19 は流行の観点から，当該疾病のまん延により国民の生命及

表 8-1　感染症法における分類一覧 (令和 3 年 2 月 13 日改正)

感染症分類	定義	疾病
一類感染症	感染力、り患した場合の重篤性等に基づく総合的な観点からみた危険性が極めて高い感染症	エボラ出血熱，クリミア・コンゴ出熱，痘そう，南米出血熱，ペスト，マールブルグ病，ラッサ熱
二類感染症	感染力、り患した場合の重篤性等に基づく総合的な観点からみた危険性が高い感染症	急性灰白髄炎，結核，ジフテリア，重症急性呼吸器症候群(SARS)，中東呼吸器症候群 (MERS)，鳥インフルエンザ (H5N1)，鳥インフルエンザ (H7N9)
三類感染症	感染力やり患した場合の重篤性などに基づく総合的な観点からみた危険性は高くないものの、特定の職業に就業することにより感染症の集団発生を起こしうる感染症	コレラ，細菌性赤痢，腸管出血性大腸菌感染症，腸チフス，パラチフス
四類感染症	人から人への伝染はほとんどないが、動物、飲食物などの物件を介して人に感染し、国民の健康に影響を与えるおそれのある感染症	E型肝炎，A型肝炎，黄熱，Q熱，狂犬病，炭疽，鳥インフルエンザ (H5N1，H7N9 を除く)，ボツリヌス症，マラリア，野兎病 その他政令で定めるもの (デング熱，ジカウイルス感染症，SFTS，ダニ媒介脳炎，日本脳炎など)
五類感染症		季節性インフルエンザ，ウイルス性肝炎 (E型肝炎及びA型肝炎を除く。)，クリプトスポリジウム症，後天性免疫不全症候群，性器クラミジア感染症，梅毒，麻疹，メチシリン耐性黄色ブドウ球菌感染症 その他省令で定めるもの (風疹，百日咳，アメーバー赤痢，破傷風，ヘルパンギーナ，急性胃腸炎，水痘など)
新型インフルエンザ等感染症	人から人に伝染すると認められるが一般に国民が免疫を獲得しておらず、全国的かつ急速なまん延により国民の生命及び健康に重大な影響を与えるおそれがある感染症	新型インフルエンザ，再興型インフルエンザ，新型コロナウイルス感染症，再興型コロナウイルス感染症
指定感染症および新感染症	既知の感染症の中で、一から三類及び新型インフルエンザ等感染症に分類されないが同等の措置が必要となった感染症 (延長含め最長2年) 人から人に伝染すると認められ、既知の感染症と症状等が明らかに異なり、その伝染力及びり患した場合の重篤度から危険性が極めて高い感染症	政令で定める (内閣が制定し，天皇が交付する)

び健康に重大な影響を与えるおそれがあるものとして指定感染症とされた（令和４年１月施行）。その後「新型インフルエンザ等感染症」にCOVID-19は追加されたが，令和５年５月８日に季節性インフルエンザと同じ５類感染症とすることになった[3),4),5)]。

8－2－1　新興・再興感染症

新興・再興感染症とは，1996年に世界保健機関（WHO：World Health Organization）により定義され，新興感染症とは「過去約20年の間に，それまで明らかにされていなかった病原体に起因した公衆衛生学上の問題となるような新たな感染症」，再興感染症とは「かつて存在した感染症で公衆衛生学上ほとんど問題とならないようになっていたが，近年再び増加してきたもの，あるいは将来的に再び問題となる可能性がある感染症」をいう（表８−２，表８−３）[6),7),8)]。

表 8-2　新興感染症

発見年	病原体	疾患
1973	ロタウイルス	小児下痢症
1976	クリプトスポリジウム	下痢症
1977	エボラウイルス	エボラ出血熱
	レジオネラ・ニューモフィラ	レジオネラ症
1980	ヒトＴリンパ球向性ウイルスⅠ型	成人Ｔ細胞白血病（ATL）
1982	腸管出血性大腸菌 O157 ： H7	出血性大腸炎・溶結性尿毒症症候群
1983	ヒト免疫不全ウイルス（HIV）	後天性免疫不全症候群（AIDS）
	ヘリコバクター・ピロリ	胃炎（胃潰瘍・胃十二指腸潰瘍・胃癌）
1989	C 型肝炎ウイルス	肝炎
1997	インフルエンザ A（H5N1）	鳥インフルエンザ（H5N1）
1999	西ナイルウイルス	ウエストナイル熱、脳炎
2003	SARS コロナウイルス	重症急性呼吸器症候群（SARS）
2009	インフルエンザ A(H1N1)	インフルエンザ A(H1N1)
2011	SFTS ウイルス	重症熱性血小板減少症候群（SFTS）
2012	MARS コロナウイルス	中東呼吸器症候群（MARS）
2013	インフルエンザウイルス A(H7N9)	鳥インフルエンザ
2020	SARS-CoV-2	COVID-19

藤本秀士編：わかる！身につく！病原体・感染・免疫（第３版）,P33 表 2-4（一部改変），南山堂,2017.

表 8-3　再興感染症

細菌	結核，ジフテリア，コレラ，ペスト，劇症型Ａ群溶血性レンサ球菌，百日咳
リケッチア	ツツガムシ病
ウイルス	黄熱，デング熱，デング出血熱，新型インフルエンザ，狂犬病
寄生虫	マラリア，エキノコックス症，住血吸虫症，トキソプラズマ症

藤本秀士編：わかる！身につく！病原体・感染・免疫（第３版）,P33 表 2-5（一部改変），南山堂,2017.

8－2－2　COVID-19（新型コロナウイルス感染症）[9)]

1）コロナウイルスの特徴

もともとコロナウイルスは，感冒の原因の10～15％を占める病原体として知られていた。ヒト由来コロナウイルスはこれまで４種類同定

新型コロナウイルス感染症

COVID-19の感染拡大は今も続いており，私たちの生活にも大きな影響を与えていることから，この感染症の概要を8－2－2に記載した。私たちがこの感染症とどのように向き合って感染予防をしてゆくのかを考えてみよう。

ヒト由来コロナウイルス

ヒトが宿主となるコロナウイルスのグループは，グループ１ｂ（HCov-229E，HCov-NL63）グループ２ａ（HCov-HKU1，HCov-OC43）の４種類でかぜ症候群・上気道感染の主要病因ウイルスである。重症急性呼吸器症候群（SARS，2002年），中東呼吸（MARS，2012年）は，グループ２ｂに分類されている。

されていたが，動物由来のコロナウイルスも存在する。コウモリのコロナウイルスがハクビシンを介してヒトに感染した2002年の重症急性期呼吸器症候群（SARS），ヒトコブラクダからヒトに感染して広がった2012年の中東呼吸器症候群（MARS）があり，現在流行しているSARS-CoV-2は，まだ発生源が特定されていない中，世界中に広がった。

SARS-CoV-2の大きさは約0.1μmとたばこの煙の粒子よりも小さく，細気管支や肺胞まで侵入できる。

また，今回流行しているSARA-CoV-2は複数の遺伝子変異によって感染力が変化しやすいことが特徴になっている。2021年8月に，東京都内の感染株はデルタ株に置き換わり[10]その後オミクロン株が分離され，2023年11月からの第10波でもオミクロン株の系統株が流行している。

株

世界保健機関（WHO）は2021年5月31日，新型コロナウイルスの変異株の呼称について，差別を助長する懸念から，最初に確認された国名の使用を避け，ギリシャ文字を使うことを発表した。

オミクロン株

新しい変異株である「オミクロン株」は2021年11月11日にボツワナで採取された検体から初めて検出された。その後、11月日本の検疫所でも確認されている。感染力が強い特徴がある。

2）伝播様式

SARS-CoV-2の伝播様式は，① 感染源は，感染しているヒトである。この中には発症している人，潜伏期の人，感染しているが明らかな症状を呈していない人が含まれる。② 感染経路は基本的に，接触感染・飛沫感染（マイクロ飛沫を含む）である。③感受性者は，宿主となりうるヒトの抵抗性に関係しており，一般に既感染者やワクチン接種により免疫を獲得したヒトでは感受性は低く抵抗性をもつ。そのため，2019年から流行している新型コロナウイルス感染症（COVID-19）の原因ウイルスであるSARS-CoV-2に対して人類は免疫をもたず，感染が短期間で世界中に拡大した。

感染経路は，5μm未満の粒子が，換気の悪い密室等で空気中を漂い，少し離れた場所や長い時間において感染が起こるマイクロ飛沫を含む飛沫感染（厚生労働省）が主体と考えられ，換気の悪い環境では，咳やくしゃみなどをしなくても人は他者と会話をするときに飛沫を吸い込むことで感染が成立する。また，ウイルスを含んだ飛沫は環境面に付着しやすく，汚染された環境面からの接触感染もあると考えられている。

3）潜伏期

潜伏期は，1～14日間であり，ウイルスに暴露後5日程度で発症することが多い。オミクロン株では，潜伏期は3日間であり，ウイルスに曝露後2日程度で発症する報告がある。ウイルスは，発症前から感染性があり，発症から間もない時期の感染性が高いことで市中感染の原因となっている。このことは，SARSやMERSと異なる特徴である。

潜伏期間

病原微生物に感染し，発症に至るまでの期間で，それぞれの感染症によって異なっており，例えば麻疹8～12日，水痘10～21日，インフルエンザ1～3日である。

4）発生状況

(1) 国内の発生状況

わが国における累積陽性者数33,738,398例，死亡数74,096人（令和

5 年 5 月 9 日 0 時全調査最終)[11] と報告されており，第 7 波の流行以降では 1 日の陽性者が 20 万人を超える日が多くあった。2022 年 9 月下旬からは，コロナ感染者の全数把握が見直されることになった。その後の第 8 波の流行では，1 日の陽性者が 20 万人を超える日も多い。性別・年代別陽性者数（累積）では，男女ともに 20 代から 50 代の陽性者が多いが，第 5 波以降では，10 代・10 歳未満の陽性者が増加傾向である。

(2) 新型コロナウイル感染と診断された人のうち，重症化・死亡する人の割合[12]

2022 年 7 月から 8 月に診断された人の中で，重症化した人の割合や死亡した人の割合は年齢によって異なり，高齢者は高く，若い人は低い傾向にある。重症化した人の割合は，50 歳代以下では，0.01 %，60 ― 70 歳代で 0.26 %，80 歳代以上で 1.86 %となっている。また，死亡した人の割合は，50 歳代以下で 0.00 %，60 ― 70 歳代で 0.18 %，80 歳代以上で 1.69 %となっている。今後の変異ウイルス出現，ワクチン接種者の増加により，重症化する人の割合や死亡する人の割合は変化すると考えられ，現在もオミクロン株およびその派生株での重症化率，死亡率の動向が注視されている。

(3) 世界の発生状況

WHO の集計では，世界での COVID-19 感染者は 666,683,465 例，死亡者は 6,722,464 人（死亡率 1.01 %）と報告されている（2023 年 1 月 17 日現在)。現在オミクロン株，デルタ株を中心とした変異株の流行がみられるが，変異株がどの様な影響を示していくのかその状況を監視していく必要がある。

5) 臨床像

初期症状はインフルエンザや感冒様症状で，この時期での感染を見極めることは難しい。また，無症状のまま経過する感染者も存在する。日本における入院を要した COVID-19 症例では，入院までの期間は 7 日（中央値）,頻度の高い症状は，発熱，咳嗽，倦怠感，呼吸困難であった。このほか，下痢，味覚障害，嗅覚障害もある。心理面での影響として，不安や抑うつの頻度が高いと考えられている。(図 8－2)

発症から 1 週間程度で回復する患者が多い（約 80 %）が，発症から 1 週間程度の間に酸素投与が必要（約 15 %）となり，発症から 10 日目以降に ICU（集中治療室）での治療が必要となる患者がいる（図 8－3)。入院を要した 2,600 例のうち酸素投与をしない症例が 62 %，酸素投与をした人は 30 %，人工呼吸管理や ECMO（体外式膜型人工肺）による集中治療を要した症例は 9 %であり，このうち 7.5 %が死亡した。入

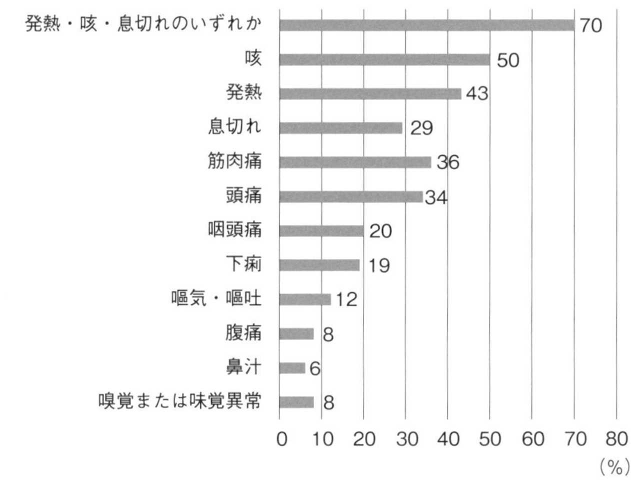

図 8-2　COVID-19 の症状の頻度
厚生労働省：新型コロナウイルス感染症 COVID-19 診療の手引き　第 5.3 版，図 2-1 COVID-19 の症状の頻度，p.11，（一部改変）
https://www.mhlw.go.jp/content/000825966.pdf Accessed Sep. 2, 2021.

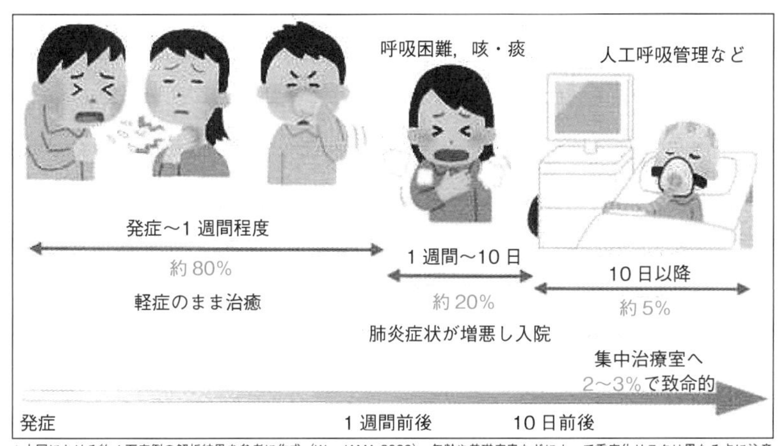

図 8-3　COVID-19 の連携的な経緯
厚生労働省：新型コロナウイルス感染症 COVID-19 診療の手引き　第 5.3 版，図 2-1 COVID-19 の症状の頻度，p.12，（一部改変）
https://www.mhlw.go.jp/content/000825966.pdf Accessed Sep. 2, 2021.

院期間の中央値は 15 日である。しかし，デルタ株流行時に，20 代の若者の重症化，発症後 4 日間で重症化し人工呼吸器の装着・ECMO 装着といった状況が医療現場でも起きた。

6）重症化のリスク因子

併存疾患がない症例と比較し慢性腎臓病，肝疾患，肥満，高血圧，脂質異常症，糖尿病を有する症例は入院後に重症化する割合が高い傾向にある。また併存疾患がない症例と比較し，心血管疾患，慢性肺疾患，脳血管障害，慢性腎臓病を有する症例は死亡する割合が高い傾向にあり，入院時の重症度と死亡のリスク因子は異なることが示唆されている。

表 8-4　主な重症化のリスク因子

・65 歳以上の高齢者 ・悪性腫瘍 ・慢性呼吸器疾患 （COPD など） ・慢性腎臓病 ・糖尿病	・高血圧 ・脂質異常症 ・心血管疾患 ・脳血管疾患 ・肥満（BMI 30 以上） ・喫煙	・固形型臓器移植後の免疫不全 ・妊娠後半期 ・免疫抑制・調節薬の使用 ・HIV 感染症 （特に DC4<200/μL）

厚生労働省：新型コロナウイルス感染症 COVID-19 診療の手引き 第 8.1 版, https://www.mhlw.go.jp/content/000815065.pdf，P12 表 2-1 主な重症化のリスク因子

（表 8－4）

7）症状の遅延（後遺症）

日本国内の複数の調査では，中等症以上の患者の退院後 3 か月後の時点での検証結果から，肺機能低下（特に肺拡散能）が遷延していた。診断後 6 カ月の時点で約 8 割の人は罹患前の健康状態に戻ったと自覚をしていたが，症状の改善まで長引くと，生活の質低下，不安や抑うつ，睡眠障害の傾向が示されており，治療や経過観察が必要になることも特徴的である。

日本における後遺症患者に対する電話調査（回復者 63 人）では，発症から 60 日たった後にも臭覚障害（19.4 %），呼吸困難（17.5 %），倦怠感（15.9 %），咳嗽（7.9 %），味覚障害（4.8）があり，さらに発症から 120 日経過した後にも呼吸困難（11.1 %），味覚障害（9.7 %），倦怠感（9.5 %），咳嗽（6.3 %）味覚異常（1.7 %）を認め，また脱毛もある。これらの罹患後症状は，さらに長期の経過でどのように推移するのかは，今後も調査が継続して行われ，治療法について研究がすすめられている。

8）治療

肺炎症状がなく，呼吸器症状がなかったり，咳嗽のみで呼吸困難がない軽症の場合は，感染症法上の 5 類になって以降は，宿泊施設療養はなくなり自宅療養のみとなった。血液中の酸素飽和度が低下し，呼吸困難，肺炎所見，酸素投与の必要な中等症では入院，酸素吸入が必要になる。酸素投与によっても呼吸状態が改善しない場合は集中治療室（ICU）に入室し，人工呼吸器による呼吸管理や体外式膜型人工肺（ECMO）による治療が行われる。高濃度の酸素濃度下での人工呼吸器の使用は肺の繊維化を併発するため，厳重な管理下が求められる。また，ECMO を装備する病院は少なく，ECMO 使用に伴う合併症の発症もあり，治療成績が必ずしも十分とは言い切れない。

多臓器不全が進行する初期段階での血液浄化療法として，炎症性サイトカインなどを吸着除去することは，考慮すべき症例もあると考えられている。

血栓症対策は，重症感染症，呼吸不全における深部静脈血栓症の中等度リスク因子となる。そのため，抗凝固療法を実施することが推奨されている。

COVID-19 に対する抗ウイルス薬や，その症状に応じたさまざまな治療薬の開発が現在すすめられている。現在わが国で承認されている医薬品は，レムデシビル，モルヌピラビル（RNA 合成酵素阻害薬），ニルマトレルビル/リトナビル，エンシトレルビル（プロテアーゼ阻害剤），デキサメタゾン（ステロイド薬），バリシチリブ（ヤヌスキナーゼ（JAK）可逆的阻害薬）がある。また，カシリビマブ／イムデビマブ，チキサゲビマブ/シルガビマブ，ソトロビマブ（中和抗体療法，抗体カクテル療法）が承認されている。さらに，トシリズマブ（抗 IL-6 受容体抗体）が承認されている。

抗体カクテル療法
SARS-CoV-2 による感染症の重症化リスク因子を有し，酸素投与を要しない患者を対象に投与を行う（2021 年 7 月現在）と投与条件が定められている。

経口コロナ治療薬
モルヌピラビルは，SARS-CoV-2 を含む RNA ウイルスの複製を阻害する薬剤である。対象は，症状発現後 5 日以内であり，軽症・中等症の患者で重症化リスクを有する患者に投与するとされている。18 歳未満の患者，催奇形性の潜在的リスクがあるため妊婦または妊娠している可能性のある女性には投与しないことになっている。また，使用前には有効性及び安全性に関する情報を十分に説明し，文書による同意が求められている。

9）病床の確保と医療のひっ迫

日本には，特定感染症指定医療機関（一類感染症，二類感染症，および新感染症）4 医療機関（10 床），第一種感染症指定医療機関（一類，二類感染症）⑤ 5 医療機関（103 床），第二種感染症指定医療機関 351 医療機関（1,758 床）（結核病床を除く）が設置されている。COVID-19 流行においては病床が不足し，2020 年 4 月，厚生労働省から「COVID-19 感染症患者の増加に伴う医療提供体制の移行」として，軽症者等に係る宿泊療養実施の方針が示された。そして，SARS-CoV-2 に感染し無症状・軽症患者を対象とした宿泊施設療養の対応は，日本では初めてのこととなった。宿泊施設療養者に対する看護師の派遣は当初都道府県看護協会が医療機関，教育機関と調整し派遣していたが，長期化する中で潜在看護師の派遣の機会となった。

感染者の増加に伴い限られた病床での受け入れが徐々に困難になり，第 5 波に入ると中等症患者の搬送先が見つからないなどの状況が起きた。そのため，搬送先が見つかるまでの間，救急車の中で酸素投与を続けたり，地方自治体によっては酸素ステーションの設置，入院待機ステーションの開設も行われていた。一方で，コロナ感染者の受け入れに伴い通常診療や救急医療の制限などが起こり，医療がひっ迫した状態になったが，2023 年 5 月 8 日から「5 類感染症」に位置づけられ医療のひっ迫は落ちついた。

10）感染リスクが高まる場面

厚生労働省では，感染リスクが高まる「5 つの場面」として，①飲酒を伴う懇親会等，②大人数や長時間におよぶ飲食，③マスクなしでの会話，④狭い空間でも共同生活，⑤居場所の切り替わりといった場面で感染が起きやすく，注意が必要としている [12]。伝播様式で述べたように，新型コロナウイルス感染症は，主に飛沫感染や接触感染によって感染するため，３密（密閉・密集・密接）の環境で感染のリスクが高まる。

11）個人の感染予防対策

基本的感染予防対策は，前述の３密（密閉・密集・密接），特にリスクの高い５つの場面の回避，マスクの着用，手洗い，などが有効であり，これらはウイルス変異株であっても同様である[12)]。

３密を控えるため，［密閉の回避］ではこまめな換気をすること，風の流れができるよう２方向の窓を開くこと，毎時２回以上の空気の入れ替わりが求められる。［密集の回避］では人と人との距離をとるようにし，他の人と互いに手を伸ばして届かない十分な距離が求められる。［密接］では会話を避けるようにし，十分な距離を保つようにすること，距離の確保が難しい場面では会話や携帯電話による通話を慎むように注意喚起されている。

さらに，ソーシャルディスタンス（社会距離の確保をとる）として，感染拡大を防ぐために意図的に人と人との物理的距離を保つことが求められている。これは，新型コロナウイルス感染では，症状が出ていなくともウイルスを保有している無症候の人（不顕性感染者）もいるからである。そのような場合は，感染に気が付かず拡大してしまう可能性があり，このようなことから自分だけでなく周囲への感染を防ぐために社会的距離や人的接触距離の確保が重要として示された。相手との保つべき距離は，飛沫感染を考慮して２m 以上の距離をとることが推奨されている。

エムポックス

1970 年にザイールでヒトでの初めての感染が確認された。サルやウサギなどのウイルスを保有する動物との接触によりヒトに感染する。2022 年 5 月以降海外渡航歴のないエムポックス患者が世界各地で報告された。2023 年以降日本での患者の発生が続き 200 人を超えた。

12）新しい生活様式

新型コロナウイルス感染症専門家会議の提言を踏まえ厚生労働省から今後の日常生活の中で取り入れたい実践例として「新しい生活様式」が示された[13)]。この中では，(1) 一人ひとりの基本的感染対策としてマスクの着用や手洗いなど，(2) 日常生活を営むうえでの基本的生活様式として３密の回避や健康チェックなど，(3) 日常生活の各場面別の生活様式として買い物や食事，イベント参加を行う出の感染リスクを減らす工夫など，(4) 働き方の新しいスタイルとしてテレワークや時差通勤などが示された。

Covid-19 の流行の収束を見通せていない中，今後，効果的なワクチンプログラムや治療薬によって感染流行が制御可能になれば，新しい生活様式を入れたコロナウイルスとの共存（with Colona）を進めてゆくことになるといわれていたが，コロナ感染症が５類に移行した後は，これまでの生活様式にもどってきている。一方で医療機関等では，施設内でのマスク等個人防護具の常時使用の他，コロナ感染症発生時には個室対応するといった今までと大きな違いがない。

8－3 日常生活と感染症

21 世紀に入り SARS，新型インフルエンザ，MARS，COVID-19 が世界的大流行を来した背景には何があるのか，今日の感染症の特徴を考える。

8－3－1 日常生活様式の変化

1）人・物の移動

感染症は人類にとって過去様々な影響を及ぼしてきた。15 世紀半ば以降の大航海時代では，何カ月もの間の航海を続ける移動には時間がかかった。しかし，交通網の発達，海外旅行人口の増加により，人はほぼ 1 日で世界のいたるところに移動できるようになった。このことにより，熱帯性疾患の輸入症例が増加してきているといわれている。そして，コロナ感染症が落ちつき人・物の移動が再開したことで新たにエムポックスの輸入感染流行が起きた。

2）開発などによる環境変化

地球温暖化により，マラリア，ウエストナイル熱など熱帯性の感染が流行地以外でもみられるようになってきた。また，熱帯雨林の開発などにより，これまで発見されていなかったエボラ出血熱，ラッサ熱などウイルス性疾患が広がりをみせてきた。

3）社会活動様式の変化

過去，日本においてもコレラ，赤痢，腸チフスの流行により多くの命が奪われてきた。そして，上水道の発達した現代においても，水道水汚染によるクリプトスポリジウム症，温泉や給水システムの完備によるレジオネラ症，ペットや動物によるオウム病・イヌ・ネコ回虫症，Q 熱などの流行がある。

4）保健医療サービスの高度化

医療の進歩による重症患者の救命・抗菌薬の投与により多剤耐性菌の出現などの問題も生じている。

8－3－2 ペットとの生活

動物愛護に関する政府世論調査[14]では，調査世帯の 3 分の 1 の世帯が犬，猫などの動物を飼育している。もともと屋外で飼われていた動物を室内で飼育する家庭も多い。さらに，海外から愛玩動物とし輸入される機会もある。海外からの輸入は，動物検疫の対象になるだけでなく，輸入制限されることもある。現在はほとんど国内発生がない狂犬病は，ワクチン接種がすすむ 1950 年代半ばまでは狂犬病で亡くなる人がいた。現在は海外で犬にかまれた後帰国し発症する人が散見する[15]。

これら動物との共生によって，狂犬病，オウム病，猫ひっかき病，サルモネラなど様々な感染症は，ペットとかかわる人と動物の共通感染症

マラリア

熱帯から亜熱帯に広く蔓延しており，年間 2 ～ 4 億人が感染し，50 ～ 100 万人の死亡がある。マラリア原虫がハマダラカ類によって媒介され，わが国では 1959 年に消滅した。現在は，海外で感染し帰国後に発症する患者がいる。

ウエストナイル熱

1937 年に分離されたウイルスで，イエカ類を介して人に感染する。アフリカ，ヨーロッパ，中東，中央アジア，西アジアなど広い範囲に分布している。1999 年にニューヨーク市に出現し，2002 年には 37 州に拡大した。日本国内では 2005 年に，海外で感染し帰国後に発症する患者がいた。

エボラ出血熱

1976 年に発見され，アフリカで感染流行が繰り返されている。致死率は 25 ～ 90%と高い。現時点で承認された治療方法は確立していないが，臨床試験が始まっている。ワクチンは，現在臨床試験段階のものがある。

ラッサ熱

西アフリカ一帯にみられる感染症で，げっ歯目のマストミスの唾液や排泄物にウイルスを排出する。治療薬にリバビリンが著効を示す。わが国では，1987 年に輸入症例があった。

コレラ

1883 年に分離された。わが国でも江戸時代から流行している記述が残されている。1877 年（明治 10 年）の流行では，日本全体で 13,710 人が罹患し，7,967 人が死亡した（致死率 58 %）。下痢便の量は，1 日に 10L を超えることもあり，主な死因は下痢による脱水症である。治療は，補液（輸液・経口）と抗菌薬の投与である。

赤痢

細菌性のものとアメーバ性の 2 つに大きく分類される。患者や保菌者の糞便中に排泄され，食べ物や水を介して感染する。わが国では，1951 年から約 10 年間は人口 10 万対 100 前後の罹患率で赤痢の発生がみられていたが，1989 年以降の届け出は，1000 件未満，その半数以上は輸入症例である。

クリプトスポリジウム

クリプトスポリジウム（Cryptosporidium）は腸管に寄生する胞子虫類で，宿主はウシやブタなどの家畜とヒトで，水道水や食品を介して大規模な集団水系感染を起こすことがある。数日から 2 ～ 3 週間で自然治癒するが，HIV/AIDS 患者のように，免疫不全宿主では致死性下痢症を発症させるなど重症化する。

となり得る。人間とペットの非常に密接した距離での生活は，ペットに咬まれたり引っ掻かれたり，尿・糞の世話をする際に感染する機会を生じるため，ペットを飼育する際は飼い主と家族の健康管理も重要になる。

8-3-3　アウトドアの流行と感染症

わが国では1990年代にキャンプが流行し，2015年頃より第2次ブームが到来している。また，平成になってからの登山ブームとなり多くの人々が自然を楽しむようになった。このように野外レクレーションの流行は，ヒトと野生動物との接点が生まれるため，動物由来感染症の機会が増加する。本来，野生動物と人は異なる生活圏内で生きているため，直接人間に感染症をうつす機会は少ないと思われがちである。しかし，人口の減少や高齢化に伴い里山の維持が難しくなり，野生動物との距離は近くなっている。そのため，タヌキ，イノシシ，サル，キジ，コウモリなど，人間と近い距離で生息する野生動物も多い。野生動物はどのような病原微生物を持っているか不明なことが多く，人にとって重篤な感染症を引き起こすことがある。

1）ツツガムシ病

ツツガムシ病は，ツツガムシ（小型のダニ）に寄生するリケッチアを媒介する感染症である。第二次世界大戦後には，北海道を除く全国でみられるようになっている。国内には数種類のツツガムシが生息し，春から秋に産卵期（種類によって違う）がある。ツツガムシは一生の大半を地中で過ごすが，孵化した幼虫時期に限って地上に出て哺乳動物に吸着し組織液を吸う。そのため，アウトドア活動時には注意が必要になる。特徴的な刺し口を形成する。重篤の場合は，死に至ることもある。

2）日本紅斑熱

紅斑熱群リケッチアは日本に存在していないとされていたが，1984年に症例が報告された。現在，関東以西から西日本にかけて広く生息し，マダニ類により媒介される。このリケッチアは，マダニの中で経卵感染するため，マダニの発育ステージのすべてが感染の機会になる。ほとんどの症例で刺し口があり，重篤の場合は，死に至ることもある。

3）重症熱性血小板減少症候群（SFTS）

SFTSウイルスを保有するマダニに刺咬されることで感染する。2013年に国内感染し死亡症例が報告された。主に西日本で感染症例が中心であったが，2021年には東海地方での報告があった。2013年以降，国内発生596例，死亡76例（死亡率12.8％）（2020年12月30日現在）がこれまで報告されている。

8-3-4　感染によるがんのリスク

一部の感染症は，がんの原因となることも知られている。

1）ヘリコバクター・ピロリ（*Helicobacter Pylori*）

ヒトなどの胃に生息するらせん型の菌で，感染率は一般に開発途上国で高く，先進国で低い。日本における感染率は，30 歳代までの若年者では 10 %以下，60 歳以上では 50 ～ 60 %以上を示す。胃・十二指腸潰瘍患者からは高率（80 %以上）に分離される。さらに，胃がん患者では健常者に比べこの菌に対する抗体陽性率が高いことが示されている。

H.Pylori 感染は，乳幼児期に身近な人からや，汚染された井戸水などを摂取することで感染する。特徴として，胃酸のある酸性条件下でも増殖する能力があるため，感染により粘膜防御機構を破綻させ，粘膜を酸による傷害に対して脆弱にさせることで，胃に慢性的な炎症を起こし，消化性潰瘍の発症につながる。引き続く炎症の繰り返しにより，胃がんや胃マルトリンパ腫という造血器腫瘍を引き起こす。

2）HTLV-1（ヒトＴ細胞白血病ウイルス１型）

HTLV-1（ヒト T 細胞白血病ウイルス 1 型）は，成人Ｔ細胞性白血病や悪性リンパ腫の原因となるウイルスで，白血球の一種である T 細胞に感染する。このウイルスは，感染細胞を介してのみ感染が成立する特徴がある。

平成 20 年の厚生労働省の調査によって国内の感染者は約 108 万人と推定された。感染しても無症状（無症候性キャリア）のことが多く，感染者が一生のうちに成人 T 細胞白血病を発症する確率は約 5 %未満である。感染経路は，①母乳による母子感染，②性行為感染，③輸血・薬物乱用・針刺し事故で，感染者のうち母子感染は 60 ～ 70 %，性感染は 20 ～ 30 %程度と推定されている。なお，母子感染のリスクは，母乳を与えないことで下げることができる。

3）C 型肝炎ウイルス（*Hepatitis C virus* ：HCV）

日本では，150 ～ 200 万人の人が C 型肝炎ウイルスに感染している「キャリア」で，このうち感染していることを知らずに過ごしている人が 80 万人といわれている。HCV 感染の多くは，1990 年以前の輸血，血液製剤の投与，注射針，注射器などの共用や不十分な消毒などの医療行為とされている。HCV に感染すると，健常者の感染であっても急性の経過で治癒するものは約 30 %であり，感染例の約 70 %は慢性肝炎へと移行する。慢性肝炎の持続により肝線維化が起こり，10 ～ 20 年後を経て肝硬変に進行し，肝細胞がんへと移行する。

治療は，これまで抗ウイルス療法が有効で，ポリエチレングリコール結合型インターフェロン（Peg-INF）製剤と抗ウイルス薬であるリバビリンを用いられていたが，2014 年には C 型肝炎ウイルスに直接作用して増殖を抑える直接作用型抗ウイルス薬（DAAs）が導入され，体内か

性器クラミジア

クラミジア・トラコマチスによる性感染症で，自覚症状がない場合が多く，感染に気付かないことがよくある。年間 25,000 人以上が報告されているが潜在感染者は 100 万人を超えるともいわれる。性活動が盛んな 10 ～ 20 歳代の感染が多く，進行すると，不妊症や母子感染など様々な病気の原因になる。免疫はできず，繰り返し感染する。男性では，尿道炎や精巣上体炎を引き起こす。女性では，子宮頸管炎，子宮内膜炎，卵管炎から骨盤内炎症性疾患を引き起こす。

ヘルペスウイルス感染症

単純ヘルペスウイルスによる感染症で，1 型（HSV-1）と 2 型（HSV-2）がある。1 型が口腔内や口唇，角膜，脳など上半身に疾患を起こす一方，2 型は主に性感染症である性器ヘルペスを起こす。症状がない場合でも感染源になることがある。

尖圭コンジローマ

ヒトパピローマウイルス 6，11 型などが原因となるウイルス性性感染症で，生殖器とその周辺に発症する。性行為によってパートナーに感染し，女性では子宮頸がんの発症とも関連している。

らのウイルス排除に効果を上げている。

8－4　性感染症

性感染症（STD ： Sexually Transmitted Disease）は，性的接触によって感染する病気であり，通常の性交だけではなくオーラルセックス（口腔性交）やアナルセックス（肛門性交）などあらゆる性的な接触で感染の機会がある。疾患としては，性器クラミジア感染症，性器ヘルペスウイルス感染症，尖圭コンジローマ，淋菌感染症，梅毒，膣トリコモナス感染症，ヒト免疫不全感染症，肝炎（A 型・B 型・C 型）など 20 種類以上の感染症がある。STD の特徴としては，無症状で自覚しないあるいは症状が軽く気づきにくいこと，自覚症状があっても医療機関を受診しにくいことなどから，正しい治療に繋がらないだけでなく，パートナーに感染を広げてしまうことがある。また，母子感染による新生児への感染など次世代にも影響をおよぼすことがある [16)]。

8－4－1　性感染症の増加と対策

性器クラミジア感染症，性器ヘルペスウイルス感染症，尖圭コンジローマ，梅毒及び淋菌感染症などは感染症法による発生動向の調査により全体的には横ばいで経過しているが，全数把握疾患である梅毒については 2011 年以降男性の報告数の増加，さらには女性の報告数も都市部を中心に増加し，2021 年には全国で約 7,873 件の患者が報告されている。性感染症については，引き続き十代の半ばから二十代にかけての若年層における発生の割合が高いことや，咽頭感染等が指摘されていることから，これらを踏まえた上で，性感染症対策を進めていくことが重要となっている。

予防対策としては，STD に対する知識の普及がきわめて重要である。また，性行動の多様化がある中，性風俗の利用，出会い系サイトを経由した特定のパートナー以外との性交渉を持つ機会などがあり，STD 対策としての難しさもある。STD 感染予防では，適切なコンドームの使用が効果的である。一方，コンドームの使用だけでは毛じらみ，ヘルペスウイルス感染など予防しきれない感染症もある。

STD に感染した場合には，早期に医療機関を受診し,自らの治療を進めるだけでなく，性交渉のあった人に検査を勧めることが求められる。また，先天性梅毒のように胎児に感染した場合には流産の原因になるだけでなく，不妊の原因になることもある。さらに，ヒトパピローマウイルス（HPV）のように，子宮頸がんの原因となる STD もあり，ワクチン接種による予防も有効である。

8-4-2 血液を介する性感染症

1）肝炎ウイルス

B 型肝炎，C 型肝炎はもともと予防接種時の注射針の共有や輸血を原因とする感染が中心であった。現在，注射針はディスポーザブルによる単回使用，輸血血液の検査の充実によりこれらが原因となることはほとんど見られない。これらの肝炎ウイルスは血液を介する感染が原因となるため，性交渉時の出血により感染，あるいは母子感染で成立する。

感染が持続しているキャリアと，血中からウイルスが排除される一過性感染がある。国内の B 型肝炎ウイルス（*Hepatitis B virus* ： HBV）のキャリアは 110 ～ 140 万人と推計されている。かつては，感染経路として母子感染がみられたが，新生児への感染防止対策が徹底されてきたことで，新たに母親から感染することは，ほとんどなくなった。一方,成人の感染経路は,キャリアのパートナーとの性行為などの接触感染である。免疫機能が正常な成人が HBV に感染した場合は，一過性の B 型急性肝炎となる。1 ～ 6 か月の潜伏期間の後，全身倦怠感，食欲不振，悪心・嘔吐，黄疸などを示し，2 ～ 4 か月以内に治癒する。約 1 ％の症例で劇症肝炎を起こすことがある。劇症化した場合は，重症化し死亡することがある。慢性肝炎の状態が長期間持続すると，肝細胞が壊れた跡に線維が沈着し，肝臓が硬くなり（肝線維化）が起こる。この状態が進行すると肝硬変に移行し，浮腫，腹水，黄疸などの症状がみられるようになる。また，食道胃静脈瘤などの消化管の病変を併発すると，吐血などを生じる。肝線維化が進むにつれ，一部は肝細胞癌へと移行する。

治療は，抗ウイルス療法が有効で，インターフェロン製剤と核酸アナログ製剤が用いられる。母児感染予防には，抗 HBs ヒト免疫グロブリン投与と HB ワクチン接種が行われる。

2）ヒト免疫不全ウイルス（*human immunodeficiency virus* ： HIV）

国連合同エイズ計画（UNAIDS）の発表によれば，2019 年末の世界における HIV 陽性者数は 3,800 万人であると推計されている。また，依然としてサハラ以南のアフリカでの感染者が多い状況が続いている。年間新規 HIV 感染者数は，1997 年の 290 万人をピークに減少し，2019 年では 170 万人と推定されている。さらに，この HIV 感染者の約半数を女性が占めていることから，男女間での感染が主であり，男性同性間の性的接触による感染は新規感染者の 17 ％（2018 年）である。一方，日本国内では流行形態が異なり，陽性者の 90 ％以上が男性で，男性同性間での性的接触感染が主である。当初治療法がなかった HIV 感染者に対する治療も現在では抗レトロウイルス治療薬（ART）が普及した。ART により体内から HIV を完全に排除することはできないが，抗

HIV 薬のなかった時代と比べあきらかに生命予後は延伸した[17]。

HIV 感染症の自然経過は，感染後 2 ～ 4 週間以内の時期に 20 ～ 50 %の感染者で急性症状（発熱，リンパ節腫大，咽頭炎，発疹，など）を認めるが，多くは無症状のまま経過する。その後約 6 ～ 8 週間後に HIV 抗体が検出されるようになる。感染後 8 週間以内に抗体検査を受けても陰性と判定されることがあり，この時期はウインドウ期と呼ばれる。

HIV に対する特異的な免疫応答が起こるとウイルスは血中から排除されるが，完全排除には至らない。ウイルスの増殖と免疫応答が拮抗する慢性感性の状態が成立する時期であり，無症候期と呼ばれる。慢性感染状態でのウイルス量は個体差が大きいが，感染者ごとに比較的安定した値となり，セットポイントと呼ばれる。このセットポイント値は，患者の予後との間に強い逆相関がある。この無症候期は，10 ～ 20 年ほど持続するが，この間に感染者の多くは症状もなく経過する（図 8－4）。

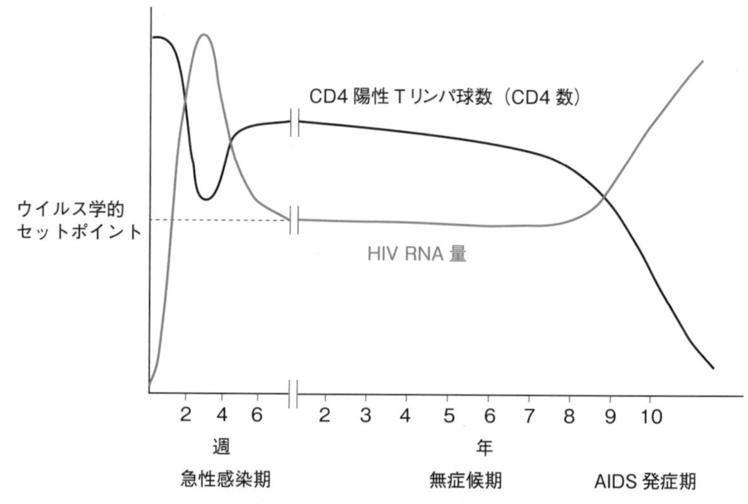

図 8-4　HIV 感染症の臨床経過

出典：厚生労働行政推進研究事業費補助金（エイズ対策研究事業）HIV 感染症及び合併症の課題を克服する研究班：Ⅳ治療ガイドライン（2021 年 3 月発行）　Ⅲ抗 HIV 治療の基礎知識

図Ⅲ-1　HIV 感染症の自然経過－ 抗 HIV 治療ガイドライン（haart-support.jp）
https://www.haart-support.jp/guideline2021/part03_1.htm

無症候期の間も次第にウイルス増殖が有意な状態となり，HIV の標的細胞である CD4 陽性細胞はゆっくりと減少する。その一方で，血中のウイルスは徐々に増加する。HIV 感染に伴って発症する日和見感染症が現れた状態が後天性免疫不全症候群（AIDS）と呼ばれる状態である。

AIDS

AIDS 発症の基準となる 23 の指標疾患は，真菌症（カンジダ症，クリプトコッカス症（肺以外），コクシジオイデス症，ヒストプラズマ症，ニューモシスティス肺炎），原虫症（トキソプラズマ脳症，クリプトスポリジウム症，イソスポラ症），細菌感染症（化膿性細菌感染症，サルモネラ菌血症，活動性結核，非結核性抗酸菌症），ウイルス感染症（サイトメガロウイルス感染症，単純ヘルペスウイルス感染症，進行性多巣性白質脳症），腫瘍（カポジ肉腫，原発性脳リンパ腫，非ホジキンリンパ腫，浸潤性子宮頚癌），その他（反復性肺炎，リンパ性間質性肺炎／肺リンパ過形成，ＨＩＶ脳症，ＨＩＶ消耗性症候群）である。

8－5　感染予防対策

新型インフルエンザや COVID-19 の感染流行下だけでなく，日常生活の中でも感染予防行動はとても重要である。感染症の予防には感染経路の遮断が基本となる。私たちが生活の中で実践できる感染予防対策には，手指衛生（手洗い，消毒用アルコールなどの速乾性すり込み式手指消毒剤の使用），マスクの着用，環境清掃がある。また，感染に対する免疫を得るためには，予防接種が基本となる。

8-5-1 手指衛生

手指衛生については，幼児期から学童期に学ぶ機会が多い。習慣化することは重要な点であるが，正しく手指衛生を行うことができることも求められる。

手洗いについては，1978 年に手洗いにおいて洗い残ししやすい部分

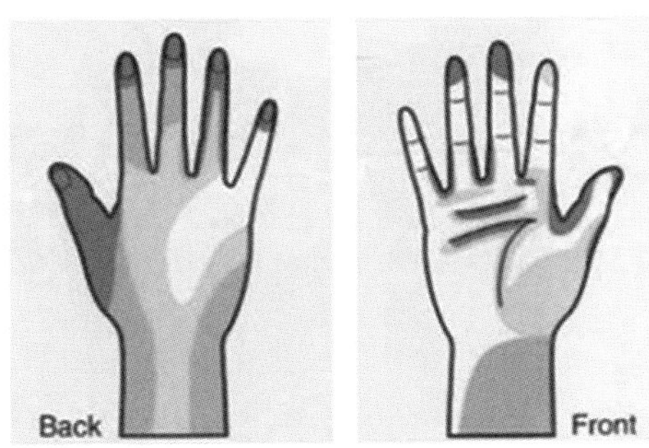

図 8-5 洗い残ししやすい部分（色が濃いところほど洗い残しが多い）

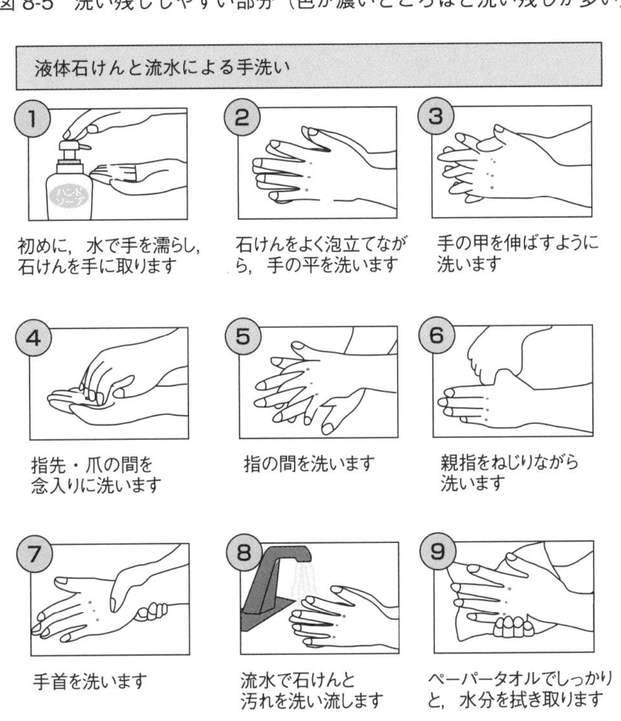

図 8-6 正しい手洗い
https://www.mhlw.go.jp/content/000501120.pdf（改変）

が示された（図 8−5)。これは，現代においても変わりはなく，手指衛生実施時に意識して実施しなくてはいけない部分である。液体石けんと流水による手洗いの手順（図 8−6)，が示されており，拭き上げをする際にはペーパータオルの使用が進められている。自宅や職場で手洗いを行った際は，タオルやハンカチを使用する機会が多くなるが，湿ったタオルやハンカチの使用は手洗い効果がなくなる。また，タオルの共有は，アデノウイルスによる流行性角結膜炎の原因にもなるので注意が必要となる。また，ハンドドライヤーは 1960 年代に発明され，1990 年代に普及が進んだ。COVID-19 感染流行下では気流による方式でウイルスを吸い込み飛沫感染に繋がると指摘されたが，2021 年 4 月に十分に手洗いを行うことで飛沫感染が防げることが示され徐々に使用が再開している。しかし，正しい手洗い方法が浸透しなければ，かえって飛沫をまき散らし効果が得られないため，使用には注意が求められる。

アルコール含有の速乾性すり込み式手指消毒剤による手指衛生の手順は下図に示した（図 8−7)。これらを用いた手指衛生の方法で注意しなくてはいけないこととして，アルコールの特徴としてタンパク質が付着

手洗いの基本とタイミング

●手洗いの方法

通常は，「エタノール含有消毒薬による手指消毒」を行います。

目に見える汚れがついている場合は，「液体石けんと流水による手洗い」を行います。

●手洗いのタイミング

入所者に触れる前後，ケアの前後，入所者の周囲の環境や物品に触れた後　等

エタノール含有消毒薬による手指消毒

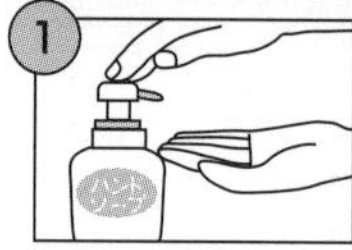

十分な量を
手の平に取ります

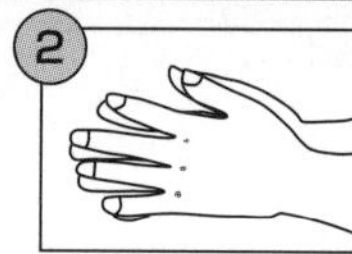

手のひらを
こすりあわせます

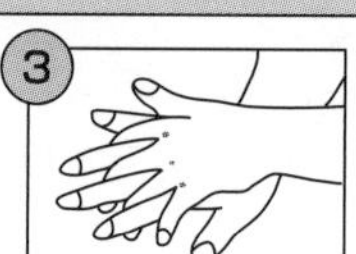

手の甲を合わせて
すりこみます

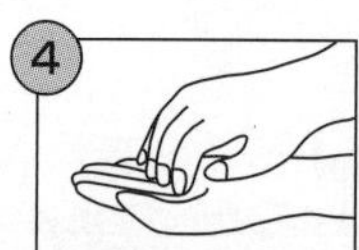

指先・爪の間に
すりこみます

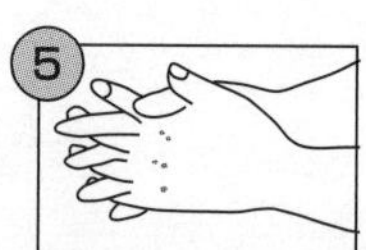

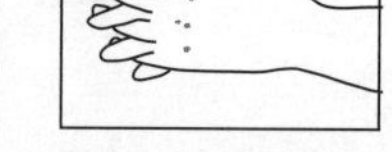

指の間にすりこみます

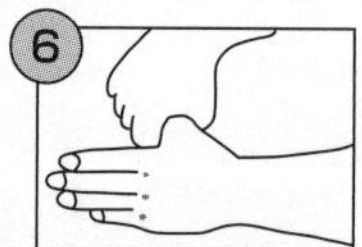

親指をねじり合わせて
すりこみます

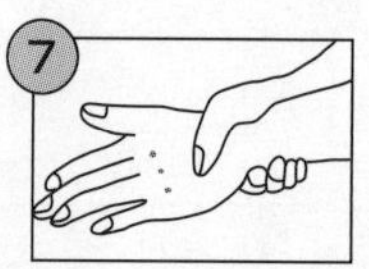

手首にすりこみます

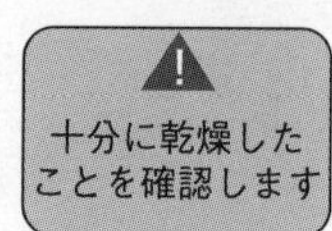

図 8-7　正しい手指消毒

https://www.mhlw.go.jp/content/000501122.pdf

している場合は効果が得られないこと，十分に手にすり込むこと，ノロウイルスなどのように通常の手指消毒剤には効果がない場合があることを理解して使用することが求められる。

8-5-2 マスクの着用

新型インフルエンザの流行，COVID-1 の流行によって市場からマスクが消え購入できなくなっただけでなく，諸外国からの輸入が止まったことで販売価格の高騰といった混乱が起きたことは記憶に新しい。

マスクの着用は，飛沫感染予防対策に効果的である。しかし，適切に着用しなければ，病原微生物の吐き出し・吸い込みを阻止する効果がないため，適切な着用が求められる。顔にフィットしていない，鼻が出ている，顎に着用したまま会話するなど不適切な着用ではマスクの効果は得られない。また，当初はマスクの素材によって効果が違うことなど根拠（エビデンス）が市民に十分浸透せず，混乱が生じた。その後，マスクやフェイスシールドの効果について検証され，不織布マスクの効果が高いことが示された（図 8-8）。

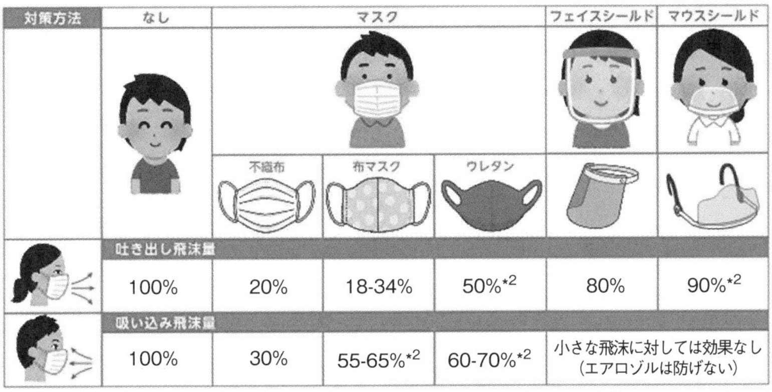

対策方法	なし	マスク			フェイスシールド	マウスシールド
		不織布	布マスク	ウレタン		
吐き出し飛沫量	100%	20%	18-34%	50%*2	80%	90%*2
吸い込み飛沫量	100%	30%	55-65%*2	60-70%*2	小さな飛沫に対しては効果なし（エアロゾルは防げない）	

■情報提供：国立研究開発法人理化学研究所，国立大学法人神戸大学，国立大学法人豊橋技術科学大学
■協力：国立大学法人京都工芸繊維大学，国立大学法人大阪大学，大王製紙株式会社

図 8-8 マスクやフェイスシールドの効果
https://www.tut.ac.jp/docs/201015kisyakaiken.pdf

8-5-3 生活環境の清掃と消毒

日常生活環境の清潔を保つことは，大切なことである。界面活性剤を含む住宅家具・台所・浴室・トイレ用洗剤は，家庭や職場の清掃で多く使用されている。海面活性剤は，水と油の親和性を高め，汚れを落とす作用がある。この作用により病原微生物に対する有効性が示される。

また，ハイター・ブリーチ・ミルトンなどの次亜塩素酸ナトリウムは，大腸菌，黄色ブドウ球菌などの一般細菌やウイルスに対し，広く殺菌・消毒・不活化効果がある。0.02 ～ 0.05 %の適切な濃度での使用が必要である。次亜塩素酸ナトリウムは，常温で保管されていてもゆっくり分解していくので希釈後の保管には注意を要する。

このように，界面活性剤や次亜塩素酸ナトリウムを適切に使用することは，新型コロナウイルスに対しても有効な消毒法となる。

8-5-4　日和見感染と施設内感染（院内感染）

近年の医療の発達により，本来であれば正常な免疫能を持っている宿主においては発症しなくても，免疫能が低下した易感染者では感染力の弱い病原微生物によって感染症を引き起こすことがある。このような感染症を日和見感染とよぶ。日和見感染を引き起こす病原体は，メチシリン耐性黄色ブドウ球菌，バンコマイシン耐性腸球菌，緑膿菌，セラチアなどの細菌，カンジダなどの真菌，ヘルペスなどのウイルスがある。

施設や病院では悪性疾患や手術などの感染リスクの高い処置をうけた患者，化学療法や臓器移植といった治療を受けた患者，基礎疾患を持つ人，高齢者など免疫力の低下した人が生活している。これらの人々は易感染者であり，病院内や施設内での発生した感染を施設内感染（院内感染）といい，感染症が発生しやすい環境である。施設内感染では，医療従事者や訪問者が媒介者となるだけでなく，施設内では病原体を持つ人々の間の接触で感染するほか，汚染物質や食品，医療行為によって感染することもある。さらに，施設で働く人々が感染症を発症することがあり，注意を要する（図 8-9）。

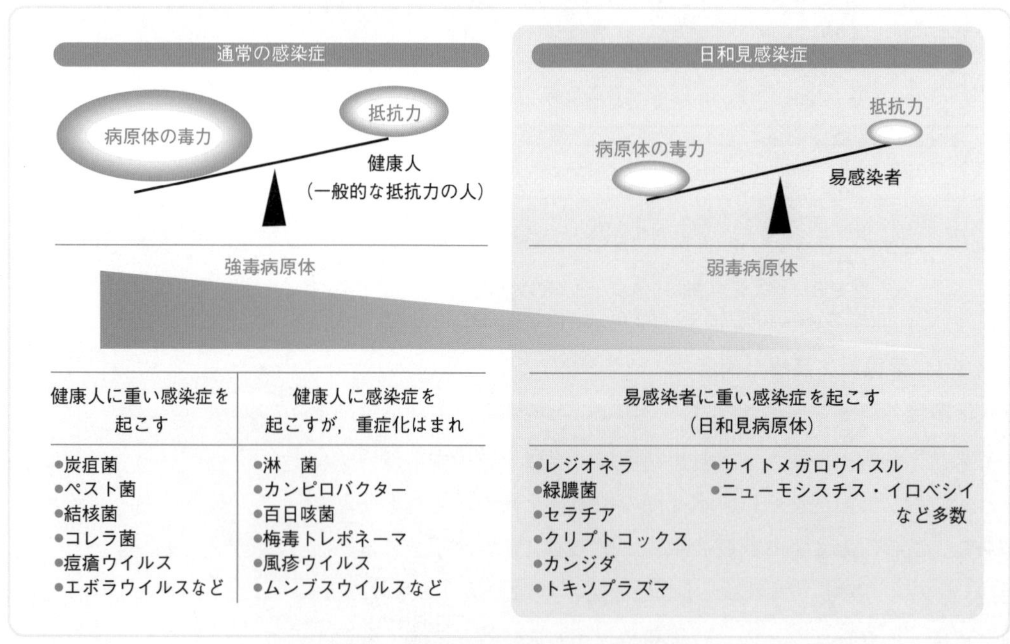

図 8-9　通常の感染症と日和見感染症

すべての微生物は潜在的に病原性をもっている。しかし，その毒力には差がある。
藤本秀士編著：わかる！ 身につく！ 病原体・感染・免疫　改訂 3 版　p.20 南山堂，2017

8-5-5 予防接種とワクチン

予防接種とは，疾病に対して免疫の効果を得させるため,疾病の予防に有効であることが確認されているワクチンを,人体に注射し,又は接種することと予防接種法に定義されている。

ワクチンは感染症予防を目的として使用する薬剤のことをさし,種類として，①弱毒化ワクチン，②不活化ワクチン，③トキソイドワクチン、④組換えタンパク質ワクチン，⑤ウイルス用粒子ワクチン，⑥ウイルスベクターワクチン，⑦ DNA ワクチン，⑧ RNA ワクチンがある（表 8−5）。

ワクチン接種をすることで自らが病気に罹患しにくくしたり重症化を防ぐだけでなく，社会全体での流行を防ぐ効果がある。ポリオ，ジフテリアなど，過去には命にかかわったり障害の原因になっていた重い感染症も，だれもが予防接種を受けることで，今では流行しなくなった。ま

追加免疫効果（ブースター効果）

初回免疫の際は潜伏期を経て少量の抗体が産生されるが（一次応答免疫），同じ抗原を 2 度目に投与すると，急速にしかも大量の抗体が産生され，IgG 抗体の産生が主となる（2 次免疫応答）。予防接種の場合もこの原理を応用したもので，予防接種の際の 2 度目あるいはそれ以後の抗原投与を追加免疫（booster）と呼ぶ。

表 8-5 ワクチンの分類

ワクチンの分類	特徴	ワクチンの種類
①弱毒化ワクチン	生きているウイルスや病原菌の毒性や発病力を極度に弱めているワクチン	BCG、風疹ワクチン、麻疹ワクチン、ムンプスワクチン、水痘ワクチン、ロタウイルスワクチンなど
②全粒子不活化ワクチン	ホルマリンや加熱処理、紫外線照射などを用いてウイルスの感染性や病原性を消失させたワクチン	ポリオワクチン、日本脳炎ワクチン、狂犬病ワクチン、A 型肝炎ワクチン、髄膜炎菌ワクチンなど
③トキソイドワクチン	細菌の産生する毒素（トキシン）を不活化し毒性を無くして免疫原性だけを持たせたワクチン	破傷風ワクチン，ジフテリアワクチン
④組換えタンパク質ワクチン	ウイルスのタンパク質（抗原）を遺伝子組換え技術で作成し人に投与するワクチン	B 型肝炎ワクチン、アデノウイルスワクチンなど
⑤ウイルス様粒子ワクチン	ウイルスの外側にあるタンパク質だけを作成し、生成したワクチン	ヒトパピローマウイルスワクチン
⑥ウイルスベクターワクチン	事前に発病しないように処理されたアデノウイルスを用いて、病原ウイルスの遺伝物質を細胞に運ぶように作られたワクチン	デング熱ワクチン、エボラウイルスワクチンなど
⑦ DNA ワクチン	ウイルスの DNA を人に投与人体の中で､DNA から mRNA を介して、ウイルスのタンパク質（抗原）が合成されるワクチン	
⑧ RNA ワクチン	ウイルスの mRNA を人に投与人体の中でウイルスのタンパク質（抗原）が合成されるワクチンで 1990 年代ごろより研究が進んでいる。	COVID-19 ワクチン

厚生労働省： コロナワクチン開発の進捗状況（国内開発），
https://www.mhlw.go.jp/content/10900000/000757547.pdf. Access 2021.06.23（一部改変）

天然痘（痘そう）

ポックスウイルスによる感染症で，死亡率は 30 %といわれている。ワクチンの有効性から 1967 年 WHO による天然痘根絶計画が開始された。1977 年に最後の自然感染による報告の後，1980 年に根絶宣言が出された。わが国では 1976 年以降，定期種痘は廃止され，痘そうワクチンの製造が中止された。1976 以降に誕生したものには，免疫がない状態になっている。しかし，2002 年からワクチンの製造が再開され，バイオテロ対策用備蓄ワクチンとして保管されている。2004 年には，天然痘対応指針が厚生労働省から示されている。

た，天然痘のようにワクチン接種が進み病気そのものが根絶したものがある。

ウイルスベクターワクチン，DNA ワクチン，mRNA ワクチンは，新しい技術で生み出されたワクチンである。エボラワクチン（ウイルスベクターワクチン）がすでに承認されているほか，mRNA ワクチンは，1989 年に発表され研究が進んできたが，今回の COVID-19 感染症流行に伴い技術が応用され，mRNA ワクチンとしては人類史上はじめて使用が承認され（２社），ウイルスベクターワクチン（1 社）と合わせて現在世界中で使用されており，効果が得られている。DNA ワクチンについては，HIV やインフルエンザなどの感染症，がんなどの疾患に対して研究が進められているが実用化に至っていない。

参考文献

1）WHO: Naming the coronavirus disease （COVID-19） and the virus that causes it. https://www.who.int/emergencies/diseases/novel-coronavirus-2019/technical-guidance/naming-the-coronavirus-disease-（covid-2019）-and-the-virus-that-causes-it. Accessed Jun.15,2021.

2）藤本秀士：第２章　感染・感染症の機構と種類，藤本秀士編，わかる！身につく！病原体・感染・免疫　改訂３版，11-43，南山堂，2017.

3）厚生労働省：平成十年法律第百十四号 感染症の予防及び感染症の患者に対する医療に関する法律,https://elaws.e-gov.go.jp/document?lawid=410AC0000000114. Accessed Aug.15,2021.

4）厚生労働省：健発 0203 第 2 号感染症の予防及び感染症の患者に対する医療に関する法律等の改正について，https://www.mhlw.go.jp/content/000733827.pdf.，Accessed Jun.15,2021.

5）田辺正樹：Ⅳ．感染症制御に向けて　5．感染症パンデミック時の対応，日内会,103 ： 2761-69.2014.

6）山口恵三：序章 新興・再興感染症とは，山口恵三編，新興再興感染症（初版），1-4,日本醫事新報社,1997.

7）藤本秀士：第２章　感染・感染症の機構と種類，藤本秀士編，わかる！身につく！病原体・感染・免疫　改訂３版，33，表２－４主な新興感染症と原因病原体，南山堂，2017.

8）藤本秀士：第２章　感染・感染症の機構と種類，藤本秀士編，わかる！身につく！病原体・感染・免疫　改訂３版，33，表２－５再興感染症として注目される疾患，南山堂，2017.

9）厚生労働省：新型コロナウイルス感染症 COVID-19 診療の手引き 第 8.1 版，https://www.mhlw.go.jp/content/000936655.pdf Accessed Jan.18,2023.

10）国立感染症研究所：新型コロナウイルス感染症の直近の感染状況等, https://www.niid.go.jp/niid/ja/diseases/ka/corona-virus/2019-ncov/10572-covid19-ab47th.html, Accessed Aug.15,2021.
11）厚生労働省：データからわかる－新型コロナウイルス感染病情報, https://covid19.mhlw.go.jp Accessed Jan.15.2024.
12）厚生労働省:新型コロナウイルス感染症の“いま”に関する11の知識(2023年1月版, https://www.mhlw.go.jp/content/000927280.pdf, Accessed Jan.18,2023.
13）厚生労働省：新型コロナウイルスを想定した「新しい生活様式」の実践例, https://www.mhlw.go.jp/stf/seisakunitsuite/bunya/0000121431_newlifestyle.html. Accessed Jun.20,2021.
14）内閣府：動物愛護に関する世論調査, https://survey.gov-online.go.jp/h22/h22-doubutu/index.html, Accessed Jul.4,2021.
15）厚生労働省：狂犬病, https://www.mhlw.go.jp/bunya/kenkou/kekkaku-kansenshou10/　Accessed Sep.3,2021.
16）厚生労働省：性感染症に関する特定感染症予防指針, https://www.mhlw.go.jp/file/06-Seisakujouhou-10900000-Kenkoukyoku/ 0000191853.pdf, Accessed Jul.5,2021.
17）厚生労働省：コミナティ筋注, https://www.mhlw.go.jp/content/11123000/000738743.pdf, Accessed Jun.30,2021.

9 労働と健康

9－1　労働の意味

労働，すなわち「働く」ということが私たちにとってどのような意味を持つのか？労働の対償として得た賃金で，生計を立てるという狭い意味だけではないことは明らかである。目的を持ち，その実現に向けて，創造や解決を目指す行動の中に労働の価値を見出そうとしている場合もある。マズローの法則からみれば，組織に所属して働く労働者の多くは，「生理的欲求」や「安全欲求」は満たされている状態にあると考えられ，その先の「尊厳欲求」，「自己実現欲求」が働くモチベーションと深く関連するとされている。一方で，思うように職が得られず，また不安定な雇用の中で，低賃金で過重な労働を強いられているケースもある。日々の労働が，身体的にも精神的にも自らを高めてゆく一方で，過度な負担によって心身を蝕むこともある。労働は安全で健康的なものでなければならず，そのことを護る意味でも労働と健康について学習を進める必要がある。

産業保健の目的は，働く人々が身体的，精神的に良好な状態で職業生活を送ることができるよう労働条件や労働環境を整備し，人々の安全等健康な職業生活の維持と発展に貢献することを目指している[1)]。本章では労働者を取り巻く近年の課題も含め，法律と制度，安全衛生のための組織的な活動を取り上げ労働者の安全と健康を推進させる産業保健の役割について理解を深める。

産業保健３つの目的

① 職業に起因する健康障害を防止すること
② 健康と労働の調和を図ること
③ 健康の保持増進を図ること

9－2　わが国の労働者の現状

わが国では現在，約 6,902 万人の労働力人口があり，これは総人口の約 54 %を占めている（2022 年労働力調査）。男女別では，男性労働者が 3,805 万人，女性労働者が 3,096 万人であり，主な産業分類別の就業者数（2019 年労働力調査）は，第 1 次産業（農林漁業）に従事する人が 228 万人（3.3 %），第 2 次産業（鉱業，製造業，建設業等）が

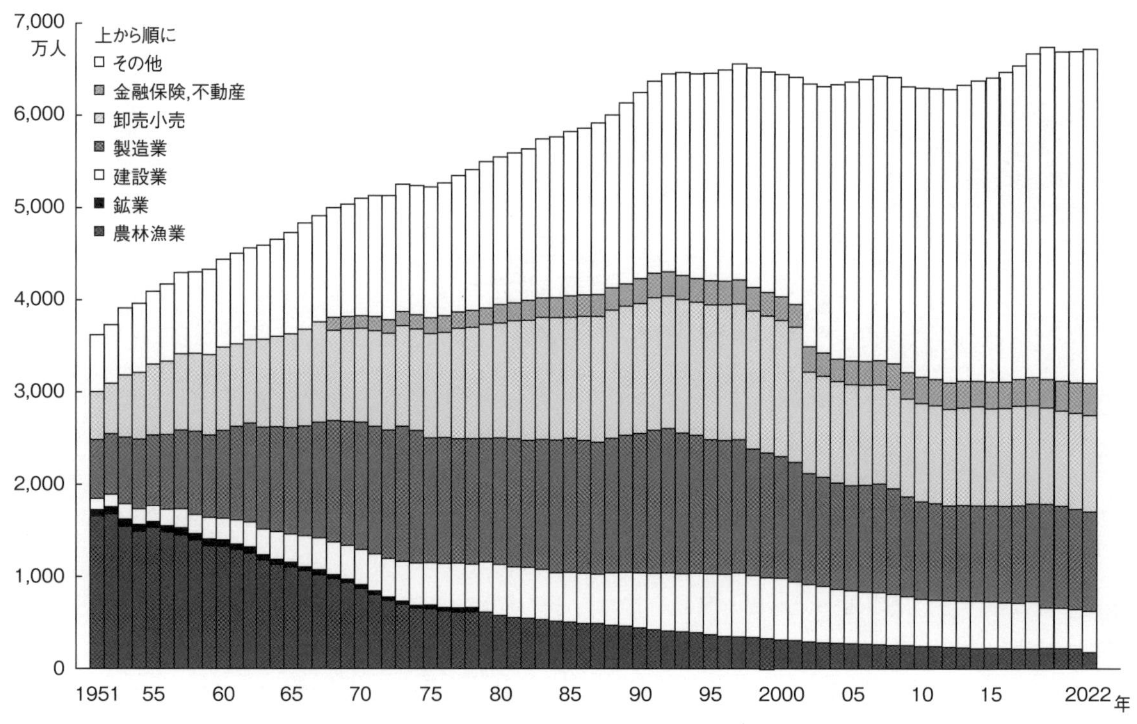

図 9-1　産業別就労者数の推移（主要産業大分類）1951 ～ 2022 年　年平均
出典：独立行政法人　労働者政策研究・研修機構　統計情報，早わかりグラフでみる長期労働統計より

1,564 万人（23.2 %），第 3 次産業（運輸，小売り，金融，サービス業等）が 4,938 万人（73.4 %）となっている[3)]。産業別の就労者は社会変化に合わせて時代により大きく変化してきた。第二次世界大戦後，1960 年頃までは，第 1 次産業に従事する人が多く，その後，高度経済成長期には第 2 次産業が台頭する中，労働者の多くが，農村部から都市部への移動と集中がおこり，1980 年頃には第 1 次産業従事者の割合は約 10 %にまで減少した。こうした工業を中心とした近代化社会は，さらに 1980 年代の終わり頃より，脱工業化，情報化社会へと姿を変え，第 3 次産業従事者の割合が急増することになった（図 9－1）[4)]。

産業構造の変化は，人々が働く労働環境や労働様態を変化させ，それに伴い，労働に起因する災害や健康障害も，じん肺や鉛中毒といった古典的な職業病から，近年では，作業関連疾患や生活習慣病へと姿を変え，また職業性ストレスや過重労働など，心身への負荷が健康障害を引き起こす事例も増えている。

9－3　産業構造の変化に伴う職業性疾患の変化

日本の産業革命は明治政府の主導した近代国家政策により鉄道，郵便，電話などの急速なインフラ整備を背景に明治中期には綿糸や生糸の大量生産，大量輸出がはじまるなど紡績業を中心として起こった。明治 36 年に刊行された農商務省の「職工事情」によれば，当時の職工の 9 割以上が女性であり，学齢期の児童（14 歳未満 17.1 %，10 歳未満 1.2 %）も含まれていた。当時の労働衛生上の大きな課題は，「女工哀史」や「あゝ野麦峠」でも紹介されている劣悪な労働環境で働いていた紡績工場の女子労働者の結核の蔓延であった[5)]。こうした背景の中，工場労働者の最低労働基準を示し，保護を目的とした工場法が 1916（大正 5）年に施行された[2,5)]。その後も急速な産業の近代化が進み，明治から大正，昭和前期にかけては，様々な化学物質による産業中毒（鉛中毒，水銀中毒，マンガン中毒など）や鉱夫の肺病（じん肺），振動病などの職業病が多発した。また炭鉱での爆発事故など多くの死傷者を出した産業事故（労働災害）も労働者の安全を脅かす大きな問題であった[6)]。

第二次世界大戦後，1947（昭和 22）年には労働者保護を目的として，賃金，労働時間，休日，安全衛生，災害補償等の最低基準を保障した「労働基準法」が制定された。また当時は労働者のみならず，結核の蔓延が大きな社会課題であったが，ストレプトマイシン等の抗生物質が治療効果をあげ，また，職場での健康診断による早期発見と早期治療への取り組みの徹底などの対策によって結核への罹患や死亡は大きく改善した。その後，重化学工業の発展を基盤とした高度経済成長期に入ると，粉じん暴露によるじん（塵）肺に加えて，化学物質による職業がんや有機溶剤による中毒，林業を中心とした局所振動障害（白ろう病 = レイノー症）など，いわゆる古典的な職業病が多発して，その対策が産業保健の中心課題となった（表 9－1）[7)]。

製糸工女

「あゝ野麦峠」（松本茂美，1968 年）に代表されるような製糸工女たちが山間の集落から製紙工場に集められ，1 日 14 時間以上におよぶ労働時間と劣悪な環境の下での労働を強いられ，結果，工場結核などの感染症が蔓延した。

工場法（1916 年試行）

適用範囲は，常時 15 人以上の職工を使用する工場と，職工は 15 歳未満でも危険があるか，または衛生上有害な工場に限られた。

① 12 歳未満の年少者の使用禁止
② 15 歳未満の年少者・女子の 12 時間/日以上の就業禁止
③ 業務上疾病の扶助
④ 深夜業の廃止（15 年間の猶予つき）
⑤ 産後 5 週間の就業の禁止

表 9-1　代表的な職業性疾患の原因と発生職場

職業性疾患	原因	発生職場
頸肩腕症候群	VDT 機器を使用しての作業； ● 無理な姿勢 ● 不適切な作業環境（作業空間・機器配置等） ● 拘束姿勢による作業	事務所でのコンピューター業務
振動障害 (レイノー現象，末梢循環障害等)	振動工具等の使用による手指振動に対する慢性的暴露	製造組立作業
有機溶剤中毒	手作業による有機溶剤の経皮・経気的吸入	建設作業，溶剤としての洗浄作業，塗装作業，接着作業
石綿による疾患 (悪性胸膜中皮腫)	石綿（アスベスト）暴露	● 石綿を含有する鉱石の採掘 ● 石綿製品の製造工程における作業 ● 石綿の吹き付け作業 ● 石綿を断熱材として使用した建物の解体作業

1972（昭和 47）年に労働安全衛生法が施行されて，事業者側の安全

労働安全衛生法の骨子

① 職業性疾病を含む労働災害放資のための危険夫附子基準の確定
② 責任体制の明確化と自主的な災害防止活動の展開
③ 労働者の安全と健康の確保・健康増進
④ 快適な職場環境の形成

衛生管理の進展によって建設業等を含む労働災害による死傷者の大幅な減少につながった。さらに 1980 年代入り，コンピューターの事業所への導入が進み，大量生産・大量消費の時代を支える仕組みとして，機械化，自動化，情報化，さらにはインターネットの普及を背景にネットワーク化が急速に進んだことで，労働者の作業態様も大きく変化した。日本社会は，第 3 次産業活動が主体を担い，オフィス内には OA 機器が導入され，IT 化が進行する中で，労働者の健康課題も身体的な課題から，心理・メンタルヘルスの課題へと姿を変えてゆくことになった。パソコン（PC）をはじめ情報端末機器の利用によって VDT（Visual Display Terminal）症候群やメンタル不調，腰痛症などが増加した。このような職場での作業態様の変化（例えば座位での作業時間の増加）は，食生活の変化や身体活動の低下による肥満や，ストレスなどの生活習慣とも関連して，高血圧や虚血性心疾患等の生活習慣病の発症リスクの上昇や憎悪もひき起こすことが明らかにされて，WHO は 1982 年に作業関連疾患として定義づけた。

作業関連疾患の定義（WHO，1982）

認定された職業病以外で，作業環境と作業遂行が疾病の原因に著しく寄与するが，その程度が様々であるような健康障害。明確な職業病とは区別され，一般人口にも出現するが作業環境の中で遭遇する危険因子に惹起されるか，家業環境に関連するもの。

例：高血圧，虚血性心疾患，慢性閉塞性肺疾患，消化性潰瘍，腰痛症候群，筋骨格系疾患，ストレス関連疾患。

出典；高野健人他編，「社会医学辞典」，朝倉書店（2002）

9－4　労働衛生対策

事業者（雇用主）は労働安全衛生法に基づき，雇用する労働者の安全と健康を確保するために，安全衛生管理を行う責任（事業者責任）がある。実施すべき労働衛生の基本的対策には，1）労働衛生管理体制の確立，2）労働衛生の 3 管理と 1 教育：作業環境管理，作業管理，健康管理および労働衛生教育，3）労働安全衛生マネジメントシステム等がある。さらに重要な対策としては，職業性疾病予防対策，健康確保対策，快適職場づくり対策がある。例えば健康確保対策として，働く人たちの心とからだの健康づくりを推進してゆくトータル・ヘルスプロモーション・プラン（THP）により，健康測定やその結果に基づいた運動指導，栄養指導，保健指導，メンタルヘルスケアなどを必要に応じて実施することや，快適職場づくりの一環として社員の休憩室や運動施設などの整備することなどがあげられる。

労働安全衛生マネジメントシステム

法令を遵守することに主眼がおかれていた労働安全衛生対策に対し，労働安全衛生マネジメントシステムは，労働災害・健康障害の要因となる危険性の度合いをリスクとしてとらえ，発生リスクの高い順に優先順位をつけ，リスク低減策を計画・実行に移していく自主的な安全衛生活動である。このシステムでは，計画，実施，評価，改善の一連の過程を継続させていくことが重要であるとされている。

トータル・ヘルスプロモーション・プラン（THP）

健康確保対策として健康管理だけでなく心身両面にわたる健康の保持増進措置が 1988 年の労働安全衛生法の改正時に「事業場における労働者の健康保持増進のための指針」として策定され，推進されている。全ての労働者に対して健康測定を実施し，労働者の健康状態に応じた運動指導，保健指導，メンタルヘルスケア，栄養指導が行われる。

9－4－1　労働衛生管理体制の確立

労働安全衛生対策を円滑かつ着実に進める上で，組織的な取り組み（管理）が極めて重要である。労働安全衛生管理体制は，労働安全衛生法に定められたスタッフとして，総括安全衛生管理者（労働者数が 300 人以上の場合），安全管理者（50 人以上），衛生管理者（50 人以上），産業医（50 人以上）の選任が義務づけられている。これらの選任スタッフは，危険防止・労災防止のための安全委員会や労働者の健康障害防止や健康保持増進にむけた衛生委員会の開催，産業保健計画の策定，職

表 9-2 労働安全衛生法で配置が義務づけられている主なスタッフ

名称	役割	
総括安全衛生管理者	事業場の安全・衛生に関する業務の統括管理	何人以上の事業場で専任する必要があるかは，業種区分によって異なる
安全管理者	安全衛生業務のうち，安全に関わる技術的事項の管理	常時 50 人以上の労働者を使用する一定の業種の事業場に対し，選任が義務づけられている
衛生管理者	安全衛生業務のうち，衛生に関わる技術的事項の管理	常時 50 人以上の労働者を使用する事業場に対し，選任が義務づけられている
産業医	労働者の健康管理について，専門的な立場から指導・序言を行う役割を担う医師	常時 50 人以上の労働者を使用する事業場に対し，選任が義務づけられている
作業主任者	作業の直接指揮や使用する機械の点検，安全装置の使用状況の監視など	政令で定められた特定の作業を行う際，免許取得者や技能講習終了者の中から，選任することが義務づけられている
統括安全衛生責任者	複数の関係請負人の労働者が混在する場所での，労働災害防止に関する指揮・統括管理	特定の業種・場所で，選任が義務づけられている
安全衛生推進者（衛生推進者）	労働者の安全や健康確保などに関わる業務（「労働者の危険又は健康障害を防止するための措置に関すること」「労働者の安全又は衛生のための教育の実施に関すること」など）	常時 10 人以上 50 人未満の労働者を使用する事業場で，選任が義務づけられている

場巡視を通じた安全衛生の推進を担っている（表 9－2）

労働安全衛生に係る専門職には，産業医，産業保健師・看護師のほか，臨床検査技師，放射線技師，作業環境測定士，カウンセラー，ヘルスケアトレーナー等の資格者がおり，産業保健スタッフと称される。産業看護職は健康診断の実施とその後の事後措置としての健康相談や保健指導の中心的な役割を担っているが，近年は加えて健康診断時の問診やカウンセリング，ストレスチェック等を通じてのメンタルヘルス不調者の早期発見，特定健康診査・特定保健指導を通じたメタボリック症候群の予防を実行してゆく役割なども担っている。

9－4－2 労働衛生の 3 管理と 1 教育

(1) 作業環境管理

作業環境中のさまざまな有害因子（騒音，粉じん，有機溶剤等の化学物質，暑熱，放射線，微生物など）を除去，低減させることで適切な作業環境を保持することが作業環境管理である。作業環境中の有害因子については測定によりその状態を把握し評価することが基本となる。作業環境測定を行う有資格者として，作業環境測定士がいる。作業環境測定の評価結果に基づいて労働者の健康障害を未然に防止するための必要な対策・措置を行うことが重要であり，局所廃棄装置や換気扇の設置，発生源の密封・隔離等の対策が例である。

(2) 作業管理

作業管理は，産業疲労など作業自体が労働者に及ぼす影響について分析し，適切な作業の方法，手順，姿勢や作業時間や頻度，また防護具（保護具）として耳栓や防塵マスク等の使用など，作業負担から生じる健康障害を予防することである。

(3) 健康管理

労働安全衛生法では，健康保持増進のための措置として，定期健康診断（一般健康診断）の実施と実施後の事後措置が義務づけられている。健康管理では，労働者の健康状態を把握する目的から健康診断（表 9-3），健康測定を行い，実施後にはそれぞれの労働者に応じて必要な事後措置を行うことで，労働に起因する健康障害の防止と健康増進を図っている。また電離放射線や健康障害を引き起こす可能性がある化学物質を取り扱う職場，騒音のばく露を受ける職場での有害業務に携わる労働者に対して，健康障害の早期発見を目的とした特殊健康診断の実施が義務づけられている。

表 9-3　一般健康診断

雇い入れ時の健康診断	・常時使用する労働者を雇い入れるときに実施するもので，所轄労働基準監督署長への報告は必要ない。
定期健康診断	・１年以内ごとに１回実施する。 ・常時 50 人以上の労働者を使用する事業者は，「定期健康診断結果報告書」を所轄労働基準監督署長に提出する必要がある。
特定業務従事者の健康診断	・労働安全衛生規則第 45 条に定められている業務に従事する労働者に対し，6 カ月以内ごとに１回実施するもの。 ・常時 50 人以上の労働者を使用する事業者は，「定期健康診断結果報告書」を所轄労働基準監督署長に提出する必要がある。
海外派遣労働者の健康診断	・6 カ月以上海外に派遣する労働者に対し，派遣前及び帰国後に実施するもの。 ・所轄労働基準監督署長への報告は必要ない。

(4) 労働衛生教育

労働災害を防止する目的から就業にあたって必要な労働安全衛生に関する知識の付与等を内容とした教育が実施される。例えば，労働者が従事する作業自体が健康に与える影響や健康障害を防止するための労働衛生管理体制，作業環境管理，作業管理および健康管理について正しい知識の普及は重要である。労働安全衛生教育は，労働者だけを対象とするのではなく，管理監督者や経営陣，安全衛生の専門家，技術者，労働災害防止に関係者など広範囲を対象として実施される。

9-5　現在の労働を取り巻く諸課題

9-5-1　労働者のメンタルヘルス

(1) メンタルヘルスの重要性

近年の労働安全衛生調査（平成 24 年までは労働者健康状況調査）によれば，仕事や職業生活について強いストレスを感じている労働者の割合は約 60 %で，その原因としては仕事の量・質（59.4 %），仕事の失敗・責任の発生（34.0 %），対人関係（セクハラ・パワハラを含む）(31.3 %）が多くなっている[8]。

労働者は仕事に起因する傷病を発症した場合，労働災害として申請することで，認定されれば労災保険制度によって障害の程度に応じた保険給付金を受けることができる。一方で，精神障害が原因の場合には，労働者が職業と関連した疾患としてうつ病等を認定される事例は少なかったが，2000 年頃より，過労死や職場でのうつ病が多発し，労働災害として労災補償申請件数が増加し，その結果，精神障害，自殺（未遂を含む）も作業関連疾患として認定されるケースが増えている（図 9-2）。

労災保険制度
労災保険は，労働者災害補償保険法に基づき，業務上の事由又は通勤による労働者の負傷，疾病，障害，死亡等に対して迅速かつ公正な保護をするために保険給付を行い，併せて被災労働者の社会復帰の促進，被災労働者及びその遺族の援護，労働者の安全及び衛生の確保等を図ることにより，労働者の福祉の増進に寄与することを目的としている。

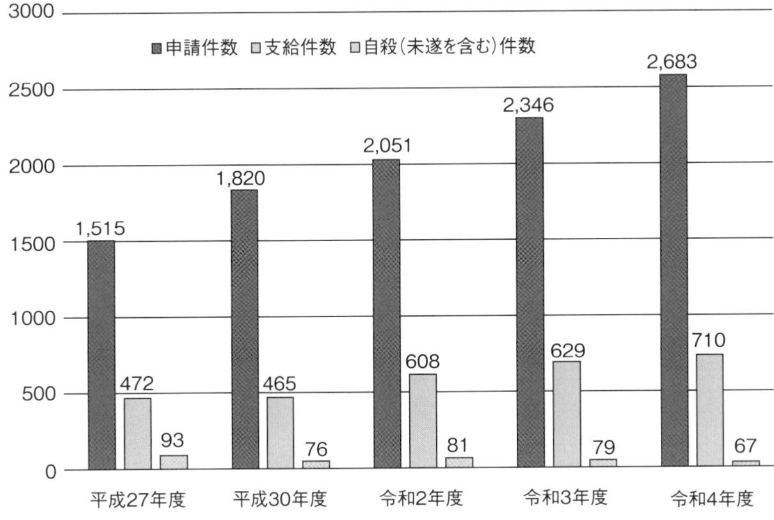

図 9-2　精神障害に係る労災補償状況
出典：「過労死等の労災補償状況」（厚生労働省労働基準局 補償課 職業病認定対策室）

自殺者数は 1998 年に金融機関や大手証券会社の破綻などを機に一気に 3 万人を超える事態となり，2004 年の 3 万 4427 人をピークに以降は減少傾向となり，2006 年の自殺対策基本法の制定を経て，2019 年には 2 万人を下回った。しかし 2020 年には，新型コロナウイルスの流行により 11 年ぶりに増加に転じ，21,081 人となった[9]。自殺者数の増減は，雇用や景気の動向など社会経済の影響も受けることから，社会経済活動が制限されたコロナ禍での新卒就職率の低下や完全失業率の上昇などによる自殺の増加が懸念される。

厚生労働省自殺対策推進室および警察庁生活安全局の統計からは，2020年の自殺の原因・動機として「健康問題」が最多で，ついで「生活・経済問題」，「家庭問題」などとなっている。精神障害による自殺で労災認定された労働者では，月に100時間以上の時間外労働との関連が指摘されており，また長時間にわたる時間外労働者の9割以上が「うつ病」と診断されている[10)]。

精神障害による労災請求件数の増加の背景には，長時間労働ばかりでなく，仕事内容や仕事量の変化，事故や災害体験の目撃，過重な責任の発生，仕事の失敗などによって心理的負荷が強くかかることなどがあるが，業務以外の心理的負荷や労働者個人の既往症やアルコール依存などが関係している場合もある。2020年にはパワハラ防止の管理雇用上の措置を義務付けたパワハラ防止法（通称）が施行され，労災認定基準にパワーハラスメントが追加された。

(2) メンタルヘルス対策

メンタルヘルスとは「精神・こころの健康」を表す用語であり，産業保健の場では，うつ状態やうつ病，適応障害，出社拒否等のメンタルヘルス状態の不全を予防するという意味でも使用される。

メンタルヘルスに対する行政の取り組みは，1988年の労働安全衛生法の改正で労働者および事業者に心と身体の健康保持増進に努力することが決められた「トータル・ヘルスプロモーション・プラン（THP）」で心理相談担当によるメンタルヘルスケアの実施が盛り込まれたことにまで遡る。その後，働きやすい職場環境の整備など，心身両面からの職場の健康づくりが推進されたが，2000年に起きた電通事件を背景とし

電通事件

広告代理店の某社員が入社後約1年5カ月後に過労により自殺し，長時間労働を強いられた結果うつ病を発症してその結果，自殺に追い込まれたとして，社員の両親が会社に損害賠償を請求した事件。最高裁判決において会社の安全配慮義務の不履行の過失を認め，遺族に1億6800万円の賠償金を支払うことで結審した。この事件を機に「過労自殺」が注目されるようになったといわれる。

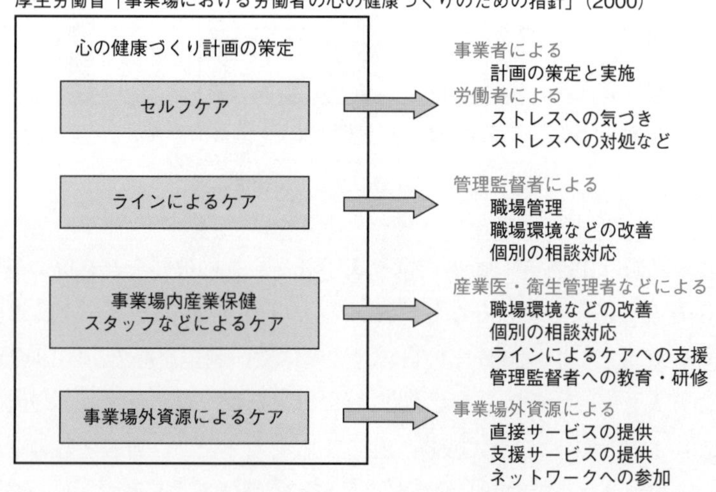

図9-3　心の健康づくりの基本的考え方

山本晴義，メンタルヘルス，勤労者医療の実践．高田勗，若林之矩編：「勤労者医療の最前線」，p.182，労働調査会（2000）

て「心理的負荷による精神障害に係る業務上の判断指針」において過労自殺を含む精神障害の労災認定基準を定められたことを契機として，本格的な取り組みが行われるようになった[11]。2000年には，「事業場における労働者の健康づくりのための指針」が公表され（図9－3），管理監督者や労働者に対する教育研修の機会を設けたり，職場での相談しやすい体制を整えるなどメンタルヘルスに対する組織的な取り組みについての基本的事項が示された。

2006年には長時間労働者への医師による面接の実施が義務づけられ，また2014年には労働安全衛生法を改正して，労働者自身によるストレスへの気づきを促し，職場環境の改善などストレスの原因を取り除く観点から，医師，保健師などによるストレスチェックの実施が事業者に義務づけられた。ストレスチェック制度は，年に1回の実施を原則とし，結果は労働者個人に通知され，申し出により医師による面接指導を可能とし，またその結果による就業上の措置を講ずることもできる仕組みとなっている。一方で，本人の同意なく事業者に結果を提供することは禁じている[12]。

長時間労働者への医師による面接の実施

すべての事業場において，週40時間を越える労働が1カ月当たり100時間を越え，かつ，疲労の蓄積が認められるときは，労働者の申請を受けて，医師による面接指導を行わなければならないことが義務付けられている。（労働安全衛生法第66条の8，66条の9，第104条2006年4月1日施行）

メンタルヘルス対策に対する組織的な取り組みは，精神疾患を予防し，メンタルヘルス不調者の早期発見に有効であり，近年では，企業の社会的責任とリスクマネジメント，さらには健康経営にとって重要視され，大規模事業所での取り組みは進んでいるが，一方で中小事業所での取り組みは遅れている。

9－5－2　ワークライフバランス

少子高齢化が進み人材の流動性が増す中，内閣府では，働き方改革を推進し，「国民一人ひとりがやりがいや充実感を感じながら働き，仕事上の責任を果たすとともに，家庭や地域生活などにおいても，子育て期，中高年期といった人生の各段階に応じて多様な生き方が選択・実現できる社会」をワークライフバランスと定義している。ワークライフバランスを通じて目指す具体的な社会像としては，就労により経済的に自立可能な社会，健康で豊かな生活のための時間が確保できる社会，そして多様な働き方，生き方が選択できる社会とされている。

ワークライフバランスは，とりわけ女性労働者にとって重要であり，その背景としては，仕事と子育ての両立を課題とした，アメリカのワークファミリーバランス施策に始まった経緯がある。2017年の労働力調査によると女性雇用者数は2,937万人であり，労働力人口総数に占める女性労働者の割合は43.7％，また女性労働力率（15歳以上人口に占める労働力人口の割合）は51.1％となっており[3]，少子高齢化が進む中，労働力人口の減少防止の観点からも女性労働力への期待は大きい。

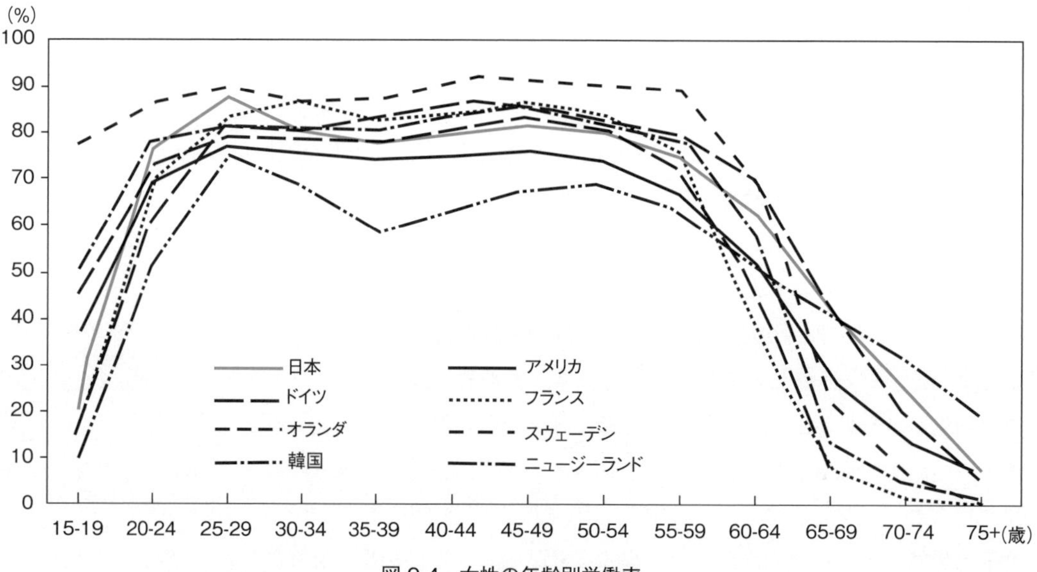

図 9-4　女性の年齢別労働率

出典：データブック国際労働比較 2023 年版（独立行政法人労働政策研究・研修機構）より作成

一方で，年齢階級別の女性の労働力率（図 9－4）をみると，女性就業率の高い欧米ではその形が台形であるのに対して，日本では近年，改善はみられるものの 20 ～ 25 歳と 45 ～ 49 歳の間の年齢層での労働力率の低下から M 字型カーブとなっている[13)]。この背景には結婚，出産，子育ての時期に仕事との両立ができにくいことが指摘されており，既婚女性の場合，第 1 子出産を機に約 7 割が離職し，その後，職場復帰を果たせずにいることから，この年齢層の女性が職場復帰も含め，様々な働き方の選択ができる労働環境を整備することが求められる。

近年，男女を問わず，働き盛りの年齢を含めて，介護が必要な家族を抱えた者も多いことが明らかにされた。過去 1 年間に介護離職が発生した企業は約 1 割あり，総務省の「就業構造基本調査」によれば 2017 年に介護・看護を理由に離職した者は 99,000 人にのぼる[14)]。この数は離職者全体の約 1.8 %を占めており，介護と仕事の両立は大きな課題となっている。

9－5－3　非正規雇用の課題

(1) 非正規雇用者数の推移と背景

非正規雇用とはアルバイト，パートタイマー（パート），契約社員(期間社員)，派遣社員など，いわゆる企業に直接雇用され，契約期間が無期で就業規則に定める所定労働時間の上限まで労働をおこなう正規雇用ではない雇用形態をさす。こうした非正規雇用労働者は，1985 年には 655 万人であったのが, 2019 年には 2165 万人にまで増加してきたが, 2020 年には，新型コロナウイルスの感染拡大の中，女性のパートとアルバイトの雇用者が大きく減少した影響もあって 2090 万人に減少した[3)]。

非正規雇用者が増加してきた背景には，経済のグローバル化に伴う経済競争の激化による長期雇用と年功序列を見直し，能力等で昇進や賃金を決める成果主義の導入が進んだことがあげられる。また経営の効率化のために，パートや派遣，契約社員等の割合を増加させたことがあげられる。とくに非正規雇用の女性労働者の割合は高く（男性 32 %，女性 68 %）また 65 歳以上の高齢労働者の占める割合も高い。また，20 ～ 30 歳代の若年労働者の柔軟な勤務時間や就業形態へのニーズも増加要因となっている。一方で，派遣労働者は派遣先企業の従業者ではなく，賃金や福利厚生面など待遇面で正規社員との格差が課題としてあることから，3 年間を期限として，その後は派遣先企業での直接雇用に移行するなど，安定した雇用の継続を図るための必要な措置をとることを定めた労働派遣法の改正が行われた。また，働き方改革では雇用形態によらない公正な待遇の確保に向けた不合理な差別待遇の規制を定めており，働き方関連法（2018）による非正規雇用問題の早期解決が望まれている[15)]。

9−5−4　新型コロナウイルス感染症の影響

2020 年の新型コロナウイルス感染症のパンデミックにより，世界経済は大きな影響を受けた。日本でも，宿泊・飲食産業，生活関連サービス・娯楽産業を中心に緊急事態制限に伴う経済活動の低下が直撃するなど，厳しい状況が続いており，完全失業率の上昇や求人倍率の低下など，雇用環境が悪化した。一方で，コロナ禍における大手企業を中心としたテレワークの導入などにより通勤，移動時間が減少するなど，ポストコロナ時代のニューノーマルの働き方の変化に合わせた産業保健課題への対応が求められている[16)]。

9−6　労働安全衛生の法規と制度

9−6−1　法規と制度

(1) 労働安全衛生法規

労働に関する法規には，労働基準法，労働安全衛生法，作業環境測定法，じん肺法などがある。また，女性労働者の支援に係る法律としては，労働基準法では「女子保護」規定については 1999 年に撤廃されたが，女性のもつ母性機能が労働や職場環境によってその機能が低下したり，障害をもたらすことなく母子両方の健康を保障してゆく考えに基づき，生理休暇，妊産婦に係る危険有害業務の就業制限や妊娠中の軽易業務転換，産前産後休暇などが定められているほか，男女雇用機会均等法

労働基準法による母性保護

女性労働者の妊娠，出産および育児に関し定め，女性労働者の最低労働条件と妊娠中の軽易業務への転換，また，産前（6 週間）産後（8 週間休業）と生後 1 歳未満の生児のための 30 分，1 日 2 回の育児時間取得，女性労働者の就業制限業務について規定している。

男女雇用機会均等法

この法律は，性別を理由に募集・採用，配置・昇進・降格・教育訓練，福利厚生，職種の変更・雇用形態の変更，退職の勧奨・定年・解雇・労働契約の更新について差別的な取り扱いを禁止している。特に女性労働者の母性保護については，妊娠等を理由とする解雇その他の不利益取り扱いの禁止，妊産婦に対する母性健康管理：「通院時間の確保」および「医師の指導に基づく措置を講ずる義務」，深夜業に従事する女性労働者に対する措置等がある。

また近年の改正では妊娠・出産に関するハラスメント防止措置の適切な実施を事業主に義務付けた。

育児・介護休業法

この法律は，育児や介護を行う労働者の仕事と家庭との両立を支援することを目的としている。例えば，児が1歳に達するまでの時間の育児休業や短時間勤務制度，フレックス制，始業・就業時刻の繰上げ等で育児時間の確保を可能としている。また，介護休業については，常時介護を必要とする対象家族1人につき，介護休業を93日までとることができる制度である。

(1985年施行）や育児・介護休業法（1992年施行）などが整備されている。近年では，働き方改革を推進するために8つの労働関連法の改正を行うための「働き方改革を推進するための関係法律の整備に関する法律（通称：働き方改革推進法)」が制定された。

労働基準法は，憲法第27条の「国民の勤労の権利と義務」を果たすために最低限必要な勤労条件を法律で定めたもので，1947（昭和22）年に制定された。具体的には，労働者と使用者（雇用者）間において対等な立場で決定する労働条件，差別的な扱いを禁止している均等待遇，男女同一賃金の原則，強制労働の禁止，中間搾取の排除，労働時間や休息および休日に関すること，女子や年少者の保護，労働災害補償に関することなどが定められている。

労働安全衛生法（1972（昭和47）年制定）は労働基準法の労働安全衛生に関する条文を分離独立させた形で，労働者の安全と健康の確保，快適な職場環境の促進を目的とするもので，そのために必要な労働災害防止基準の確立と責任体制の明確化と労働災害防止のための自主的で計画的な対策を講ずることについて定めている。職場の安全衛生を確保するために配置が義務づけられているスタッフとして，表9-2にあげた総括安全衛生管理者や衛生管理者，産業医などがある。

働き方改革関連法は，少子高齢化が進展する中，労働人口の減少が見込まれ，一億総活躍社会の実現にむけて「働き方改革を推進するための関係法律の整備に関する法律」として2018（平成30）年に成立し，2019（令和元）年には主要な関連法（労働基準法，労働安全衛生法，パート・有期労働法，労働者派遣法）の改正が順次施行されている。その具体的な改正法の骨子は以下の内容である。

(1) 働き方改革の総合的かつ継続的な推進，雇用対策法を変更し，労働施策総合推進法として改革を総合的かつ継続的に推進するための「基本方針」を策定。

(2) 長時間労働の是正，多様で柔軟な働き方の実現等，労働時間に関する制度の見直し（時間外労働時間の上限を設定)，勤務間インターバル制度の普及（前日の終業時間と翌日の始業時間の間に一定時間の休息を確保)，産業医・保健機能の強化（産業医に対する情報提供義務等)，労働者の健康情報の取り扱いの適正化等。

(3) 雇用形態にかかわらない公正な待遇の確保：不合理な待遇差を解消するための規定の整備（同一労働同一賃金ガイドラインの根底基準を整備)，労働者に対する待遇の説明義務の強化，行政による履行確保措置および裁判外紛争解決決定手続きの整備。

(2) 労働行政と組織

労働関係法規の遵守と労働者の安全衛生の確保に対する管理監督，指導を担う行政機関は，厚生労働省労働基準局であり，当該局の下に都道府県労働局および各県に配置されている労働基準監督署（321 署および 4 支署）がある。

労働基準監督署
労働基準監督署は，労働者や事業場の直接の窓口となる第一線の機関であり，労働基準行政の法令に関する相談をはじめ，重要な活動としては，重大・悪質な法違反事案に対する司法処分，生産設備の安全性の検査，労働災害の調査とその再発防止，労災保険の給付等を行っている。

9－6－2　小規模事業所への対策

従業員数が 50 人未満の小規模事業所は事業所数では全体の 96.7 %，労働者数では 60.5 %を占めている。小規模事業所の問題点として産業医の専任義務がなく，事業基盤も脆弱なため十分な安全衛生管理体制がとれないことや安全衛生のための活動計画や，労働者に対する安全衛生教育が不十分であることが指摘されている。事業所規模別の労働災害発生度数で比較すると，30 ～ 99 人の小規模の事業場では 100 人以上の事業場の 2.74 倍と高率であり，またその重症度も高い。

産業保健総合支援センターは 47 全都道府県に設置されており，産業保健の推進を目的に事業主や産業保健スタッフに対して，相談やコンサルタント業務を実施している機関である。また地域産業保健センターは，産業保健総合支援センターの下で全国の小規模事業所の事業主や労働者に対して，長時間労働者への医師による面接指導の相談や健康相談などの相談業務やアドバイスを実施し，産業保健サービスを充実させる目的で全国に 350 か所開設されている。

参考文献

1）International code of ethics for occupational health professionals（4th printing）, International Commission on Occupational Health,（2012）.
2）河野啓子：産業看護学（第 2 版）, 日本看護協会出版会, 東京 （2019）.
3）労働力調査，総務省統計局，（2020）. https://www.stat.go.jp/data/roudou/index.html
4）早わかりグラフでみる長期労働統計, 労働者政策研究・研修機構　統計情報，（2020）. https://www.jil.go.jp/kokunai/statistics/timeseries/index.html
5）久谷輿四郎：野麦峠を越えた工女　現在の労働法につながる礎，安全と健康 7（8）：（2006）.
6）鏑木敬之助：鉱山労働, 現代労働衛生ハンドブック本編，労働科学研究所出版部，1498-1501 （1998）.
7）高田昴：産業保健の変遷, 保健の科学 45（1）：12-18（2003）.
8）令和 4 年「労働安全衛生調査（実態調査）」の概要　厚生労働省，（2022）.
9）令和 2 年中における自殺の概況　厚生労働省自殺対策推進室，警察庁生活安全局生活安全企画課，（2021）.

10）職場における自殺の予防と対応　厚生労働省，中央労働災害防止協会編，(2010)．https://www.mhlw.go.jp/new-info/kobetu/roudou/gyousei/anzen/dl/101004-4.pdf
11）平陽一：メンタルヘルスと企業戦略－Employee Relationship Management の意義－，健康管理，610（4）：6-27（2005）．
12）ストレスチェック制度について　厚生労働省，こころの耳　働く人のメンタルヘルス・ポータルサイト，(2021)．https://kokoro.mhlw.go.jp/etc/kaiseianeihou/
13）データブック国際労働比較 2023 年版 独立行政法人 労働政策研究・研修機構，(2024)．
14）就業構造基本調査　総務省，(2020)．
15）産業医科大学産業医実務研修センター：使える！健康教育・労働衛生教育 50 選，288-294（2015）．
16）「ポストコロナ時代を見据えたダイバーシティ＆インクルージョン推進」に関するアンケート結果，一般社団法人 日本経済団体連合会，(2020)．https://www.keidanren.or.jp/policy/2020/102.html

10

社会要因と健康

10－1　健康の社会的決定要因

(1) 何が人々の健康/不健康の原因？

健康に関連する要因は？と聞かれた時にあなたなら何と答えるだろうか。おそらく運動や食事，睡眠，たばこ，飲酒などの生活習慣をあげたのではないだろうか。これらは多くの生活習慣病のリスク要因であることが明らかにされている。すなわち，運動不足であることや食事の栄養バランスが偏っている，タバコを吸っている，お酒を飲みすぎるといった行動が習慣化していることが生活習慣病のリスクを高めるのである。では，それらの行動の習慣化はどのようにして形成されるのだろうか。図 10－1 を見て欲しい。太郎くんが病院にいる理由が，太郎くんのお父さんが十分な教育を受けていないことにまで遡っている。怪我をした際，本人の責任で済まされることが多いが，その背景には本人の不注意だけではなく，両親の学歴や収入，さらには両親の子どもの頃の家庭環境までもが影響している可能性が示されている。このように，健康は遺伝子や年齢，性別といった個人の生物学的な要因や生活習慣だけではな

Q：どうして太郎くんは病院にいるの？	A：それは，彼の足にひどい感染症があったからだよ。
Q：どうして太郎くんは足に感染症があるの？	A：それは，太郎くんの足に切り傷があって，そこから感染してしまったんだよ。
Q：どうして太郎くんの足には切り傷があったの？	A：それはね，太郎くんがアパートのとなりのがらくた置き場で遊んでいて転んだときに，尖ったギザギザの金属があったからなんだよ。
Q：どうして太郎くんはがらくた置き場で遊んでいたの？	A：それはね，太郎くんの家の近所はちょっと荒れているんだよ。多くの子供たちはそこで遊んでいるし，それをみる大人は誰もいないんだ。
Q：どうして太郎くんはそこに住んでいたの？	A：それはね，太郎くんのご両親がもっと良い所に住む余裕がないからだよ。
Q：どうしてご両親は余裕がないの？	A：太郎くんのお父さんは仕事がなくて，お母さんは病気なんだよ。
Q：どうしてお父さんに仕事がないの？	A：太郎くんのお父さんは十分な教育を受けていないんだ。 それで仕事がみつかっていないんだ。
Q：それはどうして？……	

図 10-1　人々の健康/不健康の要因は？
(http://www.phac-aspc.gc.ca/ph-sp/determinants/determinants-eng.php,カナダ公衆衛生省サイトより改変 [1])

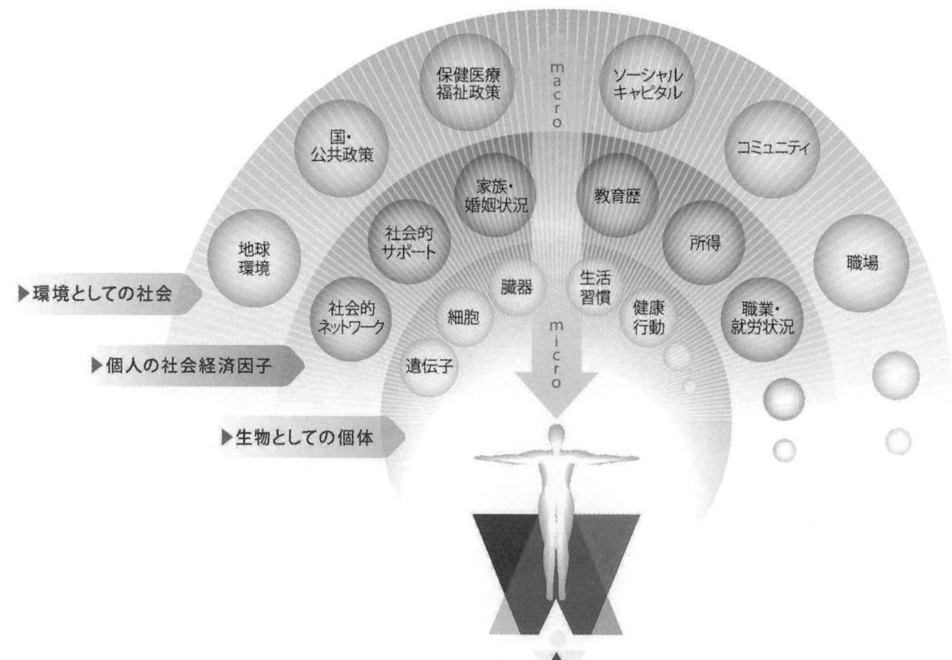

図 10-2　健康の社会的決定要因の概念図
（日本福祉大学健康社会研究センター紹介パンフレットより引用，http://cws.umin.jp/about.html）[2]

く，家庭環境などの個人の社会経済因子やさらに上層にある社会環境要因が重層的に関連することが示されており（図 10－2），これらの要因は「健康の社会的決定要因（Social Determinants of Health : SDH）」と呼ばれている。

社会的決定要因と健康の関連は，1998 年に WHO が膨大な報告をもとに「健康の社会的決定要因 確かな事実の探求」（Social determinants of health. The solid facts）第一版」としてまとめており，2003 年に第二版が出版されている。報告では，公共政策に関わる 10 のテーマ（①社会格差，②ストレス，③幼少期，④社会的排除，⑤労働，⑥失業，⑦社会的支援，⑧薬物依存，⑨食品，⑩交通）が取り上げられている [3]。特に，健康の社会格差（健康格差）は，SDH が科学的，社会的に注目を集めるきっかけとなった決定要因であり，他の要因にも影響して重大な社会的不平等をもたらすため，あらゆる政策において社会経済要因を考慮する必要があるとされている。

10－2　社会経済要因と健康

10－2－1　社会経済状況

社会経済状況（Socioeconomic status : SES）が健康に影響することは古くから知られており，どの時代も経済的に貧しい人は裕福な人と比

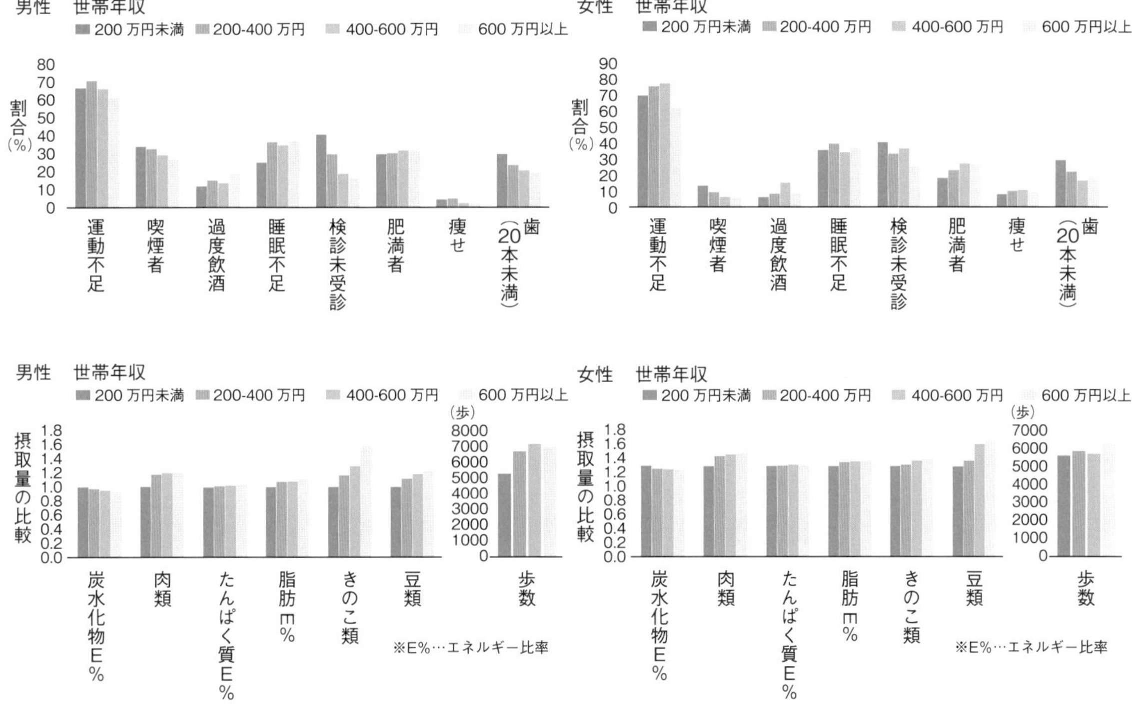

図 10-3　世帯収入と生活習慣の関連
（厚生労働省, 平成 30 年国民健康・栄養調査 [5] 表番号 89 より作成）

較して不健康で短命であるとされている [4]。SES は収入や教育歴，就業状況等によって表されることが多く，日本においても，収入が少ないほど不健康な生活習慣である傾向が示されている（図 10－3）。飲酒と睡眠については，収入が高い人で飲酒量や睡眠不足が多いという逆の関連を示すことが多いが，喫煙状況や検診の未受診，歯の健康などは SES の影響を受けやすく，世帯収入の低い人で不健康な生活習慣を取りやすい。このように，所得（経済）の格差が健康格差に繋がることは確かな事実として明らかにされている。

10－2－2　健康格差の問題

日本はかつて「1 億総中流」といわれ，家庭の経済格差の少ない社会だと考えられていたが，2018 年における日本のジニ係数は OECD 諸国の平均を上回る 0.33 であり，先進国においてやや高い（格差が大きい）状況にある（図 10－4）。ジニ係数の増加はその集団全体の死亡率を高めることが示されており，所得格差の問題は所得の少ない人の健康だけでなく，その集団全体の健康状態に影響を及ぼす問題である。そのため，健康日本 21（第二次）では，基本方針の筆頭に「健康寿命の延伸と健康格差の縮小」を掲げており（p.197 参照），「生活の質の向上」と「社会環境の質の向上」によってその目標達成を目指すことが示されている。さらに，社会環境の質の向上を達成するために，「社会参加の機会の増

1 億総中流

高度経済成長期の 1970 年代に日本の人口が約 1 億人であったことにかけて、国民の大多数が自分を中流階級に属していると考える「意識」を指す。当時は格差の小さい国だと内外から指摘されていた。

ジニ係数

社会における所得分配の不平等さを表す指標。係数の範囲は 0 から 1 で、係数の値が 0 に近いほど格差が少ない状態で、1 に近いほど格差が大きい状態であることを示す。

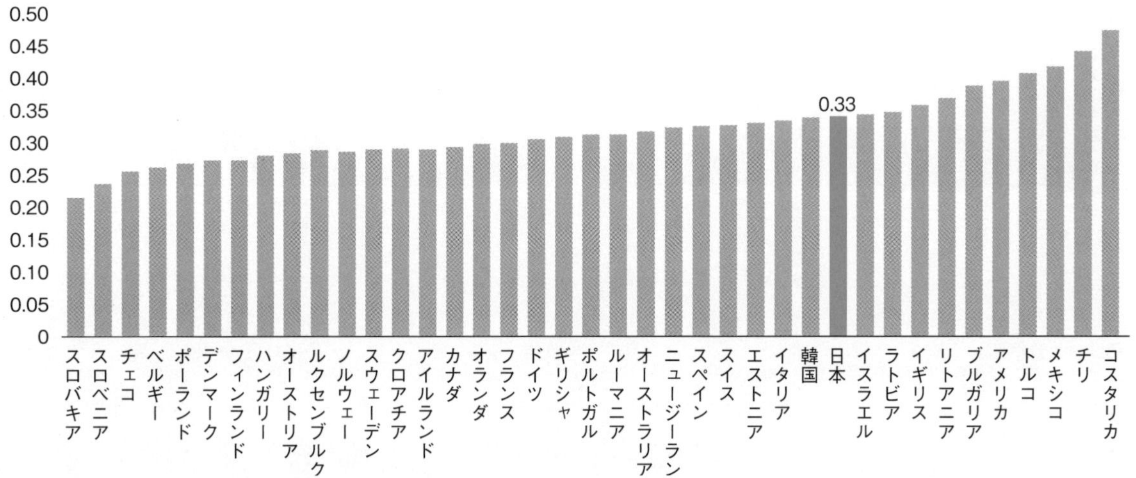

図 10-4　OECD 諸国におけるジニ係数（2019 ～ 2022 年，日本のみ 2018 年のデータ）
OECD data, Income quality より作成
https://data.oecd.org/inequality/income-inequality.htm[6)]

加」「健康のための資源（保健・医療・福祉等のサービス）へのアクセスの改善と公平性の確保」「社会環境の改善」に取り組むことが挙げられている。すなわち，人と人とのつながりや人と社会とのつながりを豊かにし，様々なサービスが連携される社会環境を構築することで健康格差を縮小することが目指されている。

10－3　社会的なつながりと健康

10－3－1　人のつながりと健康の関連

4 人でランチを食べに行った際，自分は A ランチを食べたいと思っていたが，他の 3 人が B ランチを選択した場合，「じゃ，私も B ランチ」となったことはないだろうか。このような人との関係が行動に影響することを介して，健康状態にも影響することが示されている。例を挙げると，「肥満は伝染する」ことを示した研究が有名である[7)]。ある人が肥満になるとその人と親しい家族や友達も肥満になる可能性が高くなるというものである。もちろん肥満菌や肥満ウイルスなどがあるわけではなく，肥満になった人の考え方や態度，行動に影響されることによって広がっていくと考えられている。そしてこのつながりの影響は第 3 次まで（友達の友達の友達まで）影響することが確認されている。類は友を呼び，友は健康を呼ぶのである。このような研究の蓄積により，「社会的なつながり」は，タバコと同等かそれ以上に，また，お酒を飲み過ぎない，適度な運動をする，太り過ぎないといった生活習慣以上に寿命に影響することが明らかにされている（図 10－5）。また，逆に孤独が生活の質を低下させることも明らかにされており，イギリスでは

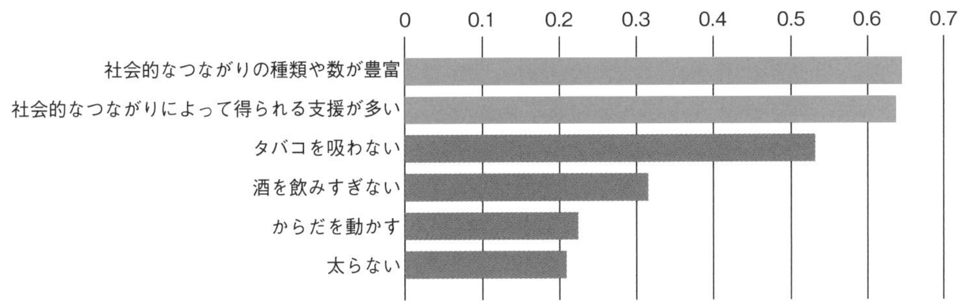

図 10-5　社会的なつながりと死亡率低下の関連

Holt-Lunstad et al. PLoS Med. 7（7）:e1000316. 2010 より作成[8)]

2018 年に孤独担当大臣という役職が創設された。やはり人間は一人で生きていくことが困難な社会的動物なのである。

10－3－2　日本のソーシャルキャピタル

健康日本 21 の基本方針の 1 つである「健康を支え，守るための社会環境の整備」を実現するために「ソーシャルキャピタルの向上」が挙げられ，地域のつながりを強化することが具体的な目標値として設定されている。ソーシャルキャピタルは形がないためイメージしにくいが，地域で考えると，ご近所の結束力やまとまり・連帯感，協調行動やその基礎となるネットワーク，信頼感やお互い様という暗黙のルール（互酬性の規範）など，その地域内の「信頼」や「ネットワーク（つながり）」，「互助性」といったものが該当する。東日本大震災の時に日本中が東北を支援しようとした「絆」や女子サッカーのなでしこジャパンが 2011 年に W 杯で優勝した際の「チームワーク」なども良いソーシャルキャピタルといえる。

ソーシャルキャピタルが豊かな国では平均寿命が長く（図 10－6），

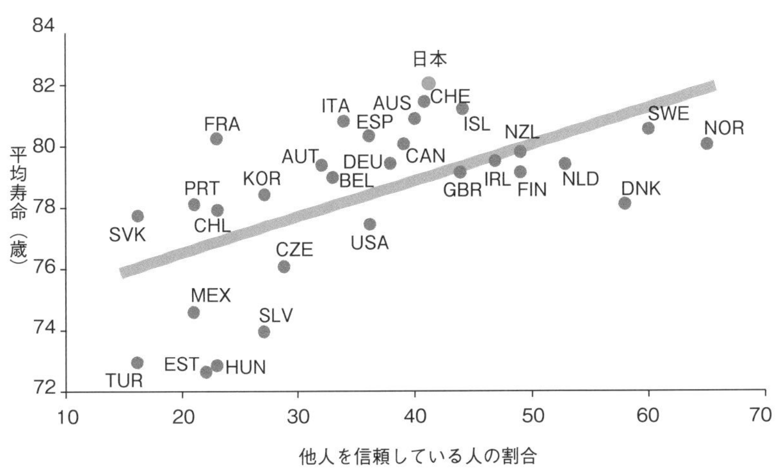

図 10-6　ソーシャルキャピタルと平均寿命の関連

Kim et al. Soc Sci Med. 73（12）: 1689-1697. 2011 より作成[10)]

ソーシャルキャピタル

「社会関係資本」と訳される。社会学や経済学、政治学、公衆衛生学など複数の定義があり、日本では主に集団の特徴としてとらえた Putnum の「社会的なつながりとそこから生まれる規範・信頼であり、効果的に協調行動へと導く社会組織の特徴」という定義が良く使われる。また、イチロー・カワチ[9)]の「社会における人々の結束により得られるもの」とシンプルなものがわかりやすい。

※ソーシャルキャピタルは良い側面（ライトサイド）だけでなく、負の側面（ダークサイド）として作用することもある。たとえば、日本の「周りのことを気にする」という側面が同調圧力になり、〇〇警察など、大多数と違う行動をとる人や異なる集団に対して排他的になり（いわゆる村八分など）、個人の自由が制限されるなど、信頼ではなく、「しがらみ」が生じることがある。

犯罪や虐待が少ないなど，その集団の健康と関連することが示されている。日本が健康長寿である理由として，ソーシャルキャピタルが高いことが大きな要因だと考えられている[9)]。海外では大震災などの災害が起こった際にはコンビニやスーパーマーケットなどで略奪が起こることが多いが，東日本大震災の際，日本では多くの人が行列に並び，皆が不足している生活用品を購入する順番を守った。また，日常生活においても，財布を落としても誰かが交番に届けてくれて戻って来るし，電車は時刻表通りに正確にやってくる。日本という国は良いチームである。近年は Social Networking Service（SNS）を活用したつながりが広がる一方で，近所の地域のつながりは弱くなる傾向にあるため，日本のソーシャルキャピタルが今後どのように変化するかが注目される。

10－3－3　社会参加と健康の関連

これまで示した通り，社会的なつながりは健康に対してポジティブな影響をもたらすことが明らかにされているが，生涯にわたる社会的なつながりは高齢期になると減少することが知られている。超高齢社会にある日本では，一人暮らし高齢者が増加する問題が指摘されており[11)]，東京 23 区では，単身高齢者における孤独死の増加がみられている。社会とのつながりが減少することで人と会う機会が減少し，外出や人との会話が減少する，いわゆる「閉じこもり」の状態になるため，歩行能力（筋力やバランス能力）の低下や認知機能の低下，および生きがいがなく生活の質が低下する状態を招き，寝たきり，認知症といった要介護状態に至ることが示されている[12)]。日本の高齢者を対象とした多くの研究において，社会参加が要介護（図 10－7）[13)] や様々な健康リスクを低下させることが報告されている。また，社会的なつながりの裏返しである「社会的孤立」も死亡やうつ病発症のリスクとなることが示されており[14)]，興味深いことに同居をしていても食事を独りで食べている孤食

閉じこもり

閉じこもり予防・支援マニュアルでは、週に 1 回以上の外出がない場合を閉じこもりと定義している。歩行能力などの身体機能が低下するとともに、人と会わないため、支援が受けられず抑うつを生じるなど、心理的・社会的機能も低下する。あらゆる側面の活動量の低下によりフレイルを引き起こし、寝たきり（要介護状態）につながるとされるため、社会参加を促すなど、閉じこもり予防の対策が行われている。

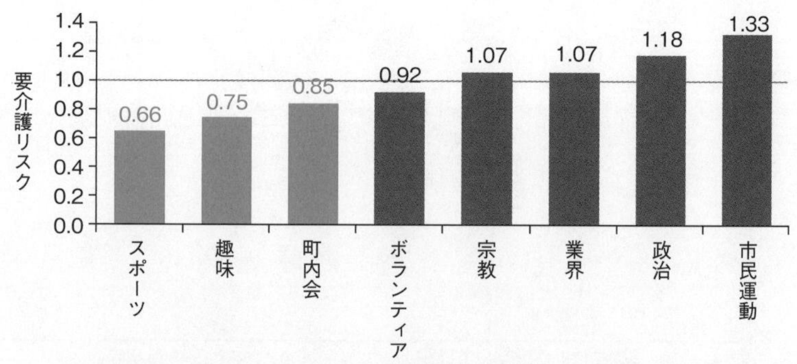

図 10-7　社会参加と要介護の関連

Kanamori et al. PLoS One. 10.1371. 2014 より改変作成[13)]

状態にある高齢の男性は，誰かと一緒に食事をしている場合と比較して死亡リスクが約 1.5 倍高くなることも報告されている[15]。

そのため現在日本では，主に高齢者を対象に，人が集まって交流するコミュニティ・サロンのような通いの場への参加を促す取り組みが各自治体で盛んに行われており，コミュニティ・サロンに参加することによって，要介護認定率や認知症発症率が減少することが報告されている（図 10−8）。

コミュニティ・サロン
集まった人々が一緒に歌を唄ったり、お茶を飲みながら会話を楽しんだり、レクや出し物をしたりするなど様々な形を介して交流を行う場。主に高齢者の介護予防につながる「通いの場」として広がっている。

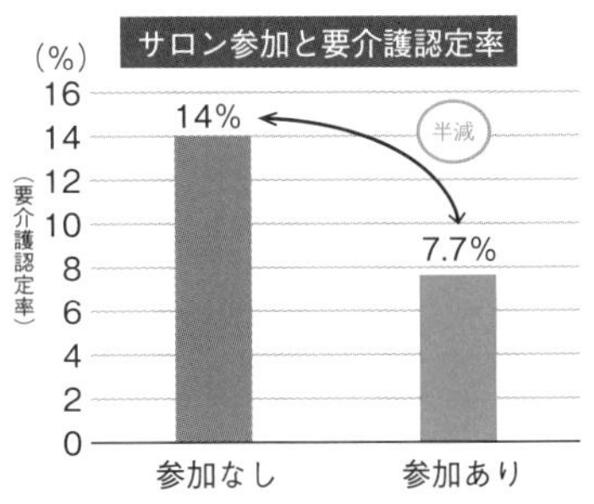

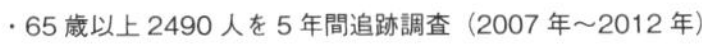
・65 歳以上 2490 人を 5 年間追跡調査（2007 年～2012 年）

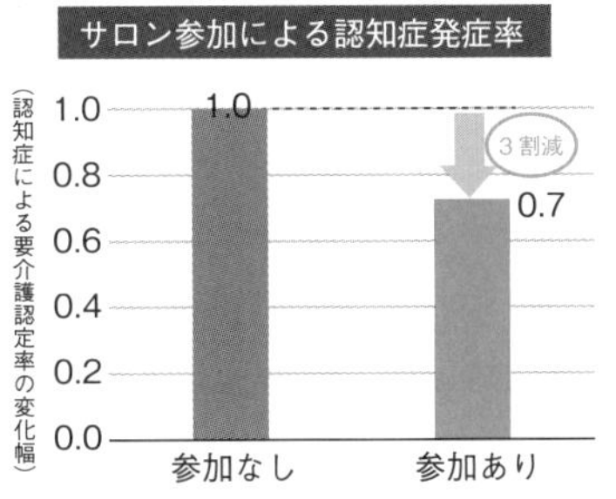

・65 歳以上，2593 人を 7 年間追跡調査（2006 年～2013 年）
※「参加なし」を 1 とした場合の比較

図 10-8　コミュニティ・サロンへの参加と要介護，認知症発症との関連
Hikichi et al. J Epidemiol Community Health. 69(9): 905-910, 2015[16]
Hikichi et al. Alzheimers Dement(N Y). 3(1)： 23-32. 2016[17]

10−4　幼少期の環境と健康

10−4−1　子どもの貧困

(1) 子どもの貧困の現状

本章においてこれまで見てきた通り，健康状態の背景には生活習慣があり，その生活習慣の背景には SES や社会的なつながりが関連することが示されている。では，人生において，いつの時代の社会的背景が影響するのだろうか。子どもの頃の環境はいつまで影響が残るのだろうか。

本章の冒頭で示した太郎くんのように，SES が低い家庭で育った子

子どもの貧困
相対的貧困家庭の 18 歳未満の子どもを指す。相対的貧困とは、「等価可処分所得（手取りの世帯所得を世帯の人数で調整したもの）の中央値の 50 %以下の所得」であり、生活する社会において、当たり前とされている生活を送れない状態を指す。2019 年の日本においては、親 1 人と子 1 人の 2 人世帯の場合、月収約 15 万円が該当する。

※足立区の調査における生活困難
①世帯収入 300 万円未満、②生活必需品としてのいざという時の 5 万円の貯金があるかどうか、③ライフライン の支払い困難経験（水や電気、健康保険などが途絶えかねない状況に陥っているかどうか）のどれかに該当する場合を生活困難としている。

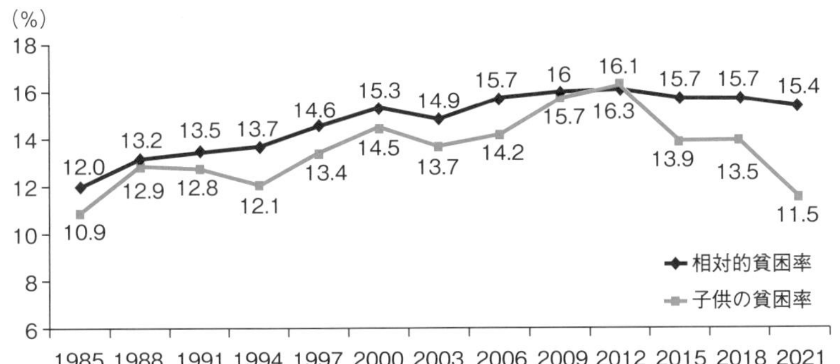

図 10-9　日本における子どもの貧困率（相対的貧困率）の推移
令和 4 年（2022）　厚生労働省，国民生活基礎調査より作成[18]

どもは不健康になるリスクが高いことが示されている。日本は子どもの約 9 人に 1 人が貧困状態（相対的貧困）にある（図 10－9)。東京都足立区で実施された調査では，子どもの生活習慣や健康状態と生活困難状況との関連が示されている。(図 10－10)。

生活困難世帯では，ワクチン接種が少ない，肥満が多い，歯磨き習慣が悪く虫歯が多い，運動習慣が少ないなど，ほとんどの項目において非生活困難世帯と比べて不健康な生活習慣や健康状態が良くない子どもが多いことが示されている。また，逆境を乗り切る力が低く，読書数が少なく，留守番の頻度が多いなど，非認知能力や学力，人とのつながりなども少ない可能性が示唆される。生活困難世帯の子どもが不利な状況にあることが浮き彫りになった一方で，非困難世帯との違いが示されたことによって，改善に取り組む要因が明確になったと捉えられる。家庭の貧困状態をすぐに改善することは困難であるが，子どもの貧困と健康を仲介する要因を改善すれば，生活困難世帯の不健康な状況を十分是正で

非認知能力

IQ や学力などの認知能力では測れない能力を指し、「労働市場や学校，その他多くの場面において評価される性格特性や目標志向性，意欲，選好等」や「やる気，忍耐力，自制心といった学校や職場での成功を促進する態度，行動，戦略」などと定義される。いわゆる「生きる力」のことであり、将来の経済的・社会的成功と関連する重要な要因とされている。

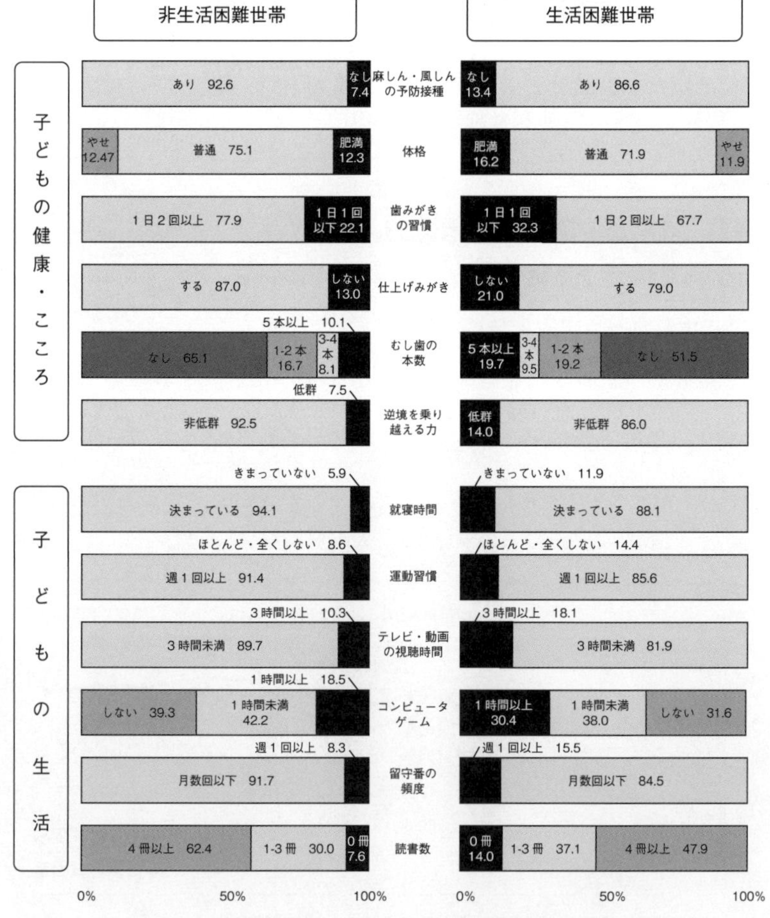

図 10-10　子どもの健康・生活と生活困難の関連

足立区 平成 27 年度報告書「第 1 回子どもの健康・生活実態調査」[19]
https://www.city.adachi.tokyo.jp/documents/30759/27honpen-2.pdf

きる可能性がある。足立区では，継続した取り組みにより，むし歯の問題が大幅に改善し，非生活困窮世帯と生活困難世帯の差が縮小していることが示されている（図 10－11）。

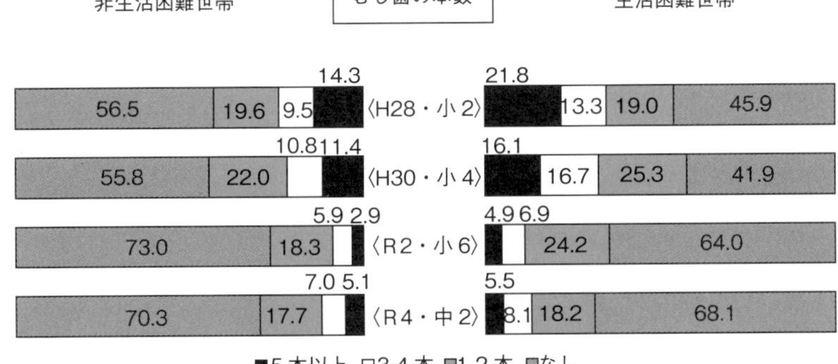

図 10-11　非生活困窮世帯と生活困難世帯における子どものむし歯の比較
https://www.city.adachi.tokyo.jp/hkokoro/fukushi-kenko/kenko/kodomo-kenko-chosa.html
足立区 令和 4 年度報告書「第 8 回子どもの健康・生活実態調査」

(2) 子どもの貧困の長期的影響

「子どもの貧困は 50 年後の時限爆弾である」。高齢者を対象とした研究において，子どもの頃の貧困や幼児期の逆境体験の影響が高齢期の健康にまで長期的に残ることが報告されており，子どもの貧困による健康格差を是正しなければ，子どもが高齢者になる頃の医療費や介護費，生活保護費が飛躍的に増大することが指摘されている[20]。世界中の認知症のリスク要因に関する多くの研究をまとめた報告では，子どもの頃の教育歴が将来の認知症発症に 8 %寄与していることが明らかにされている[21]。日本人を対象とした報告においても，子どもの頃の貧困が高齢期の日常生活動作や身体機能，認知症，うつ，残存歯数，野菜や果物の摂取，スポーツ参加などと関連していることが報告されており，いずれの報告も子どもの頃の貧困が高齢期の不健康な状態や不健康な生活習慣のリスクとなることが示されている。

幼児期の逆境体験
Adverse Childhood Experiences (ACEs)と呼ばれ、幼児期に経済的困難や親の離婚、家庭内暴や虐待、ネグレクトなどの心的外傷を引き起こす可能性のある体験のこと。これらの体験が多いほど将来の健康リスクが高くなることが示されている。

(3) 子どもの貧困対策

子どもの貧困の問題は，高齢期の健康にまで影響するという長期的な問題に加えて，貧困が次の世代にも受け継がれるという「連鎖」の問題がある。子どもの貧困の影響は健康だけでなく，教育や人のつながり，経験，自己肯定感など多岐にわたり，低学歴→就業（非正規労働）→低所得→成人期の生活困窮といった経路を介して次世代の貧困につながることが指摘されている[22]。この貧困の連鎖を断ち切り，子どもの貧困を解消することを目的として，2014 年に「子どもの貧困対策に関する法律（子どもの貧困対策法）」が施行された。子どもの貧困対策が重要視されたのは最近であり，支援が十分でない状況に加えて，本来支援を

子どもの貧困対策法
貧困の連鎖を断ち切り、子どもの貧困を解消する重点施策として、①教育の支援、②生活の安定の支援、③保護者の就労支援、④経済的支援が挙げられている。

受けられる状況にあるひとり親世帯（特に母子家庭）の親が子どもに嫌な思いをさせたくないと生活保護を申請しないといった問題もある。子どもの貧困の解決には，子どもの貧困そのものだけではなく，その背景にある働き方や教育制度，世間体を気にする恥の文化といった，日本の様々な制度や文化が影響する社会全体の問題と認識して，改善に取り組む必要がある。

10－5　公共政策と健康

10－5－1　近隣の構築環境

（1）身体活動との関連

2020 年の新型コロナウイルス感染症拡大防止のための緊急事態宣言の発令により，人々の外出機会が減少し，歩数や活動量が減少したことが多くの調査において報告されている。特に高齢者においては，自粛生活の長期化によって身体的・社会的活動が低下し，身体・心理・社会的機能におけるフレイル化（コロナフレイル）が懸念されている。身体活動が生活習慣病をはじめ，様々な健康指標と関連することは周知のとおりであるが，歩行などの身体活動に対しても緊急事態宣言のような公共政策を含む社会環境が影響することが明らかにされている。特に都市環境と身体活動の関連については，確かな事実として確認されており，物

フレイル

「加齢に伴う予備能力低下のため、ストレスに対する回復力が低下した状態」を表す”frailty”を日本老年医学会が訳したものである。身体機能だけでなく、精神・心理的な要因や社会的要因などの低下を含み、自立障害や死亡等の健康障害を招きやすい状態を示す。

	生活活動（歩行，自転車利用，仕事，家事など）	運動（運動，スポーツなどの余暇時間）
物理的環境の整備（場所の整備）	【まちづくり・地域環境・職場環境の整備】 〈巨視的環境〉 ●都市計画：身体活動を促進する地域環境の構築 ●交通計画：身体活動を促進する公共交通政策 〈微視的環境〉 ●身体活動を促進する都市・建築空間デザイン：身体活動を促進するナッジ，安全・快適な歩道，自転車道，階段，広場，建物など ●職場環境の整備：オフィスレイアウト，立ち机，立ち会議の設備，階段のデザイン，共用スペースのデザイン，自転車置き場，シャワールームなど	【運動する場所の整備】 ●運動施設の整備，民間運動施設の誘致 ●遊歩道，自転車道の整備 ●公園，緑地などの整備 ●子どもの遊び場，子どもが集まる場所 ●保育園・幼稚園の建築・空間デザイン ●自然環境（山，河原，海岸など）の整備
社会環境の整備（機会の創出，提供）	【生活活動の機会の創出・増加】 ●活動的な異動（Active travel）の推進：徒歩，自転車，公共交通による通勤・通学・買い物などの促進（モビリティ・マネジメント） ●地域活動の活性化，ソーシャルキャピタルの醸成 ●高齢者の生活活動の機会の増加：就業，社会参加，通いの場，外出機会，家事などの家庭内での役割の増加，など ●職場：組織のポリシー，勤務時間，職場主導の健康教室， ●インセンティブ，立ち会議の導入，階段利用の促進，座位行動ブレークの推奨など 【情報提供・コミュニケーション】 ●身体活動・座位行動ガイドラインの普及・啓発，多要素身体活動推進キャンペーン	【子ども】 ●体育，部活動の充実，外遊び機会の増加 【運動・スポーツの振興】 ●総合型地域スポーツクラブ，スポーツイベント，スポーツ産業の振興など 【運動プログラム】 ●自治体，民間などが提供する運動プログラムの増加 ●ラジオ体操，ご当地体操などの活用 【仲間・指導者】 ●一緒に運動してくれる仲間，運動自主グループ ●運動指導者の充実 【医療・ヘルスケア】 ●医療・ヘルスケアにおける運動・身体活動指導の充実 ●運動指導が行える医師などの保健医療専門職の充実 【アクセスの改善】 ●運動場所，運動する機会の認知・アクセスを高める（空間的，時間的，経済的）を高める 【情報提供・コミュニケーション】 ●身体活動・座位行動ガイドラインの普及・啓発，多要素身体活動推進キャンペーン

https://www.mhlw.go.jp/content/10904750/001171393.pdf
健康づくりのための身体活動・運動ガイド 2023（案）
健康づくりための身体活動基準・指針の改訂に関する検討会

図 10-12　身体活動ガイドライン 2023

理的な建造環境（歩道や公園など）や景観，交通の安全性，施設へのアクセスの良さなどが関連することが示されている[23]。また，アメリカ心臓財団の報告では，都会に多い土地利用の多様性や歩道の有無，公園や施設へのアクセス，安全や景観，それらの環境を構築する国や自治体レベルでの都市計画などが歩行と関連することが示されている[24]。日本の研究においても，都会では地方都市と比較して公共交通機関を使用することが多く，歩行の機会が多いことが示されている[25]。さらに，世帯密度や商店へのアクセス，歩道の有無が歩行時間と関連することや自宅周辺に公園があると運動頻度が高いことが報告されている[26]。興味深いことに地域に緩やかな坂道があると比較的重症な糖尿病の人が少ないという報告もある[27]。国土交通省の「健康・医療・福祉のまちづくりの推進ガイドライン」では，必要な５つの取り組みの１つとして，「街歩きを促す歩行空間を形成する」が挙げられており，健康を意識した街づくりが推進されている。

（2）食生活との関連

「好きな食べ物はTKG」と聞いてすぐに理解できたあなたは高い確率で日本に長く住んでいるだろう。日本ではよく食されるTKG（卵かけご飯）であるが，海外ではイギリスなどを除いてあまり食べられることはない。食生活もこのような国や地域の食文化といった社会環境の影響を受けることが明らかにされている。日本とアメリカの比較では，ファストフード店やスーパーマーケットで売っている入れ物の大きさの違いがわかりやすく，アメリカのＭサイズが日本のＬサイズよりも大きいこともある。日本における脳血管疾患による死亡は，1960年までは脳卒中による死亡が圧倒的に多かったが，1960年代以降は脳卒中が減少し，脳梗塞が増加してきた。この背景には，1960年代以降の減塩の取り組みや食生活の欧米化による動物性脂肪や動物性たんぱく摂取の増加が原因だと考えられている。すなわち，社会の変化によって自らが意識をしなくても食習慣が変わり，健康への影響も変化する。

過剰な塩分摂取が高血圧や循環器疾患のリスクを高めることは多くの研究によって明らかにされているが，イギリスで行われた減塩の取り組みでは，国が食品メーカーに働きかけ，主な塩分摂取源であったパンなどの加工食品の食塩量を減少した（しかも塩分をゆっくり，こっそり減らしたため，国民は気付かなかった！）。その結果，2003年から2011年の８年間で食塩摂取量は減少し，血圧の低下がみられ，虚血性心疾患や脳血管疾患の死亡率が低下したことが報告されている（図10－13）[28]。このように健康行動に関わる社会環境を変えることで，多くの人々の健康に貢献することができる。

減塩の取り組み

日本人の食事摂取基準（2020）では、一般人の１日当たりの食塩摂取の目標量を男性では7.5g未満、女性では6.5g未満と引き下げた（日本人の食事摂取基準（2015）では男性8.0g、女性7.0g）。また、2020年４月より加工食品の成分表示が「ナトリウム量」から「食塩相当量」へ変更されるなど、継続した減塩対策が進められている。

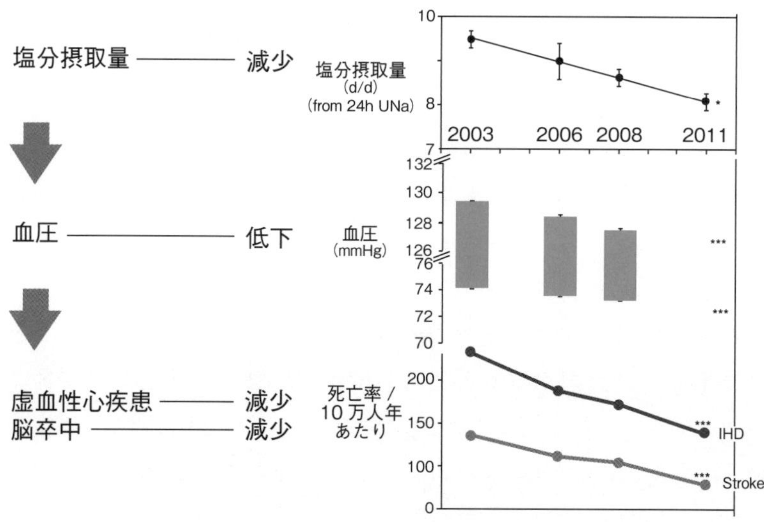

図 10-13　イギリスにおける減塩政策による健康指標への効果

He et al. BMJ open. 4: e004549. 2014[28]

10－5－2　相対年齢効果

「ご入学おめでとうございます！」。毎年 4 月に小学校に入学する 1 年生が同じスターラインに立ち，新しい門出を迎える・・・だろうか？入学式を迎える小学 1 年生には，4 月 2 日生まれの 7 歳になったばかりの子と翌年の 4 月 1 日生まれの 6 歳になったばかりの子がいる。これは同じ条件でスタートラインに立っているといえるだろうか？この頃の約 1 年の違いは身体的な発達の違いや経験の違いとして顕れるため，4 月生まれに近い（月齢が長い）ほど 1 ～ 3 月の早生まれと比較して体格が大きく，認知機能も高い傾向にあることが知られている。このよう

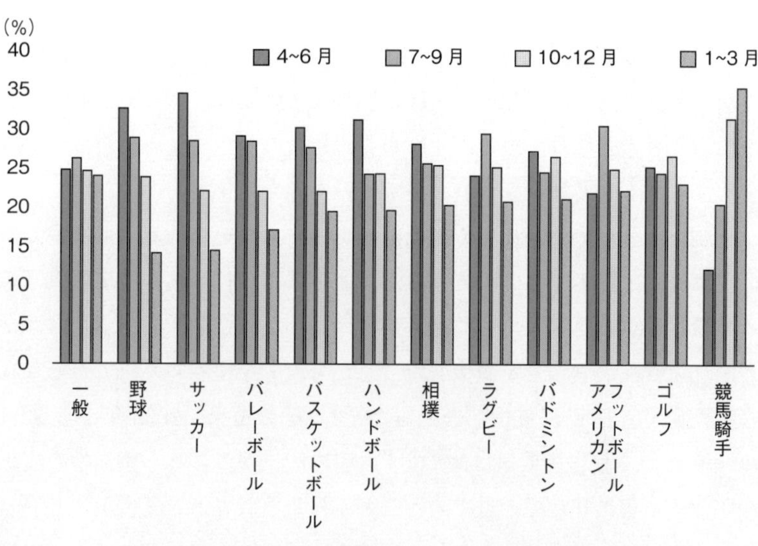

図 10-14　日本人男子アスリートと生まれ月の分布

Nakata H, Sakamoto K. Percept Mot Skills. 113（2):570-4. 2011[29]

な同じ学年内での月齢による違いは相対年齢効果と呼ばれている。

日本人の男性アスリートを対象とした研究では，野球やサッカーなど，特に競技人口の多いスポーツにおいて，4～6月生まれや7～9月生まれの年度の前半生まれ（遅生まれ）の割合が多いことが示されている（図 10－14）[29]。女子については，バレーボールでのみ相対年齢効果がみられるという報告もあるが，その他の種目では顕著な差がみられておらず，男女で違いがみられる。また，相対年齢効果の影響はスポーツのみならず学力にもみられており，小中学生を対象とした算数・数学の学力テストを検討した報告では，すべての学年においても月齢が長いほど学力テストの成績が良い傾向にある（図 10－15）[30]。加えて，非認知能力である自己効力感の結果においても同様に学年内における月齢が長いほど自己効力感が高いことが示されている（学年の上昇に伴い自己効力感は下がっているが，これはどの国の調査でもみられる傾向である）。同じ学年の中で評価される場合，遅生まれの子は早生まれの子より体格が大きいために良い記録がでたり，できることが多かったりする。その結果，褒められたり，認められたりすることが多くなり，自信や自己効力感が高まると考えられる。メカニズムについては検討の余地があるにせよ，生まれ月によって運動格差や学力格差があることが示されている。

誕生日を変更することはできないため，生まれ月別の評価を実施する，評価を毎月行う，生まれ月の違いを統計的に調整した結果を出すなど，生まれ月を考慮した評価が求められる。それができない場合，教員や指導者が生まれ月に配慮した指導（月齢の長い人と比べるのではなく，過去の自分の記録と比較して伸びたことを褒めるなど）を行い，早生まれの子どもたちの自己効力感を高める教育環境が創られることを期待する。

自己効力感
「自分がある状況において必要な行動を効果的に遂行できる可能性の認知」と定義される。固い言葉だとイメージしにくいが，どのくらい「自分はやればできる」と思っているか、と解釈すればわかりやすい。

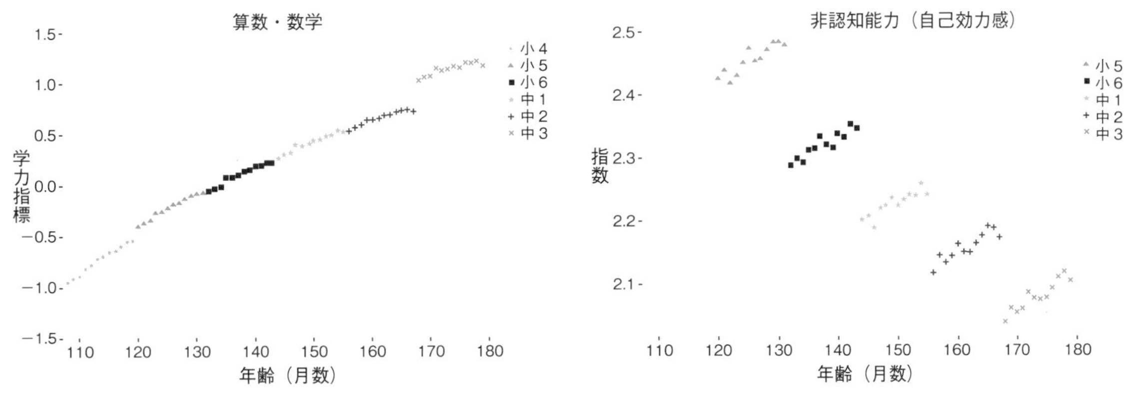

図 10-15　生まれ月と学力，自己効力感との関連
Yamaguchi, Ito, and Nakamuro (2020), https://gendai.media/articles/75636?page=3.[30]

参考文献

1) Government of Canada. What Makes Canadians Healthy or Unhealthy? http://www.phac-aspc.gc.ca/ph-sp/determinants/determinants-eng.php

2) 日本福祉大学健康社会研究センター紹介パンフレット http://cws.umin.jp/about.html

3) WHO/Europe. Richard Wilkinson and Michael Marmot. Social determinants of health: the solid facts. 2nd edition. (2003)

4) リサ・F・バークマン，イチロー・カワチ，Mマリア・グリモール偏，高尾総司，藤原武男，近藤尚己訳，『社会疫学（上)』，大修館書店（2017）

5) 厚生労働省, 平成 30 年国民健康・栄養調査報告

6) OECD data, Income quality. https://data.oecd.org/inequality/income-inequality.htm（2015）

7) Christakis and Fowler. N Engl J Med. 357（4）: 37037-9（2007）

8) Holt-Lunstad J, Smith TB, Layton JB. Social relationships and mortality risk: A meta-analytic review. PLoS Medicine ; 7（7）: e1000316.（2010）

9) イチロー・カワチ，命の格差は止められるか　ハーバード日本人教授の，世界が注目する授業，小学館 101 新書（2013）

10) Kim D, Baum CF, Ganz ML, Subramanian SV, Kawachi I. Soc Sci Med. 73（12）: 1689-1697（2011）

11) 内閣府，令和 2 年版高齢社会白書（2020）

12) 厚生労働省「閉じこもり予防・支援マニュアル」分担研究班，閉じこもり予防・支援マニュアル（改訂版）（2009）
https://www.mhlw.go.jp/topics/2009/05/dl/tp0501-1g.pdf

13) Kanamori S, Kai Y, Aida J, Kondo K, Kawachi I, Hirai H, Shirai K, Ishikawa Y, Suzuki K; JAGES Group. PLoS One. 10.1371（2014）

14) Holt-Lunstad J, Smith TB, Baker M, Harris T, Stephenson D. Perspect Psychol Sci. 10（2）: 2272-37（2015）

15) Tani Y, Kondo N, Noma H, Miyaguni Y, Saito M, Kondo K. J Gerontol B Psychol Sci Soc Sci. 73（7）: 1330-1334（2018）

16) Hikichi H, Kondo N, Kondo K, Aida J, Takeda T, Kawachi I. J Epidemiol Community Health. 69（9）: 9059-10（2015）

17) Hikichi H, Kondo K, Takeda T, Kawachi I. Alzheimers Dement?（N Y）. 3（1）: 23-32（2016）

18) 厚生労働省，令和元年（2019）　国民生活基礎調査

19) 東京都足立区 平成 27 年度報告書「第 1 回子どもの健康・生活実態調査」
https://www.city.adachi.tokyo.jp/documents/30759/27honpen-2.pdf
東京都足立区 令和元年度報告書「第 5 回子どもの健康・生活実態調査」
https://www.city.adachi.tokyo.jp/kokoro/fukushi-kenko/kenko/kodomo-kenko-chosa.html

20) 医師「子どもの貧困は 50 年後の時限爆弾」https://blogos.com/arti-

cle/200643/

21) Livingston G, Huntley J, Sommerlad A, Ames D, Ballard C, Banerjee S, Brayne C, Burns A, Cohen-Mansfield J, Cooper C, Costafreda SG, Dias A, Fox N, Gitlin LN, Howard R, Kales HC, Kivimäki M, Larson EB, Ogunniyi A, Orgeta V, Ritchie K, Rockwood K, Sampson EL, Samus Q, Schneider LS, Selbaek G, Teri L, Mukadam N. Lancet. 396 (10248) :413-446 (2020)

22) 阿部彩,『子どもの貧困Ⅱ』—解決策を考える, 岩波新書 (2014)

23) WHO. Edwards, P and Tsouros, A. Promoting physical activity and active living in urban environments: the role of loal governments (2006)

https://apps.who.int/iris/handle/10665/326536

24) Heart Foundation, Position statement: The built environment and walking

25) 国土交通省, 平成 27 年度全国都市交通特性調査

26) Inoue S, Murase N, Shimomitsu T, Ohya Y, Odagiri Y, Takamiya T, Ishii K, Katsumura T, Sallis JF. Prev Med. 48 (4) :321-5 (2009)

27) Fujiwara T, Takamoto I, Amemiya A, Hanazato M, Suzuki N, Nagamine Y, Sasaki Y, Tani Y, Yazawa A, Inoue Y, Shirai K, Shobugawa Y, Kondo N, Kondo K. Soc Sci Med. 182:45-51 (2017)

28) He FJ, Pombo-Rodrigues S, Macgregor GA.BMJ Open. 4 (4) :e004549 (2014)

29) Nakata H, Sakamoto K. Percept Mot Skills. 113 (2) :570-4 (2011)

30) Yamaguchi S, Ito H, Nakamura M. RIETI Discussion Paper Series 20-E-079 (2020)

11 健康と政策

11－1　健康政策の意義

これまでの章で，健康は，行動様式や遺伝的要因，社会環境などの様々な要因によって決定づけられることを見てきた。本章では，特に社会制度に焦点を置き，その運用と健康について触れる中で，政策のあり方について考えていきたい。

政策とは何か。一般的に，地域が抱える問題の解明や課題の解決に向け，主に政府や地方公共団体が安全性や平等性，有益性，公共の福祉性などを担保した上でその対策の方向性を講じることを指す。また，目的に基づいて政策を実行することを行政という。公共政策というように頭に「公共」を付けると，民間部門のみでは解決しにくい国民全体に影響する課題に対し，国や地方自治体の公的政策部門がその対策を主導する意味合いが色濃くなる。政策は，単に方針を定めることに留まらず，どれくらいの予算を組み，どんな資源を活用し，どのように実現させるのか，という具体的な計画を立案するところまで及ぶ。ときには社会的秩序を守るため，法律や政策に基づいて国民の権利や行動を一部制限する場合もある。

政策を，健康に絡めて考えてみたい。健康の保持増進には，運動，休養，食習慣のほか，喫煙や飲酒など嗜好も含めて日常生活習慣を自らコントロールする，いわゆる自助が基本となるが，第 10 章で触れたように，健康は本人を取り巻く環境に非常に大きく影響される。つまり，介護保険などの社会保険制度に代表される共助や生活保護に代表される公助，ボランティアや近隣住民同士の助け合いに代表される互助も，重要な要素となる。これら 4 つの助け合いに加え，近年では民間による商助の参画で，この超高齢社会の生活体制整備が活気付いている地域も増えている。

本章では，健康に関する政策的展開，特に保健行政について，わが国におけるこれまでの歴史を簡単に振り返りつつ，その意義を探ってみたい。すでに各章で触れられている部分は割愛し，保健・医療・福祉に携わる上で重要な部分を中心に押さえていく。

11－1－1　歴史から紐解く健康政策の意義

わが国の健康政策の歴史は，明治時代の幕明けから間もない 1872 年，文部省に医務課が設置された頃に遡る。2 年後の 1874 年には医政という，公衆衛生，医務，薬務，医学教育などを定めた総合的な法律が公布され，近代の保健行政が始まった。この時期の最大の健康課題は伝染病であり，1880 年に制定された伝染病予防法は，コレラ・赤痢・ジフテリア・腸チフス・発疹チフス・天然痘の 6 つを法定伝染病として定め，患者の届出や収容・隔離，死体の処理，消毒，検疫などに関する規定を整理した。その後も，重点的にマークすべき伝染病を法定伝染病として追加しつつ，流行を常に監視し抑え込むよう努めてきた。この体制が奏功し，法定伝染病による死亡者数の割合を低い水準に保つことができた。

1900 年以降，死亡者総数に占める割合が高かったのは，結核であった。結核は，明治中期に工場で働く人々を襲う伝染病として注目され，1919 年には結核予防法が制定された。しかし，1943 年には全国の死亡者数の 14 %に達するほどに猛威を振るい，1950 年代までわが国の死因第 1 位を占め続けた。

1937 年に（旧）保健所法が制定され，その翌年には厚生省が設置されたことで，わが国の健康政策の基盤が整った。

第 2 次世界大戦後しばらくの間は，感染症対策や母子保健対策が保健行政の重要課題であったが，生活水準の向上や医療の発達によってわが国の健康水準は飛躍的に向上した。1947 年からの 3 年間は，年間出生数が 260 万人を超えた（第 1 次ベビーブーム）ものの，出生数はその後減少の一途を辿ることになる。世界でも例のない速度で少子高齢化が進行し，人口減少が徐々に深刻になる。1989 年の合計特殊出生率が 1.57 となり，国はエンゼルプランなどの様々な少子化対策を講じてきたが，未だに歯止めがかかっていない。

保健所法は 1994 年に地域保健法に改められ，1997 年に施行された。地方分権推進を目的の一つとして，市町村を住民に身近な保健サービスの実施主体とし，生涯を通じた健康づくりの体制整備が進められた。市町村が設置する市町村保健センターの役割として，地域の医療機関，学校，企業などとの十分な連携・協力を図ることなどが基本的事項として定められている。市町村保健センターには主に保健師や管理栄養士などが配置されており，住民や関係者と協力しながら各々の地域の特性に合わせた事業を展開している。

市町村保健センター

市町村保健センターは全国に 2,419 か所設置されている（2023 年現在）。地域保健法制定とともに法定化され，「住民に対し，健康相談，保健指導・健康診査その他地域保健に必要な事業を行うことを目的とする施設」と定義されている。2012 年に改正された基本指針では，保健・医療・福祉の連携を図るため，社会福祉施設などとの協力体制を確立することや，総合相談窓口の設置などにより保健と福祉の総合的な機能を備えることが定められている。ソーシャルキャピタルを活用した事業の展開に努めることも重要な役割である。

表 11-1　保健所の業務①

① 地域保健に関する思想の普及と向上に関する事項
② 人口動態統計その他地域保健に係る統計に関する事項
③ 栄養の改善と食品衛生に関する事項
④ 住宅，水道，下水道，廃棄物の処理，清掃その他の環境の衛生に関する事項
⑤ 医事と薬事に関する事項
⑥ 保健師に関する事項
⑦ 公共医療事業の向上と増進に関する事項
⑧ 母性，乳幼児，老人の保健に関する事項
⑨ 歯科保健に関する事項
⑩ 精神保健に関する事項
⑪ 治療方法が確立していない疾病その他の特殊の疾病により長期に療養を必要とする者の保健に関する事項
⑫ エイズ，結核，性病，伝染病その他の疾病の予防に関する事項
⑬ 衛生上の試験と検査に関する事項
⑭ その他地域住民の健康の保持と増進に関する事項

表 11-2　保健所の業務②

① 地域保健に関する情報を収集，整理，活用すること
② 地域保健に関する調査と研究を行うこと
③ 歯科疾患その他厚生労働大臣の指定する疾病の治療を行うこと
④ 試験・検査を行い，また，医師等に試験・検査に関する施設を利用させること
⑤ 市町村相互間の連絡調整を行い，市町村の求めに応じ技術的助言等の援助を行うこと

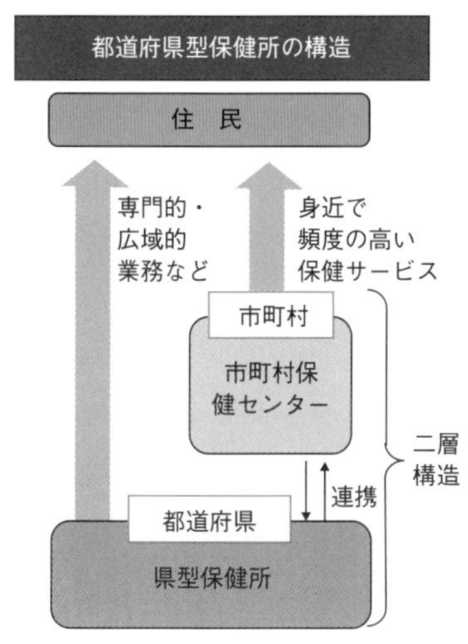

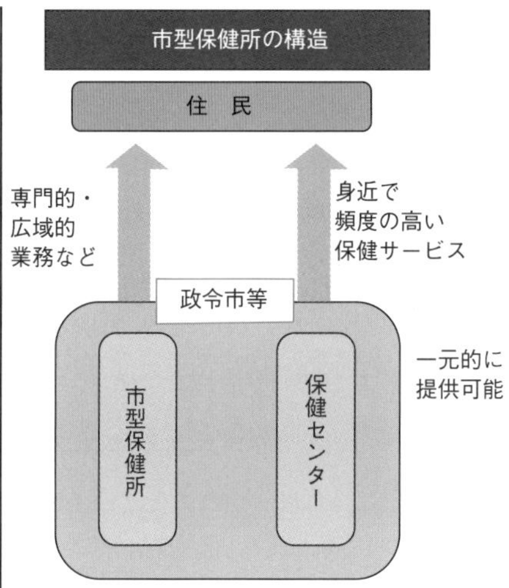

図 11-1　都道府県型保健所と市型保健所の構造

保健所の業務は表 11－1 のように定められ，必要に応じて表 11－2 の業務を行えることになっている。都道府県型保健所と，政令指定都市や特別区で運営するいわゆる市型保健所の構造を図 11－1 に示す。

市型保健所の主な業務については表 11－3 に示す。

また，都道府県型保健所・市型保健所ともに，地域保健行政の第一線機関である市町村保健センターを専門的・広域的見地から支援する機関として位置付けるようになった。

1990 年代後半，自殺者数が年間 3 万人を超え，以後十数年にわたって 3 万人を下回らない状況が続いた。2000 年に始まった健康日本 21 に

保健所

保健所は全国に 468 か所設置されている（2023 年現在）。保健所は一般的に都道府県が設置するが，地域保健法施行令によって指定された政令市と東京都 23 区は直轄の保健所を設置することになっている。保健所には，医師，保健師，歯科医師，薬剤師，獣医師，診療放射線技師，臨床検査技師，管理栄養士など，業務遂行に必要な職員を置いている。保健所長は，医師の資格を持ち，公衆衛生に関する 3 年以上の実務経験，もしくは国立保健医療科学院の養成訓練課程修了，またはそれらに匹敵する技術や経験を有している必要がある。

表 11-3　市型保健所の業務

専門的・広域的業務	身近で頻度の高いサービス
・難病対策 ・精神保健福祉 ・HIV/エイズ ・感染症対策（発生動向調査，疫学調査） ・結核対策（診査会，接触者健康診断など） ・食品衛生，食中毒対応 ・環境衛生 ・医事薬事（医療機関への立入検査など） ・健康危機管理対策 ・人口動態統計など ・栄養改善 ・地域保健医療計画の策定 ・地域医療構想の推進 （在宅医療連携，医療介護連携など）	・乳幼児健康診査（集団検診）の実施 ・母子および成人保健に関する健康相談，健康教育，訪問指導の実施 ・子育て支援 ・歯科保健 ・予防接種 ・特定健康診査，特定保健指導 ・がん検診の実施 ・食生活に関する栄養相談や教育の実施 ・健康な地域づくり活動への支援（ボランティアなどの育成） ・健康日本 21 地方計画の推進

おいて自殺予防対策が取り上げられ，2006 年には自殺対策基本法が成立・施行された。また，アルコールや薬物，ギャンブルなどの依存症に注目が集まり，2013 年にはアルコール健康障害対策基本法が成立，2018 年にはギャンブル等依存症対策基本法が公布・施行となった。

以上のように，わが国の健康政策はそのときどきの状況を反映させて変化し続けている。少子高齢化対策や生活習慣病対策に並んで，今まさしくパンデミック状態にある COVID-19 に代表される感染症対策は，わが国の最重要課題であることは言うまでもない。

11－1－2　健康を支援する環境づくり

1986 年にカナダのオタワで開催された WHO の国際会議においてオタワ憲章が採択された。その中で，ヘルスプロモーションのことを「人々が自らの健康とその決定要因をコントロールし，改善することができるようにするプロセス」と定義した（下線部は，2005 年「バンコク憲章」で追加）。また，「健康は毎日の生活のための資源であって，それ自体が人生の目的ではない」とし，ヘルスプロモーションは「全ての人々があらゆる舞台（労働，学習，余暇そして愛の場）で，健康を享受できる公正な社会の創造」を目指していることを強調している[1)]。グリーン（Green, L.W.)[2)] はヘルスプロモーションを「健康的な行動や生活習慣が実践できるように，教育的・環境的サポートを組み合わせること」と定義している。

オタワ憲章では①健康的な公共政策づくり，②健康を支援する環境づくり，③地域活動の強化，④個人のスキルの向上，⑤保健サービスの方向転換，という 5 つの優先的行動分野を具体的戦略として掲げている。特に「健康を支援する環境づくり」はヘルスプロモーションの理念を具現化した柱の 1 つであり，保健・医療・福祉の専門職のみならず，国民が各々の立場で取り組むことで成し得る。個人が慢性疾患や障がいと向き合いながらも今の健康状態を維持しつつ豊かな人生に向かって坂道を登っていくプロセスにおいて，周囲の支援を十分に受けられることに併せ，環境を整えることで坂道の勾配を緩やかにすることが重要である。この勾配を構成する要因として，①一人ひとりの健康に対する優先度の高さ，②慣習や社会規範，③環境条件（外食産業の健康への配慮，受動喫煙対策の徹底など）が挙げられる[3)]。わが国では，後述する2000年からの「健康日本21」が全国で取り組まれるまではこの考え方が十分浸透しているとは言い難い状況が続いた。

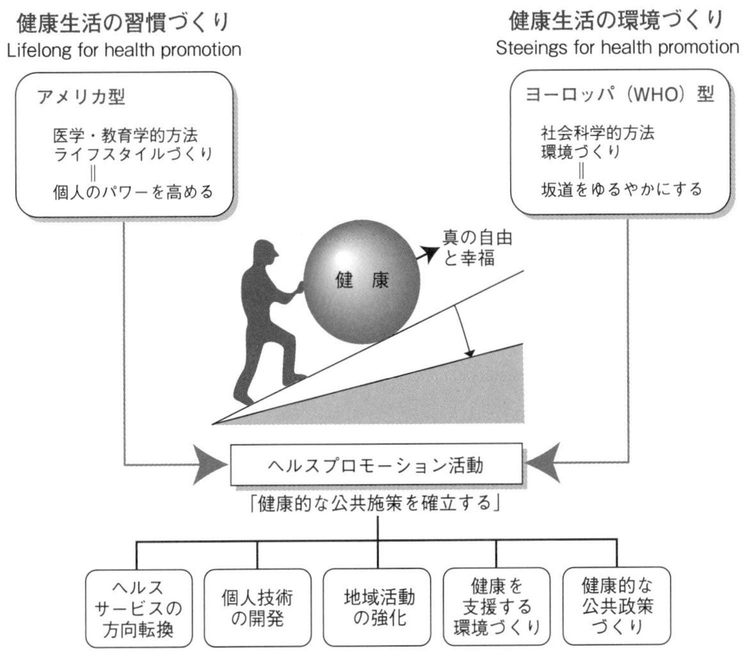

図 11-2 ヘルスプロモーション活動の概念図
（出典：日本ヘルスプロモーション学会のホームページより，http://plaza.umin.ac.jp/~jship-gakkai/intro.html）

11－1－3 政策決定への住民参加

健康政策を行政の立場で進める際には，主体である住民にその意図や背景，これまで行われてきた取り組みの評価を説明するとともに，新しく考案した政策に対する住民の声をしっかり反映させるべきである。いわゆるアカウンタビリティ（説明責任）である。政策の判断根拠となった資料やデータが明確であれば，住民はその政策の決定に理解を示す。具体的には，策定の途中段階で会議に地域住民が出席できる機会を設けたり，政策案に対する意見を収集するためのパブリック・コメント[4)]を実施したりする。例えば，政策案を庁舎のロビーに掲示したり，ホームページに掲載したりして，可能な限り大勢に公開することが望ましい。

それでも実際には十分に意見を得られない場合も多く，さらなる工夫が必要である。地域の真のニーズを探るプロセスは非常に意義のあることである。住民参加の機運を醸成し政策決定の透明性を高めていくためにも，行政と住民との「対話」により素案が作られることが望ましく，ここまでできてようやく住民と行政が協働で政策を推進しているといえる。

政策策定に際し，住民組織や各種団体の代表が策定委員会の委員として選ばれ会議に参画する方法があるが，事務局の作成した素案を承認する形式だとしたら住民の声が十分に反映されているとは言い難い。座談会や公聴会の場への参画は，自由に発言できるものの，発言した意見がどのように反映されたかを確認することは現実的に難しい。実態調査に協力する形で参加する場合もあるが，調査項目として問われた内容にのみ答えることになり，それ以外の部分については答える機会がない。調査項目を選定する段階で住民が意見を言えるような場が必要である。

以上のように，住民参加の方法は多種多様であるが，政策形成の透明性，公正性の向上を期待するならば，単に形式的に行うのではなく，住民の声をできる限り反映させていくよう，工夫する必要がある。

11－2　生涯を通じた健康づくり

我々が生まれてから最期を迎えるまでの間にどのような保健行政が行われているかを図 11－3 に示した。

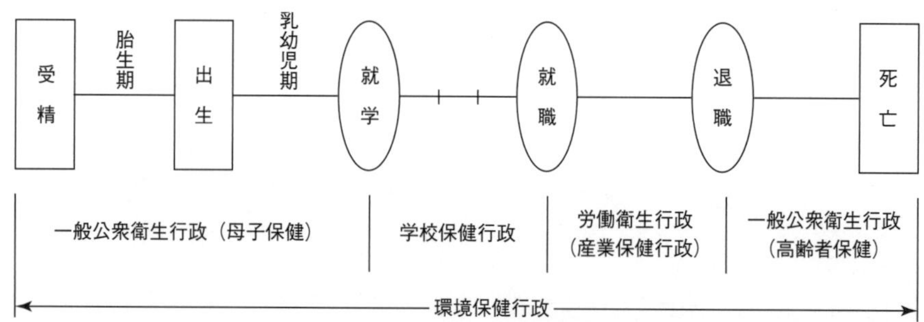

図 11-3　一生を通じた保健行政

わが国における保健行政は，①一般公衆衛生行政（地域における個人・家族・集団の生活が対象），②労働衛生行政（職場における生活が対象），③環境保健行政（日常生活を取り巻く社会環境が対象），④学校保健行政（学校という場における生活が対象）という 4 つに分類される。（表 11－4）

表 11-4　保健行政の体系

保健行政	国	都道府県	市町村 指定都市 中核市 特別区	市町村（左記以外）
一般公衆衛生行政（地域保健行政）	厚生労働省 環境省	衛生主管部局 ｜ 保健所	衛生主管部局 ｜ 保健所 市町村保健センター	衛生部局 ｜ 市町村保健センター
労働衛生行政（産業保健行政）	厚生労働省 労働基準局	厚生労働省労働局 ｜ 労働基準監督局		
環境保健行政	環境省	環境部局 保健所	環境部局—保健所	
学校保健行政	文部科学省	教育委員会	教育委員会	

11－2－1　わが国の保健行政の体系

1）母子保健

わが国の母子保健対策の体系図を図 11－4 に示す。わが国で 1960 年代まで行われてきた母子保健対策は，乳児死亡率を下げることを目標とした母子の栄養改善や感染症対策が中心であった。現在は疾病や障がい

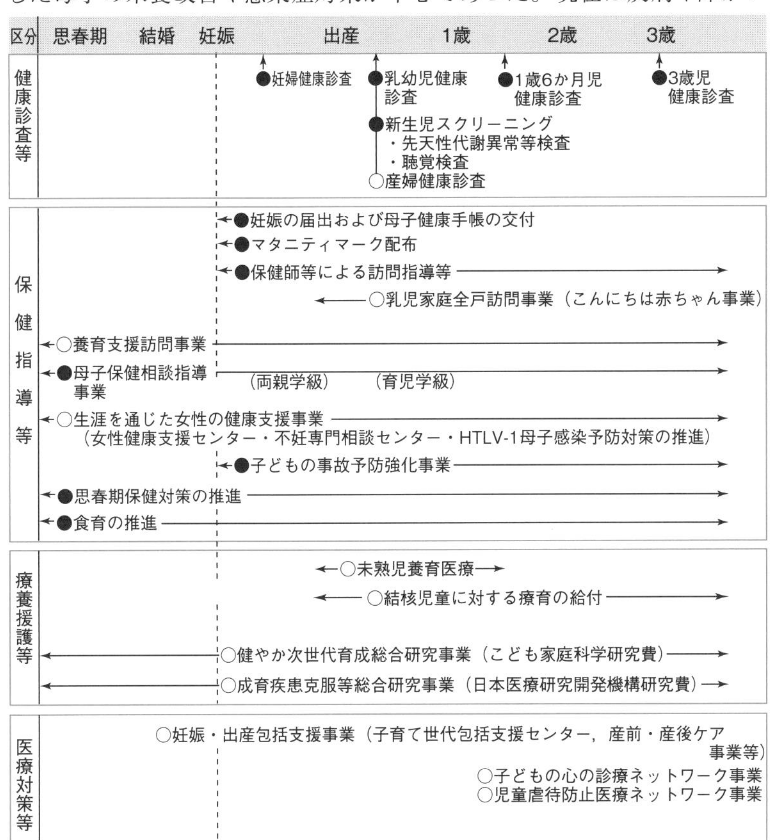

図 11-4　母子保健対策の体系

厚生労働統計協会，「国民衛生の動向」，2023/2024 年版

の予防と早期発見，病児の療養支援，子育て支援などが重要な目標として設定されている。母子保健法は 1965 年に制定され，その後の大改正により 1997 年度から乳幼児健康診査などの母子保健サービスが市町村に委ねられた。また，2013 年度には低出生体重児の届出や未熟児の訪問指導，養育医療などが市町村事業となった。一方，在宅において高度医療が必要な障がい児や小児慢性特定疾病児に対する療育指導などは保健所の役割として位置付けられている。

21 世紀の母子保健の取り組みの方向性を提示するビジョンとして 2001 年に開始した**健やか親子 21** は，当初 10 年計画であったが，自治体の**次世代育成行動計画**と連動させ，さらなる取り組みの推進を図ることを目的に 2014 年まで延長された。最終評価報告書によると，69 指標（74 項目）のうち「改善した（目標を達成した）」と「改善した（目標に達していないが改善した）」の合計が 60 項目（81.1%），「悪くなっている」は 2 項目（2.7%）であった。

2014 年には**健やか親子 21（第 2 次）**が策定された。概要を図 11－5 に示す。目指す姿を「全ての子どもが健やかに育つ社会」とし，3 つの基盤となる課題と 2 つの重点的な課題に 52 の目標と，目標を設けない 28 の参考指標が掲げられている。計画期間は 2015 年から 2025 年までの 10 年間である。厚生労働省はこれまでの取り組み状況に対する中間評価を行い，2019 年に報告書を取りまとめた。52 の目標のうち 34 指標が改善していたが，その一方で 10 代の自殺や児童虐待による死亡等，

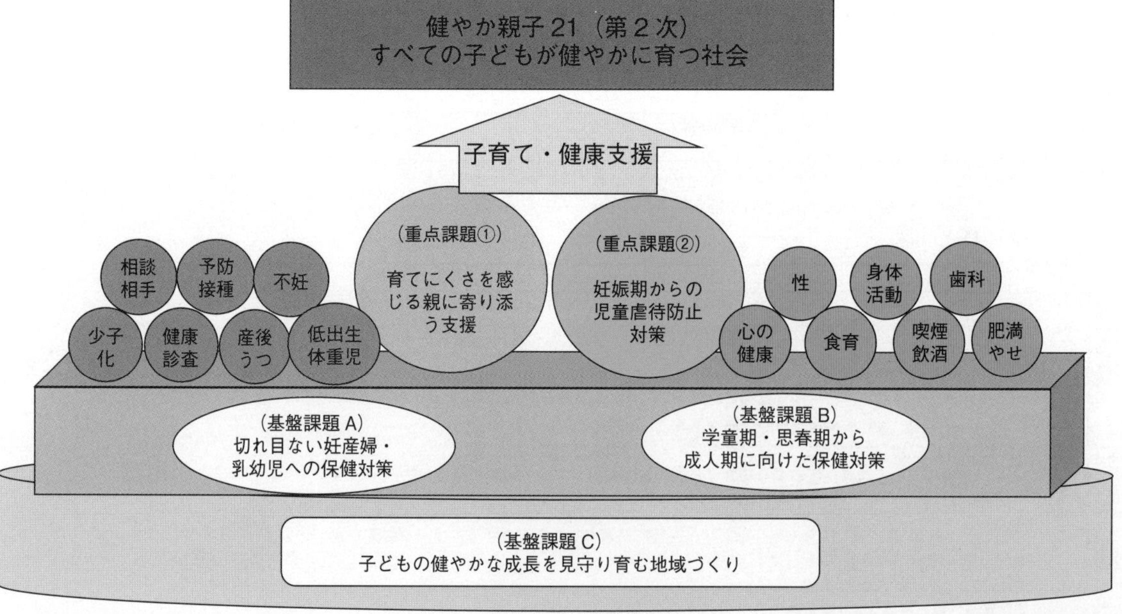

「健やか親子 21」の最終評価に関する検討会「健やか親子 21（第 2 次）」について検討報告書 p.56 2014 による，一部改変

図 11-5 「健やか親子 21（第 2 次）」のイメージ

まだまだ大きな課題が残されている。

子どもの死に際してその死因や周辺事象の検証を行う必要性が成育基本法に謳われた。「成育過程にある者及びその保護者並びに妊産婦に対し必要な成育医療等を切れ目なく提供するための施策の総合的な推進に関する法律（成育基本法）」は2018年に制定され，親の妊娠期に始まり，小児期，思春期を経て成人に至る一連の成育過程において，子どもたちの健やかな発育を目指し，公衆衛生学的な視点はもちろん，教育，医療，福祉等の幅広い分野において，従来の主な施策と今後期待される施策を連携させ，子ども・子育てのサポートを一層推進するための理念法である。「児童福祉法」「母子保健法」「児童虐待防止法」など，これまで各々の法律で対応されてきた施策を連携させ，望まない妊娠を防ぐ性教育，健康教育や食育の充実，母子保健の強化等のほか，子どもの「防げる死」のデータ活用や，予防接種の推進といった，さまざまな成果が期待されている。

2）高齢者保健

壮年期以降を対象とした従来の保健事業や高齢者医療を体系的に整備するため，1982年に老人保健法が制定された。健康手帳の交付・健康教育・健康相談・健康診査・機能訓練・訪問指導ならびに医療は，市町村が実施主体となって行われることとなり，5カ年計画により積極的に推進されることで，全国の市町村保健センターの整備も進んだ。

2006年，老人保健法の「国民の老後における適切な医療の確保」という目的を継承しつつ，これを実現するための仕組みとして，医療費適正化計画の策定，保険者による健診などの実施，後期高齢者医療制度という新たな制度を設けることとした法律の改正が行われた。名称も老人保健法から，高齢者の医療の確保に関する法律（高齢者医療確保法）に改め，2008年4月に施行された。この法律に基づき，従来，市町村が主体となり早期発見・治療を主な目的に実施されてきた生活習慣病健診と保健指導は，健康診査の結果から特に指導が必要な人を抽出して，生活習慣の改善指導により生活習慣病を予防することを目的として，国民健康保険，被用者健康保険などの医療保険者に実施が義務づけられることとなった。75歳以上の者については，後期高者医療広域連合の保健事業の一環として健康診査が実施される。

2012年，厚生労働省のプロジェクトチームによって「今後の認知症施策の方向性について」が取りまとめられ，認知症施策推進5カ年計画（オレンジプラン）が策定された。認知症になっても，本人の意思のもと住み慣れた地域で暮らし続けることができる社会の実現を目指し，2013年からスタートした。2015年には認知症施策推進総合戦略～認知症高齢者等にやさしい地域づくりに向けて～（新オレンジプラン），2019年には認知症施策推進大綱が取りまとめられた。そのキーワードは「共生」と「予防」である。

3）労働衛生行政（産業保健行政）

労働衛生行政は，第9章「労働と健康」で示されている内容を主に扱う。労働衛生に関する法令には，労働基準法（労働時間や休憩などの労働条件，女性の労働基準など）や労働安全衛生法（労働者の安全と健康の確保，健康障害防止対策の展開，より快適な職場の形成），労働者災害補償保険法（労働者の負傷・疾病・死亡などに対する必要な給付について）などがある。

労働衛生行政は，厚生労働省労働基準局が国から都道府県レベルまで網羅しており，労働者の安全管理については，厚生労働省の労働衛生部が所管している。各都道府県には労働局がおかれ，その下に労働基準監督署がある。また，労働者数50人未満の小規模事業場の事業者や労働者を対象に，労働安全衛生法で定められた保健指導などの産業保健サービスを行う地域産業保健センターがある。

4）環境保健行政

環境保健行政は，第5章「環境と健康」で示されている内容を主に扱う。公害問題や地球環境問題など人々の健康に影響を及ぼす環境保全を対象としている。国の所管省は環境省となる。付属施設として，国立水俣病研究センターや国立環境研究所などが設置されている。関係法令は，環境基本法，大気汚染防止法，水質汚濁防止法，騒音規制法，振動規制法，悪臭防止法，公害健康被害補償法，湖沼水質保全特別措置法などである。

5）学校保健行政

学校に通う児童・生徒・学生と教職員を対象とした保健行政を学校保健という。学校教育法では，学校を「幼稚園，小学校，中学校，義務教育学校，高等学校，中等教育学校，特別支援学校，高等専門学校，大学」と規定している。

関係法令には学校保健安全法，教育基本法，学校教育法，学校給食法などがあり，養護教諭を中心に関係教職員などとの連携を含め組織的に取り組まれている。

学校保健の領域は，保健管理と保健教育に大別され，学校保健委員会を含む保健組織活動によって支えられている。保健所や市町村保健センターも，この学校保健委員会に積極的に参加し，学校との連携を推進していく役割を担う。保健管理は，健康診断や健康相談といった対人管理と，教育環境を管理する対物管理から成り立つ。保健教育は，普段の学

学校保健安全法

学校における児童・生徒および職員の健康の保持増進や安全の確保に必要な事項を定めた法律。保健室の設置，健康相談・健康診断・保険指導の実施，感染予防のための臨時休業，学校医等の設置，学校安全計画の策定等について規定している。1958年に学校保健法として制定され，2008年に現名称に改題。

校生活の中での教育・指導に限らず，保健体育や道徳，技術家庭科といった各教科のほか，生徒会やクラブ活動といった特別活動，総合学習の時間，保健室での個別指導など様々な場面で行われる。

学校保健に携わる中央行政組織には，文部科学省内の初等中等教育局に設置された「健康教育・食育課」があり，文部科学省の所掌事務に係る健康教育の振興や食育の推進に関する基本的な施策の企画立案や調整を行っている。そのほか，学校保健，学校安全，学校給食および災害共済給付に関することや公立学校の学校医，学校歯科医，学校薬剤師の公務災害補償に関することなどをつかさどっている。また，総合教育政策局には「男女共同参画共生社会学習・安全課」が設置され，学校安全に関する事務をつかさどっている。

一方，都道府県や政令市のような地方行政組織は，「地方教育行政の組織及び運営に関する法律」に基づき教育委員会を置いている。

教育委員会

教育委員会は，全ての都道府県及び市町村等に置かれる合議制の執行機関であり，生涯学習，教育，文化，スポーツなどに関する事務を担当している。首長から独立した行政委員会であり，首長への権限集中を防止し中立的・専門的な行政運営を行う。

11－2－2　わが国の国民健康づくり対策

1）国民健康づくり対策のあゆみ

1978年，第一次国民健康づくり対策が開始された。主な内容は，①妊産婦，乳幼児などを対象とした健康診査に加え，老人保健事業の総合的実施を図り，生涯を通じた予防・健診体制を整備すること，②市町村保健センターなどの設置と保健師などのマンパワー確保による健康づくりの基盤を整備すること，③健康・体力づくり事業財団などによる活動を推進し，健康づくりの啓発と普及を行うことであった。

1988年に開始された第二次国民健康づくり対策（アクティブ80ヘルスプラン）は，一次予防の視点が強化され，生活習慣の改善による疾病予防と健康増進の考え方が発展した。また，健康づくりの3要素である栄養・運動・休養それぞれの指針が示された。

2000年には第三次国民健康づくり対策―21世紀における国民健康づくり運動（健康日本21）が10か年計画として策定された。この時期は超高齢社会に向けた社会システムへの転換期であり，介護保険制度が創設されると同時に介護の原因となる生活習慣病への対応が一層求められた。健康日本21は，これらを背景に健康寿命の延伸とQOLの向上を目的に，健康づくり支援のための環境整備の強化を進めてきた。数値目標の設定・評価を導入したり，民間部門を含めた多機関との連携による健康事業を展開したりしたことも特徴と言える。2002年に制定された健康増進法は，同年に廃止された栄養改善法の内容も引き継ぎ，健康日本21をさらに積極的に推進する法的根拠となっており，翌年の2003年に施行された。健康増進法では，①国民の健康の増進の総合的な推進を図るための基本方針の策定，②都道府県・市町村における健康増進計

国民健康・栄養調査
健康増進法に基づき，国民の身体状況，栄養素等摂取量及び生活習慣の状況を明らかにし，国民の健康増進の総合的な推進を図るための基礎資料を得ることを目的に毎年実施されている。

画の策定，③健康診査の実施などに関する指針の策定，④国民健康・栄養調査の実施，保健指導，特定給食施設，受動喫煙の防止などが規定されている。

2008 年より，医療保険者は高齢者の医療の確保に関する法律に基づき，特定健康診査・特定保健指導を実施することになった。糖尿病等の生活習慣病有病者や予備群を減らすため，内臓脂肪症候群（メタボリックシンドローム）の概念を導入し，保健指導を必要とする者を抽出するための健診（特定健康診査）を実施するとともに，生活習慣病の発症リスクが高くも生活習慣の改善で生活習慣病の予防効果が多く期待できる者に対して特定保健指導を行う。特定保健指導には，リスクの程度に応じて，動機付け支援と積極的支援がある。（よりリスクが高い方が積極的支援）

2011 年，厚生労働省が健康日本 21 最終評価を取りまとめた結果，9 つの分野の全 59 項目のうち目標値に達した項目は 10 項目にとどまっていた。主には，メタボリックシンドロームを認知している国民の割合の増加, 高齢者で外出について積極的態度をもつ人の増加などであった。目標値に達していないが改善傾向にある項目は 25 項目であり，主には

表 11-5　健康日本 21（第二次）における主な目標

基本的な方向	具体的な目標の例（括弧内の数値は策定時）	中間評価時の実績値(2019)	目標
①健康寿命の延伸と健康格差の縮小	○日常生活に制限のない期間の平均の延伸 （男性 70.42 年，女性 73.62 年）	男性 72.68 年 女性 75.38 年	平均寿命の増加分を上回る健康寿命の増加
②生活習慣病の発症予防と重症化予防の徹底 （がん，循環器疾患，糖尿病，COPD の予防）	○ 75 歳未満のがんの年齢調整死亡率の減少 （84.3（10 万人当たり） ○高血圧（収縮期平均血圧）の改善 （男性 138mmHg，女性 133mmHg） ○糖尿病合併症の減少（16,247 人）	70.0（10 万人当たり） 男性 137mmHg, 女性 131mmHg 16,019 人	減少傾向へ 男性 134mmHg, 女性 129mmHg 15,000 人
③社会生活を営むために必要な機能の維持・向上 （心の健康，次世代の健康，高齢者の健康を増進）	○自殺者の減少（23.4（人口 10 万人当たり）） ○低出生体重児の割合の減少（9.6 %） ○低栄養傾向（BMI20 以下）の高齢者の割合の増加の抑制（17.4 %）	15.7 9.4 % 16.8 %	13.0 以下 減少傾向へ 22 %
④健康を支え，守るための社会環境の整備	○健康づくりに関する活動に取り組み自発的に情報発信を行う企業等登録数の増加（420 社）	希望数 参画企業数　4,182 社 参画団体数　5,476 団体	SLP 参画企業数 3,000 社 SLP 参画団体数 7,000 団体
⑤栄養・食生活，身体活動・運動，休養，飲酒，喫煙，歯・口腔の健康に関する生活習慣の改善及び社会環境の改善	○食塩摂取量の減少（10.6g） ○ 20 ～ 64 歳の日常生活での歩数の増加 （男性 7841 歩，女性 6883 歩） ○過労働時間 60 時間以上の雇用者の割合の減少 （9.3 %（15 歳以上）） ○生活習慣病のリスクを高める量（1 日当たり純アルコール摂取量男性 40g, 女性 20g 以上）の飲酒者割合の減少（男性 15.3 %，女性 7.5 %） ○成人の喫煙率の減少（19.5 %） ○ 80 歳で 20 歯以上の歯を有する者の割合の増加（25 %）	10.1 グラム 男性 7,864 歩 女性 6,685 歩 6.5 % 男性 14.9 %, 女性 9.1 % 16.7 % 51.2 %	8 グラム 男性 9,000 歩 女性 8,500 歩 5 % 男性 13.0, 女性 6.4 % 12 % 60 %

資料：健康日本 21（第 2 次）最終評価報告書

食塩摂取量の減少，意識的に運動を心がけている人の増加，糖尿病やがん検診の受診促進，高血圧の改善などであった。これらを合わせた全体の約 6 割が，目標値到達・改善傾向にあった。

変わらない項目は 14 項目で，その主なものは，自殺者の減少，多量に飲酒する人の減少，メタボリックシンドローム該当者・予備群の減少などであった。悪化している項目は 9 項目で，日常生活における歩数の増加，糖尿病合併症の減少などであった。

2）健康日本 21（第二次）の概要

2012 年には，第四次国民健康づくり対策― 21 世紀における第 2 次国民健康づくり運動（健康日本 21（第二次））が策定され，翌年の 2013 年から開始となった。生活習慣病の予防やこころの健康など 5 分野 53 項目の目標が設定され，健康寿命の延伸と健康格差の縮小などが，重視すべき中心課題とされた。健康日本 21（第二次）の基本的な方向を表 11－5 に示す。

5 つの基本的な方向に対応し，53 項目の目標が設定されている。健康日本 21（第二次）推進委員会は，2021 年に最終評価報告書を公表し，53 項目のうち 28 項目が「目標値に達した」または「改善傾向にある」と評価された。目標値に達した項目は，健康寿命，血糖コントロール不良者の減少などであり，「悪化している」と評価された項目は，メタボリックシンドローム該当者・予備軍の数，適正体重の子どもの増加などであった。

健康日本 21 の詳細な内容や関連事項については，健康日本 21 のホームページ[5)]で参照することができる。

健康日本 21 の推進を踏まえ，健康づくりに重点を置いた施策を講ずるために，法的な基盤整備が必要であった。

2020 年（新型コロナウイルス蔓延の影響で 2021 年に延期となった）の東京オリンピック・パラリンピック開催に伴い，受動喫煙対策をさらに強化していく必要があり，2018 年に「健康増進法の一部を改正する法律（以下，改正健康増進法）」が成立した。①「望まない受動喫煙」をなくす，②受動喫煙による健康影響が大きい子ども，患者などに特に配慮する，③施設の類型・場所ごとに対策を実施するという考え方を基本に，実効性のある対策を総合的に実施することとなった。具体的には，施設の類型・場所ごとに，禁煙措置や喫煙場所の特定を行うとともに，提示の義務付けを行うこと，及び予算や税制などによる支援を通じて，受動喫煙をなくすための環境整備を行うこととしている。

11－2－3 健康寿命延伸プランの概要

健康格差の縮小や健康寿命の延伸は，健康日本 21（第二次）の目標にとどまらず，日本再興戦略（2013）や未来投資戦略（2017）においても健康寿命の延伸が目標として打ち出されるなど，政府や多くの地方公共団体の計画において，施策の目標として掲げられるようになった。こうした動きを踏まえ，2019 年，厚生労働省は「2040 年を展望した社会保障・働き方改革本部」において，国民誰もがより長く元気に活躍できる社会の実現に向けて，健康寿命延伸に係る取り組みを強化する健康寿命延伸プランを策定した。これは，健康無関心層も含めた予防・健康づくりの推進や地域・保険者間格差の解消に向け，リバタリアンパターナリズム[6)]に基づくナッジ理論などの新たな手法も活用しつつ，次に示す 3 分野を核として取り組みを推進していく。

①次世代を含めた全ての人の健やかな生活習慣形成

②疾病予防・重症化予防

③介護予防・フレイル対策・認知症予防

以上により，2040 年の健康寿命を（2016 年に比べ）男女とも 3 年以上延伸することを目標と定めている。

リバタリアンパターナリズム

「自由」と「規律」という政治学的問題に答えた思想。権力が個人の行動や選択の自由を阻害することなく，結果的により良い方向に向かうように政府などが環境や条件を誘導する。例えば，コロナ禍において，日本は現行法上「都市封鎖」で強制的に人々の外出を禁止することはできない。そこで，消毒液の前の矢印を目立たすことで，消毒するかどうかの自由を残しながら社会的に望ましい行動が促進される。この思想を用いることで国民自ら自発的な予防行動を取ることが可能になる。

ナッジ理論

ナッジ（Nudge）とは「肘で軽く突く」という意味から，人々の行為の結果をより良い方向に誘導するように意図して、制度を設計すること。人の背中を押すように，人々に適切な選択をさせる。「ちょっとしたきっかけでより良い選択を相手に促す」という意味合いで使われている。法による規制や，税金や補助金といった金銭的インセンティブとは異なる形で，行動の変化をもたらす。2017 年に行動経済学者のリチャード・セイラー（Richard H. Thaler）が提唱した概念で，ノーベル経済学賞を受賞した。近年では，公共政策や企業のマーケティング戦略に使われている。

11－3　社会保障制度

わが国の社会保障制度は，世界に誇れる国民皆保険制度を基本とし，これまで国民の生活，健康の保持・増進，医療や介護に対して重要な役割を果たしてきた。しかしながら，昨今の人口構成比に表れているように，高齢化が進み同時に少子化も問題となっている。わが国の老年化指数は 210 を超えてきており，社会保障給付費の増大は喫緊の課題となっている。

社会保障構造改革は 1990 年代後半から実施されてきたが，特に 2000 年以降，介護保険制度の実施を皮切りに医療や社会福祉に関する改革が進められてきた。この改革は，①制度横断的な再編成による効率化，②自立支援を目的とした利用者本位の仕組みの重視，③民間活力導入の促進，④公平・公正性の確保，の視点を持っている。生活を送る中で，個人や家族の努力だけでは対応が難しい困難は山ほどある。例えば，大きなケガをした場合，失業した場合，加齢に伴い身体の自由が利かなくなった場合，そうした困難に対し，最低限度の生活が保障され生活の安定を図る機会があることは，非常にありがたいことである。

医療保障とは，全ての人が経済的な心配をせずに必要な医療を受けられることと，予防からリハビリテーションまでの包括的医療が組織的に提供されることを指している。病気やケガになったときに医療サービスやその費用を保障する医療保険制度と，医療機関や医師・看護師などを確保する医療供給，疾病予防や健康保持増進などの公衆衛生から成り立っている。

医療保障は，1961 年に国民全員を公的医療保険で保障する国民皆保険制度が実現した。その後，老人医療費無料化や高額療養費制度などが実施されてきたが，老人保健法が 1983 年に創設した後は高齢化対策を中心とした改正が行われた。ところが，医療費はその後も増加を続け，2008 年に施行された後期高齢者医療制度のように安定した医療制度運営を目指した改正が行われている。2014 年には必要な医療および介護の総合的な確保を推進するため，医療介護総合確保推進法が成立し，医療法や介護保険法などが整備された。同法により，地域包括ケアシステム[7]の構築をめざし，医療介護サービスを一体的に提供する制度改革が推進されている。この流れのなか，都道府県と市区町村が協働し在宅医療・介護の連携を推進している。また，年間死亡者数は増加傾向で，2040 年には，2020 年と比べて約 36 万人増加すると推計されており，往診・訪問診療や訪問看護などによる医療機関以外での人生の最終段階における医療（終末期医療）や看取りの体制整備，アドバンス・ケア・プランニング（ACP）の推進などが課題になっている。

地域包括ケアシステム

文言として最初に明文化されたのは，2013 年に定められた「持続可能な社会保障制度の確立を図るための改革の推進に関する法律（プログラム法）」である。地域包括ケアシステムは，医療介護総合確保推進法において「地域の実情に応じて，高齢者が，可能な限り，住み慣れた地域でその有する能力に応じ自立した日常生活を営むことができるよう，医療，介護，介護予防，住まいおよび自立した日常生活の支援が包括的に確保される体制をいう」とされている。最近では，高齢者だけでなく，子どもや障がい者など幅広い層を含むとされている。

アドバンス・ケア・プランニング

アドバンス・ケア・プランニング（ACP ： advance care planning）は，将来の身体状態の変化に備え，患者・家族・医療ケアチームなどが今後の医療やケアの方針について繰り返し話し合うことで，患者の意思決定を支援するプロセスのこと。2018 年，厚生労働省は ACP の愛称を「人生会議」とし，11 月 30 日を「いい看取り・看取られ」というゴロから「人生会議の日」とした。

11－3－1　医療保険制度の概要

わが国における医療保険制度は，被用者とその家族のための職域保険と，被用者以外の住民を対象とする国民健康保険（地域保険），75 歳以上を対象とする後期高齢者医療制度に大きく分けられる（表 11－6）。

国民皆保険制度により，全ての国民が何らかの保険に加入することに

表 11-6　医療保険制度の概要（国民衛生の動向　一部改変）

<table>
<tr><th></th><th colspan="2">制度</th><th>被保険者</th><th>保険者</th><th>受診の際の自己負担</th><th>財源</th></tr>
<tr><td rowspan="6">職域保険（被用者保険）</td><td rowspan="2">健康保険</td><td>協会管掌健康保険</td><td>健康保険組合を設けていない事業所の被用者</td><td>全国健康保険協会</td><td rowspan="8">3 割ただし，
未就学児 2 割，
70 歳以上の者 2 割
（現役並み所得者は 3 割）</td><td rowspan="2">保険料（本人・使用者）
国庫負担・補助
（給付費の 16.4 %）</td></tr>
<tr><td>組合管掌健康保険</td><td>健康保険組合を設けている事業所の被用者</td><td>各種健康保険組合</td></tr>
<tr><td colspan="2">船員保険</td><td>船員</td><td>全国健康保険協会</td><td rowspan="4">保険料（本人・使用者）</td></tr>
<tr><td colspan="2">国家公務員共済組合</td><td>国家公務員</td><td>各省庁等共済組合</td></tr>
<tr><td colspan="2">地方公務員共済組合</td><td>地方公務員</td><td>各地方公務員共済組合</td></tr>
<tr><td colspan="2">私立学校教職員共済</td><td>私立学校教職員</td><td>私立学校振興･共済事業団</td></tr>
<tr><td rowspan="2">地域保険</td><td rowspan="2" colspan="2">国民健康保険</td><td rowspan="2">被用者保険の対象者以外の者（農業従事者・自営業者等）</td><td>各都道府県
各市町村</td><td>保険料（一世帯当たり）国庫負担・補助（給付費の 41 %）</td></tr>
<tr><td>各国民健康保険組合</td><td>保険料（一世帯当たり）国庫負担・補助</td></tr>
<tr><td colspan="3">後期高齢者医療制度</td><td>75 歳以上の者および 65 歳～ 74 歳で一定の障害の状態にあり広域連合の認定を受けたもの</td><td>後期高齢者医療広域連合（都道府県単位）</td><td>1 割
（一定以上の所得者は 2 割，現役並み所得者は 3 割）</td><td>保険料（約 10 %）
支援金（約 40 %）
公費　（約 50 %）</td></tr>
</table>

なっており，質の保障された医療サービスを公平に受けることができる。

医療保険の場合，被保険者は一定の保険料を保険者に払うことにより，医療給付（療養の給付，入院時食事療養費，入院時生活療養費，保険外併用療養費，療養費，訪問看護療養費，家族療養費，家族訪問看護療養費，高額療養費および高額介護合算療養費）を受けたり，現金給付傷病手当金，出産育児一時金，出産手当金，家族出産育児一時金，移送費，家族移送費，埋葬料，家族埋葬料）を受けたりすることができる。

療養の給付には，①診察，②薬剤または治療材料の支給，③処置・手術その他の治療，④居宅における療養上の管理およびその療養にともなう世話，その他の看護，⑤病院または診療所への入院およびその療養にともなう世話，その他の看護，がある。

医療保険による医療は，指定を受けた保険医療機関および薬局で提供される。医師は保険医としての登録が必要で，診療内容は規則で定められている。被保険者である患者は自由に保険医療機関や保険薬局を選ぶことができる。保険によらない医療は保険外診療，自由診療といわれ，原則全額自己負担となる。健康診断，予防接種，正常な妊娠・出産，美容整形，労災保険の対象となるものなどは保険診療の対象外になる。

診療報酬は，保険医療機関や薬局が保険医療サービスの対価として保険者から受け取る報酬のことで，診療報酬点数表でそれぞれ点数化（1点 10 円）されている。原則として，診療行為ごとに点数を加算された報酬額が医療機関に支払われ，出来高払い方式と呼ばれる。患者は保険医療機関などの窓口で一部負担金を支払う。（図 11－5）

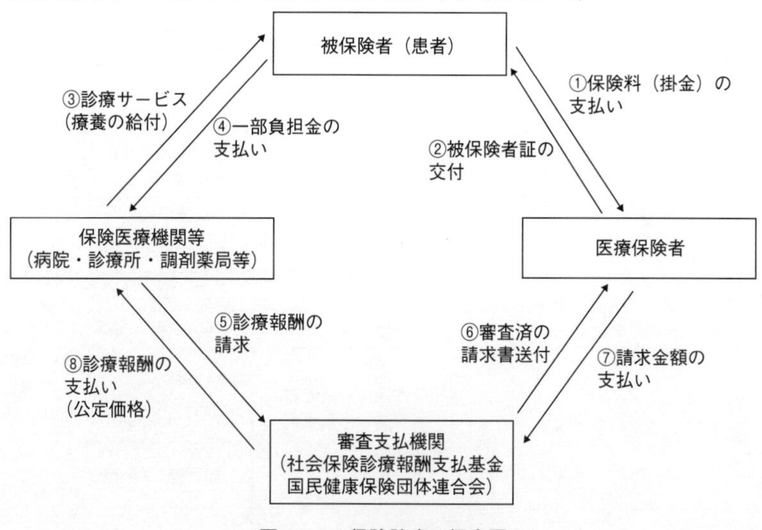

図 11-5　保険診療の概念図

患者の一部負担は原則として 3 割であるが，6 歳までの就学前は 2 割，70 歳以上 75 歳未満は 2 割，現役並み所得者は 3 割となっている。医療費が高額となり，同月に受けた医療の自己負担が限度額を超えた場合は，高額療養費として超えた分が支払われる。

高齢者の医療費が増大する中，医療保険制度を安定して持続するため，制度間・世代間での公平な給付と負担が求められている。このため国民皆保険を堅持し，将来にわたって持続可能な医療制度の確立を目指して，医療費適正化の総合的な推進，新たな医療制度の創設，保険者の再編統合などが進められている。

11－3－2　介護保険制度の概要

認知症や疾患の後遺症，寝たきりなど，介護を必要とする高齢者が増加し，重度化・長期化してきている。これを支える介護者も高齢であったり，日中は働きに出かけていたりと，家族の介護力が十分であるとは言い難い。従来の高齢者医療や高齢者福祉においては，利用サービスの選択ができなかったり，社会的入院により医療費が効果的・効率的に使われなかったりなどの問題点が浮き彫りになっていた。そこで，この両制度を介護保険制度に再編成し，2000 年 4 月から在宅サービス・施設サービスが同時に実施されることとなった。その基本理念は，自立支援，利用者本位，サービスの総合化，社会保険方式による実施であった。

2005 年の改正では，介護予防システムを確立して明るく活力のある超高齢社会を構築していくことを目指し，介護予防給付と地域支援事業の創設による予防重視型システムへの転換や地域包括支援センターの創設など，新たなサービス体系の確立や施設給付の見直しなどが行われた。予防重視型システムは要介護認定に加えて基本チェックリストによる介護予防のスクリーニングを行うことにより，要支援・要介護になるおそれのある者や要支援者に対して予防サービスを行い，予防を重視した自立支援を徹底するものであった。

地域包括支援センター
保健師・社会福祉士・主任介護支援専門員などを配置して，チームアプローチにより地域住民の健康の保持や生活の安定のために必要な援助を行う。設置主体は市町村で，保健医療の向上・福祉の増進を包括的に支援することを目的とする施設（2022 年 4 月現在 5,404 ヵ所）。

2011 年には，高齢者が地域で自立した生活を送れるよう，医療，介護，予防，住まい，生活支援サービスが切れ目なく提供される地域包括ケアシステムの実現に向けた取り組みを進める改正がされた。

2014 年の改正では，在宅医療・介護連携などの地域包括ケアシステムの構築に向けた地域支援事業の充実を行った。2015 年より，全国一律となっていた要支援者の訪問介護・通所介護を市町村実施の地域支援事業に移行し，地域の実情に合わせたサービス提供ができるようにした（介護予防・日常生活支援総合事業）。また，特別養護老人ホームの入所対象を原則要介護 3 以上に限定し，費用負担公平化の観点から一定以上の所得のある利用者の自己負担を 1 割から 2 割に引き上げた。

2017 年には，地域包括ケアシステム強化のための介護保険法等の一部を改正する法律が成立した。改正内容は，地域包括ケアシステムの深化・推進として，自立支援・重度化防止に力を注ぐとともに，地域共生

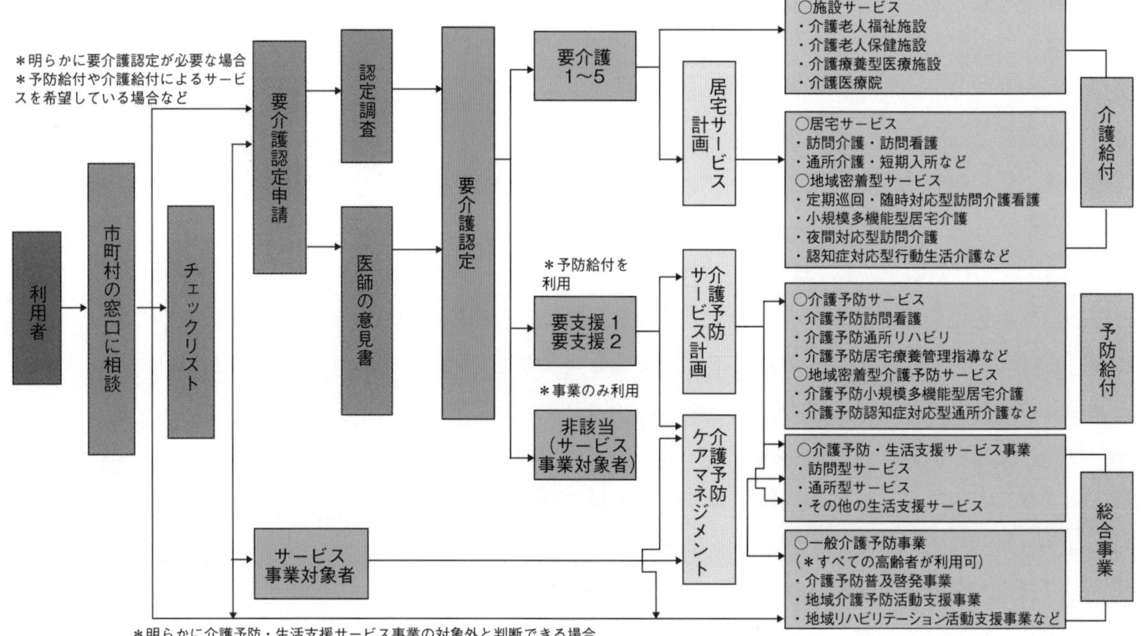

（厚生労働統計協会，国民衛生の動向 2023/2024，一部内容改変）

図 11-6　介護保険サービス利用の手引きと代表的なサービス

社会の実現に向けた取り組みを推進するほか，医療機能・介護機能・生活機能を兼ね備えた介護保険施設として介護医療院を創設し，医療・介護の連携を強化した。また，介護保険制度の持続可能性の確保のため，特に所得の高い者については利用者負担割合を 3 割とすることを定めた。また，各医療保険者が納付する介護納付金（40 ～ 64 歳の保険料）について，被用者保険間では報酬額に比例して負担する総報酬割を導入することとした。

保険給付にあたっては保険者による要介護認定を受けたうえで，要支援者は介護予防サービスを，要介護者は在宅・施設両面にわたる介護サービスを，介護を必要とする人がその能力に応じて自立して生活できるよう自身で選択して利用することとなる。介護保険サービス利用の手続きと代表的なサービスについて図 11−6 に示した。

11−3−3　経済的課題への対策

日々の生活を送ることができないほどの経済困窮者に対し，租税を財源として最低限度の生活を保障する制度を公的扶助という。社会保険が保険料拠出に基づく予防的制度であるのに対し，公的扶助は貧困救済制度であり，わが国においては生活保護制度が公的扶助にあたる。

生活保護制度の社会保障制度における比率は相対的に低下していたが，国民生活を支える最後の砦（セーフティネット）として依然重要な役割を果たしており，生活保護を受けている世帯数は 2005 年には 100

万世帯を超えた。2008 年から 2010 年にかけては，2 年間で 26 万世帯も増え，2018 年には約 164 万世帯となっている。その後は減少傾向にあったが，コロナ禍における個人の経済状態の悪化で、今後増加することが見込まれている。被保護世帯数の半数以上を高齢者世帯が占めるようになったことも、社会全体の仕組みを考えていく上で重要な現象と捉えられる。

生活保護法には，制度の基本原理として，①国家の責任による保障，②最低生活保障，③無差別平等，④補足性という 4 つの原理が掲げられている。第 1 条には「日本国憲法第 25 条に規定する理念に基づき，国が生活に困窮する全ての国民に対し，その困窮の程度に応じ，必要な保護を行い，その最低限度の生活を保障するとともに，その自立を助長することを目的とする」と規定されており，国家の責任による健康で文化的な最低限の生活保障の原理を定めている。

生活保護は，①生活，②教育，③住宅，④医療，⑤介護，⑥出産，⑦生業，⑧葬祭の 8 種類の扶助からなる。生活扶助は，飲食物費・被服費・光熱水費など，日常生活の基本的な需要を満たすもので，原則として現金給付で 1 か月分ごとに世帯主に交付される。教育扶助は義務教育就学中の児童について必要な学用品などの費用を，住宅扶助は借家を利用する者の家賃などを原則として現金給付で支給する。医療扶助と介護扶助は，厚生労働大臣や都道府県知事が指定した医療機関や介護機関から現物給付で提供され，費用は生活保護の実施機関から医療機関などに支払われる。通常，被保護者は医療保険から外れるため，医療サービスは全額医療扶助として給付される。また，生活保護は居宅で受ける場合と施設に入所して受ける場合があり，被保護者が利用する施設として，5 種類の生活保護施設（救護施設，更生施設，医療保護施設，授産施設，宿所提供施設）が用意されている。

11－4　国際的な健康政策

11－4－1　国際保健の動向と WHO の健康政策

国際保健医療協力の状況を図 11－7 に示した。国際保健では，先進国と開発途上国間における保健医療の格差改善に向け，様々な国際協力を行っている。国際協力を広義的に捉えると，自国の向上を図るために行政上の調整，技術や情報の交換，人の交流などを行う国際交流と，開発途上国に対しわが国の人的・物的資源の提供と技術指導を行う狭義の国際協力に分類できる。それぞれ，多国間と 2 国間に細分されている。

国際保健においては「人々の健康に影響を与える要因およびその改善のための方策について体系的な比較を行う」[8] という考え方を基本に，

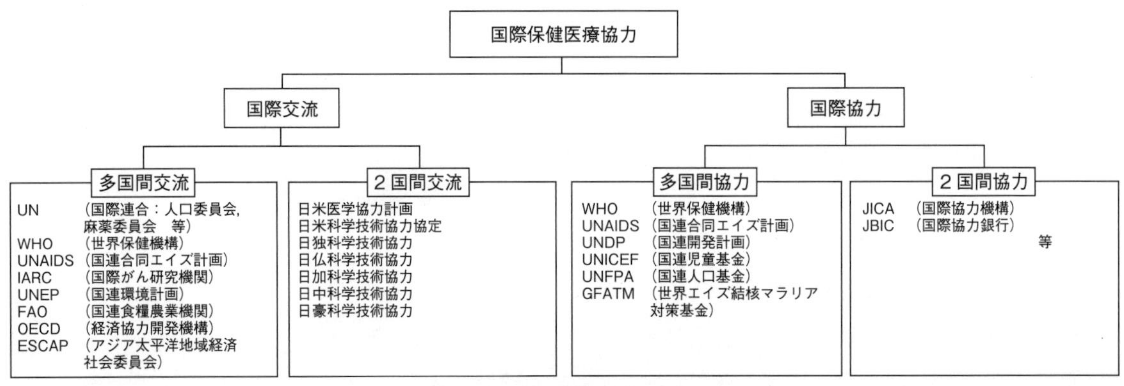

図 11-7 国際保健医療協力の状況

我々がどのような世界を目指したいか，人々の健康を改善する方策として，どのような選択肢を選ぶべきか，検討を繰り返していくことが非常に重要となる。そうなると，当然のことながら医療関係者に留まらず，経済学者や歴史学者，環境保護の専門家などと連携を図りながらの検討となる。

世界保健機関（WHO：World Health Organization）は，国際連合の保健衛生分野における専門機関である。1946 年に国際保健会議で採択された WHO 憲章に基づき，1948 年に設立された。WHO 憲章[9] には活動目的として「全ての人々が可能な最高の健康水準に到達すること」を掲げている。WHO の本部（事務局）はスイスのジュネーブにあり，毎年 5 月にジュネーブで開催される総会では特定の保健課題について議論されている。WHO の主な役割は，国際保健事業の指導的調整機関としての活動，保健分野における研究の促進や指導，医薬品などの国際標準の策定，倫理とエビデンスに基づいた政策の提案，保健事業強化のための世界各国への技術協力，トレンドとなっている世界中の保健課題の把握などである。WHO は設立以降，様々な問題への支援や技術協力を行ってきた。1978 年にプライマリヘルスケアを提唱し，様々な感染症対策に力を注いできた。天然痘を 1980 年に根絶させた成果は大きく，ポリオも常在国は 2020 年現在 2 か国を残すのみとなっている。そのほか，エイズ・結核・マラリアなどの対策にも力を注いでおり，近年では重症急性呼吸器症候群（SARS），新型鳥インフルエンザ，エボラ出血熱，COVID-19[10] などの「新興・再興感染症」に対する重点的対策などに取り組んでいる。2010 年にオーストラリアのアデレードで開催された国際会議[11] にて「全ての政策において健康を考慮すること（Health in All Policies)」が重要であると謳い，政策のどの部門でも「健康と幸福」を政策展開の主要要素として取り込むことで，行政の目的が最も相応しい形で達成されると強調している。つまり，行政を横断する複雑な問題も，健康を切り口にすることで解決に至らしめる可能性を示唆している。

WHOは2021年9月，新たなパンデミックや感染症の流行に関する情報を集め，監視や分析を行う拠点をドイツの首都ベルリンに新設した[12)]。ここで感染症のデータの共有や速やかな情報分析のための仕組みづくりを進めていく予定である。

近年の国際保健は，疾患別アプローチから保健医療システム強化へ変革したことが特徴的である。国際保健外交戦略においては「世界の全ての人が，基礎的保健医療サービスを必要時に経済的な困窮に陥ることなく受けられる状態にする」ことをめざすユニバーサル・ヘルス・カバレッジ（Universal Health Coverage : UHC）を推進している[13)]。わが国においても，2013年に国際的な保健分野の取り組みを国の外交の重要課題と位置づける国際保健外交戦略が策定され，健康長寿社会をある程度達成している日本の経験を活かして，世界の全ての国でUHC達成を推進することを掲げている。

11－4－2 持続可能な開発目標（SDGs）

国連は2015年の国連サミットにおいて「ミレニアム開発目標(MDGs)」に続く「持続可能な開発目標（SDGs：sustainable development goals)」を発表し[14～16)]，翌年の2016年より，2030年を達成年としてこれを開始した。SDGsは「持続的な開発のための2030アジェンダ」[17)]に記載されていて，17の目標と169のターゲットから構成されている。前目標のMDGsの健康課題に加え，新たにUHCやNCDs，国内・国家間におけるさまざまな格差の解消の視点についても盛り込まれている。

SDGsは世界各国で評価指標を定め，達成度をモニタリングしながら活動を進めており，わが国においても，「ジャパンSDGsアクション・プラットフォーム」[18)]を2018年に創設した。健康に関するものは「目標3　あらゆる年齢の全ての人々の健康的な生活を確保し，福祉を推進する。(Ensure healthy lives and promote well-being for all at all age)」で，ターゲットは13項目に及ぶ。この目標の下位項目としては，妊産婦死亡率の減少，新生児・乳幼児死亡率の減少，感染症対策，NCDsによる若年死亡率の減少，薬物乱用防止と治療，交通事故死傷者の半減，UHCの達成，有害化学物質などの環境要因が起因となる死亡者数や疾病罹患者数の減少などが挙げられている。2019年の報告によると，MDGsで掲げられていた母子保健の改善やHIV感染予防については改善しており，新たなターゲットとなったNCDs，健康に影響する環境要因への対応に向けて，UHCの達成や保健医療への持続的な資金調達のための努力が必要であることが確認された。また，目標3以外にも，人々の健康と直接的，間接的に関わってくる大きな環境や貧困・人権といった多くの目標が地球上で生活を送る人類共通の目標として位置づけられた意義は大きい。

我々人類のさらなる健康の獲得と安全の確保に対し，個人のみならず，将来にわたり人類の健康と生活を衛ることに向けた努力が，いよいよ動

表 11-7　SDGs における 17 の目標

目標	内容
目標 1（貧困）	あらゆる場所のあらゆる形態の貧困を終わらせる。
目標 2（飢餓）	飢餓を終わらせ，食料安全保障及び栄養改善を実現し，持続可能な農業を促進する。
目標 3（保健）	あらゆる年齢のすべての人々の健康的な生活を確保し，福祉を推進する。
目標 4（教育）	すべての人に包摂的かつ公正な質の高い教育を確保し，生涯学習の機会を促進する。
目標 5（ジェンダー）	ジェンダー平等を達成し，すべての女性及び女児のエンパワーメントを行う。
目標 6（水・衛生）	すべての人々の水と衛生の利用可能性と持続可能な管理を確保する。
目標 7（エネルギー）	すべての人々の，安価かつ信頼できる持続可能な近代的エネルギーへのアクセスを確保する。
目標 8（経済成長と雇用）	包摂的かつ持続可能な経済成長及びすべての人々の安全かつ生産的な雇用と働きがいのある人間らしい雇用（ディーセント・ワーク）を促進する。
目標 9（インフラ，産業化、イノベーション）	強靱（レジリエント）なインフラ構築，包摂的かつ持続可能な産業化の促進及びイノベーションの推進を図る。
目標 10（不平等）	各国内及び各国間の不平等を是正する。
目標 11（持続可能な都市）	包摂的で安全かつ強靱（レジリエント）で持続可能な都市及び人間居住を実現する。
目標 12（持続可能な生産と消費）	持続可能な生産消費形態を確保する。
目標 13（気候変動）	気候変動及びその影響を軽減するための緊急対策を講じる。
目標 14（海洋資源）	持続可能な開発のために海洋・海洋資源を保全し，持続可能な形で利用する。
目標 15（陸上資源）	陸域生態系の保護，回復，持続可能な利用の推進，持続可能な森林の経営，砂漠化への対処ならびに土地の劣化の阻止・回復及び生物多様性の損失を阻止する。
目標 16（平和）	持続可能な開発のための平和で包摂的な社会を促進し，すべての人々に司法へのアクセスを提供し，あらゆるレベルにおいて効果的で説明責任のある包摂的な制度を構築する。
目標 17（実施手段）	持続可能な開発のための実施手段を強化し，グローバル・パートナーシップを活性化する。

（外務省．持続可能な開発のための 2030 アジェンダ．
https://www.mofa.go.jp/mofaj/gaiko/oda/sdgs/pdf/000270935.pdf,（参照 2021-09-01）．

き出したのである。（表 11－7）

参考文献

1）WHO，島内憲夫訳:ヘルスプロモーション― WHO:オタワ憲章．垣内出版（1990）．

2）Green, L.W., Kreuter, M.W. : Health promotion planning: An educational and environmental approach. Mayfield Publishing Company,（1991）.

3）藤内修二:健康を支援する環境に関する研究．日本公衆衛生雑誌 55（2）：258.（1996）.

4）林健一，「パブリック・コメント制度」の利用動向と課題，地域政策研究，高崎経済大学地域政策学会，5（4），75-84,（2003）.

5）健康日本21ホームページhttp://www.kenkounippon21.gr.jp(参照 2021-09-01)

6）リベラルアーツガイド，リバタリアンパターナリズムとは https://liberal-arts-guide.com/libertarian-paternalism/#2（参照 2021-09-01）

7) 竹端寛，伊藤健次，望月宗一郎，上田美穂，自分たちで創る現場を変える地域包括ケアシステム—わがまちでも実現可能なレシピ—，ミネルヴァ書房．(2015)
8) Basch, P. F.，PHC 開発研究会訳: バッシュ国際保健学講座．じほう．(2001)．
9) WHO : http://www.who.int/en/（参照 2021-09-01）
10) WHO Coronavirus（COVID-19）Dashboard, https://covid19.who.int/（参照 2021-09-01）
11) Adelaide Statement on Health in All Policies. moving towards a shared governance for health and well-being http://www.who.int/social_determinants/hiap_statement_who_sa_final.pdf（参照 2021-07-01）
12) WHO ドイツに感染症対策の拠点を新設，新型コロナウイルス．NHK ニュース https://www3.nhk.or.jp/news/html/20210902/k10013238361000.html（参照 2021-09-01）
13) WHO, The World Health Report, ; Health Systems Financing: The Path to Universal Coverage.（2010）.（http://www.who.int/whr/2010/en/）（参照 2021-09-01）
14) United Nations: Sustainable Development Goals. https://www.uri.org/sustainabledevelopment/sustainable-development-goals/)(参照2021-09-01）
15) United Nations: The Sustainable Development Goals Report 2019（https://unstats.uri.org/sdgs/report/2019/）（参照 2021-09-01）
16) United Nations: http://www.uri.org（参照 2021-09-01）
17) 外務省，持続可能な開発目標（SDGs）「持続可能な開発のための 2030 アジェンダ（仮訳）．https://www.mofa.go.jp/mofaj/gaiko/oda/sdgs/about/index.html,（参照 2021-10-01）．
18) 外務省，「ジャパン SDGs アクション・プラットフォーム」の創設．https://www.mofa.go.jp/mofaj/press/release/press4_006188.html,（参照 2021-07-01）．
19) 厚生労働統計協会,「国民衛生の動向（2020/2021 年版），(2021/2022 年版）」．
20) 厚生労働省監修，「厚生労働白書」，平成 26 年版，ぎょうせい．(2014)．
21) 藤内修二，標準保健師講座・別巻 1　保健医療福祉行政論．医学書院 216-218（2021）．
22) 平野かよ子，山田和子，曽根智史，守田孝恵，「健康支援と社会保障② 公衆衛生」112-115，314-315, ナーシング・グラフィカ．(2021)．
23) 医療政策集中講義一医療を動かす戦略と実践．東京大学公共政策大学院，医療政策教育・研究ユニット．医学書院．(2015)．
24) 「医療政策」入門　医療を動かすための 13 講．東京大学医療政策人材養成講座．(2010)．
25) 近藤尚己，健康格差対策の進め方　効果をもたらす 5 つの視点，医学書院．(2016)．
26) 二木立，地域包括ケアと福祉改革，勁草書房．(2017)．

27）河合美香,健康づくり政策への多角的アプローチ,ミネルヴァ書房.(2015).

索　　引

さ　行

た　行

な　行

は　行

ま　行

や　行

ら　行

わ　行

欧　文

著者略歴　（　）内は執筆箇所

【編著者】

小田切（おだぎり）陽（よう）一（いち）　医学博士（1，2，3，9章）
1982年　東京農工大学大学院農学研究科環境保護学専攻修了
埼玉医科大学医学部助教授，山梨県立大学看護学部教授を経て
現　在　山梨県立大学大学院看護学研究科特任教授，山梨産業保健総合支援センター相談員
専　門　公衆衛生学，健康科学

【著者】

小（こ）山（やま）勝（かつ）弘（ひろ）　博士（医学）（3，4，5，6章）
1997年　兵庫医科大学大学院医学研究科修了
山梨大学教育人間科学部准教授，山梨大学大学院総合研究部教授を経て
現　在　山梨学院大学スポーツ科学部学部長・教授，山梨大学名誉教授
専　門　運動生理学，健康科学

東（あずま）賢（けん）一（いち）　博士（工学）（7章）
2007年　京都大学大学院工学研究科都市環境工学専攻修了
関西福祉科学大学健康福祉学部教授を経て
現　在　近畿大学医学部教授
専　門　衛生・公衆衛生学

城戸口（きどぐち）親（ちか）史（し）　博士（医学）（8章）
2021年　北里大学大学院医療系研究科医療心理学専攻修了
北里大学看護学部助手，山梨県立大学看護学部講師，千葉科学大学看護学部准教授を経て
現　在　富山県立大学看護学部看護学科教授
専　門　感染看護学

山（やま）北（きた）満（みつ）哉（や）　博士（医科学）（10章）
2013年　山梨大学大学院医学工学総合教育部人間環境医工学専攻修了
山梨県立大学看護学部助教，北里大学准教授を経て
現　在　山梨県立大学看護学部准教授
専　門　運動疫学，健康科学

望（もち）月（づき）宗一郎（そういちろう）　博士（医科学）（11章）
2006年　山梨大学大学院医学工学総合教育部人間環境医工学専攻修了
甲府市役所保健師，山梨県立大学看護学部助手，助教，講師を経て
現　在　健康科学大学看護学部学部長・教授
専　門　公衆衛生看護学，保健医療行政学

新版（しんぱん）　生活健康科学（せいかつけんこうかがく）（第2版）

2004年4月1日　初版第1刷発行
2008年10月10日　初版第4刷発行
2010年4月1日　新版第1刷発行
2020年10月10日　新版第8刷発行
2022年4月10日　新版（第2版）第1刷発行
2024年4月10日　新版（第2版）第3刷発行

© 編著者　小田切陽一
発行者　秀島功
印刷者　萬上孝平

発行所　三共出版株式会社　東京都千代田区神田神保町3の2
振替　00110-9-1065
郵便番号　101-0051　電話　03-3264-5711　FAX　03-3265-5149
https://www.sankyoshuppan.co.jp/

一般社団法人日本書籍出版協会・一般社団法人自然科学書協会・工学書協会　会員

Printed in Japan　印刷・製本　恵友印刷

ISBN 978-4-7827-0811-8